U0200475

磁外科
临床实践

- 主　审　董家鸿
- 主　编　吕　毅　严小鹏
- 副主编　张苗苗　张谞丰　汤　博

人民卫生出版社
·北京·

图书在版编目（CIP）数据

磁外科临床实践 / 吕毅，严小鹏主编. -- 北京：
人民卫生出版社，2025．1．-- ISBN 978-7-117-35976-4

Ⅰ．R61

中国国家版本馆 CIP 数据核字第 202564JG58 号

人卫智网	www.ipmph.com	医学教育、学术、考试、健康， 购书智慧智能综合服务平台
人卫官网	www.pmph.com	人卫官方资讯发布平台

磁外科临床实践
Ciwaike Linchuang Shijian

主　　编：吕　毅　严小鹏

出版发行：人民卫生出版社（中继线 010-59780011）

地　　址：北京市朝阳区潘家园南里 19 号

邮　　编：100021

E - mail：pmph @ pmph.com

购书热线：010-59787592　010-59787584　010-65264830

印　　刷：北京顶佳世纪印刷有限公司

经　　销：新华书店

开　　本：889×1194　1/16　印张：16

字　　数：407 千字

版　　次：2025 年 1 月第 1 版

印　　次：2025 年 2 月第 1 次印刷

标准书号：ISBN 978-7-117-35976-4

定　　价：119.00 元

打击盗版举报电话：010-59787491　E-mail：WQ @ pmph.com

质量问题联系电话：010-59787234　E-mail：zhiliang @ pmph.com

数字融合服务电话：4001118166　E-mail：zengzhi @ pmph.com

编　者（按姓氏笔画排序）

Jan Žatecký [捷克]	Silesian Hospital in Opava, Czech Republic	刘宇杰	陕西省人民医院
于　良	西安交通大学第一附属医院	刘学民	西安交通大学第一附属医院
马　佳	陕西省人民医院	刘培楠	西安交通大学第二附属医院
王　越	西安交通大学第一附属医院	闫　柯	陕西省人民医院
王　博	西安交通大学第一附属医院	汤　博	赛德欧科技（深圳）有限公司
王天仁	西安交通大学第一附属医院	汤小江	西安交通大学第一附属医院
王善佩	西安交通大学第一附属医院	孙　昊	西安交通大学第一附属医院
牛晓彤	解放军总医院第一医学中心	孙学军	西安交通大学第一附属医院
卢　强	西安交通大学第一附属医院	孙益峰	上海市胸科医院
卢桂芳	西安交通大学第一附属医院	严小鹏	西安交通大学第一附属医院
叶连松	四川大学华西医院	严璐彤	西安交通大学第一附属医院
田　敏	西安交通大学第一附属医院	李　宇	西安交通大学第一附属医院
史爱华	西安交通大学第一附属医院	李　娜	西安交通大学第一附属医院
白纪刚	西安交通大学第一附属医院	李　涛	西安市第一医院
冯　哲	西安交通大学第一附属医院	李　晶	西安交通大学第一附属医院
曲　凯	西安交通大学第二附属医院	李　程	陕西省人民医院
吕　欣	西安交通大学第二附属医院	李　颖	陕西省人民医院
吕　毅	西安交通大学第一附属医院	李　赟	西安交通大学第一附属医院
仵　正	西安交通大学第一附属医院	李志刚	上海市胸科医院
任牡丹	西安交通大学第一附属医院	李奇灵	西安交通大学第一附属医院
任晓阳	西安交通大学第一附属医院	李建辉	陕西省人民医院
刘仕琪	西安市儿童医院	李隆松	解放军总医院第一医学中心
		杨　屹	西安交通大学第二附属医院

杨　威	西安交通大学第一附属医院	侯郑生	北京大学首钢医院
何　龙	四川大学华西医院	姚博文	西安交通大学第一附属医院
余　辉	西安交通大学第二附属医院	秦沅发	西安交通大学第一附属医院
余佳薇	西安交通大学第一附属医院	袁湘蕾	四川大学华西医院
邹余粮	西安交通大学第一附属医院	耿智敏	西安交通大学第一附属医院
汪　蕾	西安交通大学第一附属医院	柴宁莉	解放军总医院第一医学中心
沙焕臣	西安交通大学第一附属医院	柴祎超	西安交通大学第二附属医院
宋晓刚	西安交通大学第一附属医院	徐庶钦	西安交通大学第一附属医院
张　东	西安交通大学第一附属医院	殷国志	西安交通大学第一附属医院
张　勇	西安交通大学第一附属医院	高　义	桂林医学院附属医院
张文刚	解放军总医院第一医学中心	高　龙	西安市第一医院
张苗苗	西安交通大学第一附属医院	高　亚	西安交通大学第二附属医院
张思怡	西安交通大学第一附属医院	郭　坤	西安交通大学第一附属医院
张洪科	西安交通大学第一附属医院	席鑫博	西安市第一医院
张谞丰	西安交通大学第一附属医院	陶　杰	西安交通大学第一附属医院
尚亚飞	西安市中心医院	曹振杰	西安交通大学第一附属医院
和水祥	西安交通大学第一附属医院	崔晓海	西安交通大学第一附属医院
周熙惠	西安交通大学第一附属医院	寇　博	西安交通大学第一附属医院
郑百俊	西安交通大学第二附属医院	董鼎辉	西安交通大学第一附属医院
赵广宾	西安交通大学机械工程学院	雷建军	西安交通大学第一附属医院
赵蓝波	西安交通大学第一附属医院	廖　专	海军军医大学第一附属医院
胡　兵	四川大学华西医院	薛海荣	西安交通大学第一附属医院
冒健骐	西安交通大学宗濂书院		

学术秘书

张苗苗　　西安交通大学第一附属医院

序

喜闻《磁外科临床实践》一书即将由人民卫生出版社出版发行，我受邀为此书作序，深感荣幸。此书出版是对吕毅教授及其团队在磁外科领域辛勤努力的充分肯定。

多年以来，吕毅教授时常对我提起他们磁外科临床基础研究和临床实践的进展。刚开始，磁外科技术还主要停留在实验室研究阶段，但其全新的外科理念已是小荷初露尖尖角，令人眼前一亮。面对这一新兴领域，就在大多数临床医生还在持观望态度时，吕毅教授坚持把磁外科技术研究成果推向临床应用。他带领团队将磁外科技术拓展到一系列外科应用场景，优化了外科技术微创化效果，为磁外科技术的发展奠定了坚实的基础，积累了丰富的经验。

《磁外科临床实践》一书收录的 55 个磁外科临床病例，既有来自国外的研究团队参与撰写，也有国内研究团队合作响应，充分体现出西安交通大学第一附属医院磁外科团队在该领域的影响力和号召力。《磁外科临床实践》收录的典型病例涵盖多个专科疾病的治疗。通过研读这些病例，大家不仅可以掌握磁外科技术的精髓，领悟其绝妙之处，更能激发读者创新的热情和激情，突破传统的外科技术的束缚。

现代医学的发展日新月异，追求临床技术创新始终是一个极具挑战性的话题。吕毅教授等专家以临床需求为导向，积极探索利用磁性装置、设备，通过磁力、磁场效应解决外科临床和相关学科的技术难题，以至于形成了磁外科学的初步知识构架，令人耳目一新。我本人对磁外科学发展和磁外科技术拓展充满信心。期待他们在未来的日子里能够不断发现适宜的临床问题，不断取得新的突破，使磁外科技术趋向完美。

《磁外科临床实践》的出版，无疑将助力磁外科技术的推广应用。本书可作为外科医生宝贵的参考书，也可以作为临床医学专业或理工科专业学生创新创业课题设计的自学教科书。我乐于向外科医生和相关领域学者推荐《磁外科临床实践》一书。

中国工程院院士

清华大学临床医学院（北京清华

长庚医院）院长　董家鸿

2024 年 12 月

前 言

磁外科是一门以临床需求为导向、以解决临床痛点为目标、以医工交叉为手段、以疾病治疗为落脚点的新兴临床医学专科。磁外科正以其独特的技术魅力和显著的临床治疗效果，成为外科技术创新的一面旗帜。国外磁外科发展已有 40 余载，而我国磁外科的征程虽起步于 20 年前，却以惊人的发展速度取得了丰硕的成果，诸多创新技术从实验室走向了手术室。这背后，折射出了我国磁外科人勇于开拓、百折不挠的宝贵精神。

尽管磁外科技术发展迅猛，但磁外科相关著作的缺失，严重制约了磁外科技术的传播和推广。《磁外科临床实践》正是基于这样的背景与需求应运而生的。磁外科技术的价值在于其临床应用，而临床应用的成功与否，关键在于技术的精准与实效。因此，本书从磁外科创新技术临床应用的典型病例入手，通过生动具体的案例，详细介绍了磁外科技术在各个临床专科中的实际应用情况。

本书在编写过程中，特别注重理论与实践的结合，力求通过典型病例的剖析，使读者能够深入理解磁外科技术的应用场景和操作要点。尽管部分病例在采用磁外科技术后取得了满意的治疗效果，但由于属于个案病例，尚缺乏高级别循证医学证据的支持，因此，读者在阅读过程中需合理理解磁外科技术的应用场景。

本书的编者均来自国内外开展磁外科临床研究的各个医院，他们不仅具有丰富的临床经验，更在磁外科技术的探索与应用中作出了大胆且有益的尝试。在此，要特别感谢来自捷克的 Jan Žatecký 教授，他在听闻我们的编书计划后，积极要求加入，并贡献了磁外科技术在乳腺外科中应用的典型病例，为本书增色很多。

此外，与本书同期出版的《磁外科学》可视为研究磁外科的姊妹书。两本书在阐述磁外科时各有侧重。我们建议读者在学习磁外科时，将两本书结合起来，这样既能在理论层面全面理解磁外科的广阔内涵，又能准确地抓住磁外科创新技术的临床落脚点，两本书相辅相成、相互补充、相得益彰。

在本书的撰写过程中，我们得到了人民卫生出版社、西安交通大学第一附属医院及国内多家兄弟医院同仁的大力支持。本书的 90 位编者更是倾注了大量的精力和心血，力求为读者呈现出一本精品书籍。然而，尽管我们力求完美，但书中难免存在不足之处，我们诚挚地邀请广大读者批评指正。我们将在第 1 版的基础上，不断修正改进，同时吸纳更多的磁外科典型临床病例，为第 2 版的撰写积累素材，期望在未来几年后为读者呈上更加精彩的第 2 版。

吕 毅 严小鹏

2024 年 10 月

目 录

第三篇　胃肠外科临床实践篇

第四篇　胸外科临床实践篇

第五篇　妇产科临床实践篇

第六篇　泌尿外科临床实践篇

第七篇　小儿外科临床实践篇

第八篇　消化内科临床实践篇

第九篇　乳腺外科临床实践篇

第十篇　耳鼻咽喉头颈外科临床实践篇

第一篇
磁外科总论

01

磁外科学发展阶段

自进入 21 世纪以来，全球科技创新进入空前密集活跃时期，新一轮科技革命和产业变革正在重构全球创新版图。以合成生物学、基因编辑、脑科学、再生医学为代表的生命科学领域孕育着新的重大变革。在过去的几十年中，以显微外科、微创外科、介入血管外科、机器人外科为代表的现代外科技术取得长足发展，颠覆性外科技术的诞生对近代医学诊疗模式发起了挑战。

秉承源于临床、回归患者的理念，在磁外科临床思维的驱动下，以创新手术模式为牵引、以磁性医疗器械设计研发为基础的磁外科学悄然兴起，并呈现出蓬勃发展之势。磁外科学将开辟新一轮临床医学技术创新版块，并成为带动新医科、医工学、医工交叉、生物磁学及新型医疗器械研发的强力引擎。

尽管利用磁体进行外科疾病治疗的探索性研究由来已久，然而大多数磁外科学者认为真正意义上的磁外科研究最早始于 1978 年日本大洞庆郎（Obora）开展的无缝线微血管磁吻合的动物实验研究。磁外科历经 40 余年的发展，大致经历了 3 个阶段：实验论证阶段、自由探索阶段和学科建设阶段。在同一历史发展时期，世界各地的磁外科研究者们表现出了大致相似的研究思维模式，并建立了符合一定时代特征的磁外科相关概念，同时涌现出了一批在磁外科领域作出突出贡献的杰出人物（表 1-1）。

表 1-1　磁外科学发展的 3 个阶段

时间	发展阶段	主要人物	概念的变迁
1978—2000 年	实验论证阶段	Eigoro Yamanouchi（日本）	磁压迫吻合
2001—2010 年	自由探索阶段	Michael R Harrison（美国）	磁吻合
2008 年至今	学科建设阶段	吕毅、严小鹏等（中国）	磁外科

一、实验论证阶段

第一阶段为实验论证阶段（1978—2000 年）。1978 年大洞庆郎发表了针环结构的钐钴磁体在犬和大鼠中进行无缝线微血管吻合的研究报道，结果显示利用磁体进行微血管无缝线吻合操作简单、血管通畅性良好。这是较早的利用磁体进行空腔器官吻合重建的实验研究。荷兰学者 Jansen 设计了适用于远端结肠切除术后肠管吻合的磁性装置并在临床初步试用，但临床病例数较少。在此阶段后期，日本的山内荣五郎将磁性吻合技术用于临床上治疗肠梗阻和胆道梗阻，取得了良好的治疗效果，该技术被称为"磁压迫吻合（magnetic compression anastomosis，MCA）"，在日本国内被称为"山内法（Yamanouchi's method）"。这一阶段是磁外科研究的起步时期，在研究上以吻合重建技术为主，涉及领域较为单一。实验论证阶段对磁外科发展的主要贡献在于通过动物实验和临床初步应用使研究者确信磁压榨吻合用于空腔脏器吻合具备临床可行性，从而为磁外科第二阶段的发展奠定了基础。

二、自由探索阶段

第二阶段为自由探索阶段（2001—2010 年）。磁外科的发展与第三代稀土永磁材料钕铁硼（NdFeB）的成功研发密切相关。钕铁硼具有极高的磁能积和矫顽力，磁力学性能优异，因此被称为"磁王"。"微磁巨能"的高能量密度优点使钕铁硼永磁材料在实现磁外科器械微型化、轻量化方面成为可能。藉此，在实验论证阶段中建立起来的磁力吻合技术研究迅速拓展至多种空腔脏器吻合。2009 年，美国 Harrison 在研究论文中首次使用了 magnamosis（磁吻合）的概念，并在磁外科研究领域获得认可，至此磁吻合被认为是继手工缝线吻合、机械钉式吻合之后的第三种吻合模式。在自由探索阶段中，除了磁吻合研究进一步丰富外，诸多新的磁外科技术如磁锚定技术、磁力限流、磁导航技术也在这个时期涌现出来。自由探索阶段磁外科研究的最大特点是技术多样性、领域广泛化。

三、学科建设阶段

第三阶段为学科建设阶段（2008 年至今）。磁外科的发展在经历了自由探索阶段后，诞生了诸多成熟的磁外科技术并用于临床上，磁外科研究者发现，伴随着磁外科临床创新技术的多样化，既往所形成的磁压榨吻合、磁吻合、磁锚定技术所带来的共性特征不足以支撑和构建一门新的临床技术学科。为此，2010 年，中国吕毅教授团队首次使用磁外科（magnetic surgery，MS）来描述这些基于宏观磁力的临床新技术，然后进一步通过发表《磁外科学体系的探索与建立》一文，高度概括了磁外科学体系的临床技术并初步建立了磁外科相关概念。吕毅教授团队率先提出应该从学科建设的层面来梳理和应对磁外科发展中所面临的人才培养、学科建制、课程设置、临床转化、科学共同体等问题，其观点得到了国内外磁外科研究者的赞同。学科建设作为磁外科发展的高级阶段将有望在纵向基础研究上取得重大理论突破，在横向拓展应用上实现从量变到质变的飞跃。

（严小鹏　张苗苗　史爱华　吕　毅）

参考文献 ◄◄◄

[1] 张苗苗，吉琳，牟星宜，等. 磁吻合研究现状与发展趋势 [J]. 中国医疗设备，2020，35（11）：45-48.

[2] 严小鹏，商澎，史爱华，等. 磁外科学体系的探索与建立 [J]. 科学通报，2019，64（8）：815-826.

[3] OBORA Y, TAMAKI N, MATSUMOTO S. Nonsuture microvascular anastomosis using magnet rings: preliminary report[J]. Surg Neurol, 1978, 9(2): 117-120.

[4] JANSEN A, KEEMAN J N, DAVIES G A, et al. Early experiences with magnetic rings in resection of the distal colon[J]. Neth J Surg, 1980, 32(1): 20-27.

[5] JANSEN A, BRUMMELKAMP W H, DAVIES G A, et al. Clinical applications of magnetic rings in colorectal anastomosis[J]. Surg Gynecol Obstet, 1981, 53(4): 537-545.

[6] 山内荣五郎，王鹏. 磁铁压迫吻合术（山内法）：非手术肠吻合的理想介入疗法 [J]. 日本医学介绍，2000，21（8）：1.

[7] TAKAO S, MATSUO Y, SHINCHI H, et al. Magnetic compression anastomosis for benign obstruction of the common bile duct[J]. Endoscopy, 2001, 33(11): 988-990.

[8] JAMSHIDI R, STEPHENSON J T, CLAY J G, et al. Magnamosis: magnetic compression anastomosis with comparison to suture and staple techniques[J]. J Pediatr Surg, 2009, 44(1): 222-228.

磁外科临床技术概述

  "同极相斥、异极相吸"是磁体的基本属性，"非接触性"或"隔物发力"是宏观磁场力能够用于磁外科临床技术创新的本质和核心。依据磁场力在临床中应用方式和产生效果的不同，磁外科临床技术可归纳为磁压榨技术、磁锚定技术、磁导航技术、磁示踪技术、磁悬浮技术、磁驱动技术六大类（图 2-1）。为规范磁外科研究，必须要有一套适合磁外科人员沟通和交流的专门术语。在此过程中，考虑到对以往磁外科研究的传承，在尽可能顺延既往概念的同时，又补充和修订了一些新的磁外科概念。

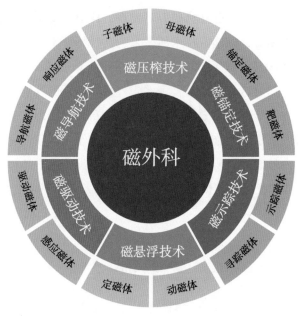

图 2-1 磁外科临床技术分类

一、磁压榨技术

  磁压榨技术（magnetic compression technique，MCT）也称磁压迫技术，是利用 2 个或 2 个以上磁体（或数个磁体与数个顺磁性材料）之间的磁场吸引力，通过开放性手术、腔镜手术、内镜操作、介入操作等途径来实现空腔脏器吻合再通、组织压迫闭合、管腔限流等功能，从而对临床疾病进行诊断和治疗的磁外科临床新技术。就现阶段临床应用而言，磁压迫吻合又称磁吻合（magnamosis），是磁压榨技术中应用最广泛的一项技术。

（一）磁吻合

  磁吻合由美国加州大学 Harrison 于 2009 年首次在研究论文中使用。在此之前，利用磁性装置进行空腔脏器吻合重建的技术被称为磁压迫吻合（MCA），鉴于日本的山内荣五郎团队在临床 MCA 中做出的卓越贡献，该技术在日本国内又被称为"山内法"，目前仍有部分学者沿用"山内法"。为方便学术交流和规范用语，我们在本书中统一使用磁吻合来取代磁压迫吻合和"山内法"。

1. 磁吻合基本概念　磁吻合是利用特殊设计的磁性装置通过不同的手术操作方式来实现空腔脏器（消化系统管腔、泌尿系统管腔、血管等）吻合重建的外科新技术，因具有操作简单、吻合效果确切、应用场景广泛等特点，因此也被称为继手工缝线吻合和机械钉式吻合之后的第三种吻合模式，或"智慧吻合"。在磁吻合过程中，位于吻合口两端的磁体分别被称为母磁体（parent magnet，PM）和子磁体（daughter magnet，DM），其中体积较大、位置相对固定或发挥牵拉作用的磁体称为母磁体，体积较小、位置相对变化较大或处于被动牵拉角色的磁体称为子磁体。近年来，也有个别文献中将母磁体称为 mother magnet（MM），但根据绝大多数磁外科研究者的习惯，建议统一使用 parent magnet（PM）。

2. 磁吻合组织病理变化过程　在传统的手工缝线吻合和机械钉式吻合中，吻合口周围组织发生粘连—修复—愈合的病理变化；而在磁吻合过程中，子、母磁体间的受压组织发生缺血—坏死—脱落，而压榨旁组织则发生粘连—修复—愈合的病理变化，这一观点在磁吻合研究领域中已被广大学者所认可。磁吻合与手工缝线吻合和机械钉式吻合的另一个重要区别是，前者属于延迟吻合技术（delayed anastomosis technologies，DAT），而后两者属于即时吻合技术（instant anastomosis technologies，IAT）。简单来讲就是，手工缝线吻合和机械钉式吻合操作完成后，吻合口就建立了，尽管此时吻合口组织尚未实现愈合，但已具备了让管腔内容物通过的功能，即功能优先、组织愈合滞后。而在磁吻合中，在磁体脱落前吻合口无法形成，处于无功能状态，只有当磁体脱离吻合口才具备功能。这个特点也决定了磁吻合装置在设计时必须要考虑功能需求的问题。

（二）磁力再通

磁力再通（magnetic recanalization）的概念由西安交通大学第一附属医院吕毅教授带领的磁外科团队于 2020 年率先提出。磁力再通的概念与磁吻合有相似之处，从大体观上看都是利用磁性装置的"非接触性"磁场力来建立空腔器官的连续性。然而，从微观组织结构上分析就会发现，在诸如肝移植术后胆道狭窄、肾移植术后输尿管狭窄、胃肠道肿瘤术后消化道狭窄的病例中，狭窄是由于术后吻合口或非吻合口的瘢痕增生或挛缩引起的，此时利用磁压榨技术来治疗，磁体间的受压组织往往为瘢痕组织，而非管腔的全层结构，其病理变化仅仅包含磁吻合中受压组织发生缺血—坏死—脱落的过程，而无浆膜层的粘连—修复—愈合过程。因此，磁力再通概念的提出使我们更加明晰了磁压榨技术在建立空腔器官连续性过程中的组织学病理变化差异，是对磁吻合概念的有益补充，具有重要意义。在磁力再通中，子磁体、母磁体可继续沿用磁吻合中的概念。

（三）磁力限流

磁力限流（magnetic current limiting）属于 MCT 中较为特殊的一种类型，是利用磁性装置对人体特定部位管腔施加一定的磁力压迫，从而达到对管腔内容物的定向流动实现控制的目的。目前已经在临床上用于胃食管反流病的食管下端括约肌磁性增强装置（LINX®）、治疗肛门失禁的肛门括约肌磁性增强装置（FENIX®）、磁力压迫腹腔动脉血流阻断系统、Y-Z 型磁力肝门阻断带等属于磁力限流的范畴。磁力限流看似与磁吻合及磁力再通技术相差较远，但仔细分析其应用原理可以看出，磁力限流符合磁压榨技术中的"磁力压迫"的特点，与磁吻合和磁力再通的区别在于压迫效应的程度差异而已，强大磁力的压迫导致受压组织缺血—坏死—脱落，即为磁吻合或磁力再通；适度可控的磁力压迫，不足以导致组织缺血坏死，但能控制管腔压力发挥特定医疗作用，即为磁力限流。尚处于实验阶段的用于治疗女性压力性尿失禁的磁控装置的设计理念也是基于磁力限流的原理。

二、磁锚定技术

磁锚定技术（magnetic anchor technique，MAT）是利用磁体与磁体，或磁体与顺磁性物体之间的磁场吸引力，使锚定磁体对靶磁体进行非接触性空间锚定的技术。实施磁锚定技术的磁性装置称为磁锚定装置，一般包括锚定磁体和靶磁体两部分。锚定磁体（anchor magnet，AM）在磁锚定装置中属于主动施力部分，根据应用需求可设计为永磁装置，也可为电磁装置；靶磁体（target magnet，TM）作为被动受力部分，往往受空间大小影响，体积设计有限，因此常选用磁力学性能较高的永磁材料如钕铁硼加工而成。在某些特殊需求下，液磁或可注射磁性水凝胶也可扮演靶磁体的角色。

在磁锚定技术中，根据锚定部位的不同可分为内锚定技术和外锚定技术两大类。外锚定技术（external anchor technique）常见于胸腔镜或腹腔镜手术时，利用体外的锚定磁体对置入胸腔、腹腔或盆腔内的靶磁体进行锚定牵引，以实现减戳孔或充分显露术野的目的，如磁锚定减戳孔胸腔镜下肺楔形切除，磁锚定减戳孔腹腔镜胆囊切除、肝部分切除，均属于外锚定技术。当靶磁体位于器官腔道内，或靶磁体和锚定磁体均位于器官腔道内时称为内锚定技术（internal anchor technique），如磁锚定辅助内镜黏膜下剥离术、胃肠锚定穿刺技术等。

三、磁示踪技术

磁示踪技术（magnetic tracer technique，MTT）是将示踪磁体通过微创方式置入人体病变部位附近，然后通过寻踪磁体追踪示踪磁体的位置，从而帮助临床医生在术中精准定位病变的技术。示踪磁体（tracer magnet，TM）和寻踪磁体（pursuit magnet，PM）是 MTT 的两大基本要素，其中示踪磁体包括但不限于液磁、磁性水凝胶、顺磁性材料及永磁体等，主要作用是标记病变位置同时具有可被寻踪磁体捕获的磁力学特性（如磁场强度、磁场力等）；寻踪磁体的作用是捕获示踪磁体对外显示的磁力学特性，可以为永磁体、顺磁性材料，甚至是磁场强度检测仪等。消化道微小肿瘤磁示踪定位、触诊阴性乳腺结节磁示踪定位、乳腺癌前哨淋巴结磁示踪均为目前 MTT 在临床应用中的典型代表。

四、磁导航技术

磁导航技术（magnetic navigation technique，MNT）是利用体外磁场发生装置与体内磁性装置之间产生的磁场力来调节体内磁性装置的空间位置，并引导诊疗元件到达机体特定部位的技术。体外磁场发生装置又称导航磁体（navigation magnet，NM），主要作用是提供精准可控的矢量磁场作用于响应磁体，导航磁体可以是小到手持式的永磁体，也可以是复杂的计算机程序控制的大型电磁装置。响应磁体（response magnet，RM）就是体内磁性装置，它作为导航磁体磁场的作用对象，是受控部分，一般不单独使用，常常被加载于诊疗元件上辅助诊疗元件在体内的定向移动。根据 MNT 原理可设计研发磁导航鼻肠营养管，在磁力引导下使营养管头端快速到达空肠起始部。

五、磁悬浮技术

磁悬浮技术（magnetic levitation technique，MLT）是利用磁体间同极相斥的原理，借助特殊设计的磁性装置来实现组织间隙扩张和支撑的目的。磁悬浮装置中相互排斥的磁体分别称为定磁体（fixed magnet，FM）和动磁体（moving magnet，MM）。由于磁体斥力的稳定性小于吸力的稳定性，精准操控难度较大，因此基于磁悬浮技术原理的磁性装置的设计研发及应用更为复杂。磁悬浮人工关节和磁悬浮颈椎间隙扩张装置便是基于磁悬浮技术原理设计的。

六、磁驱动技术

磁驱动技术（magnetic drive technique，MDT）是利用非接触性磁场力，通过控制驱动磁体的转动来产生旋转磁场，从而带动体内感应磁体做同步旋转运动，并进一步将该旋转运动转化成可被利用的驱动力来实现特定医学诊疗目的的磁外科技术。驱动磁体（driving magnet，DM）和感应磁体（induction magnet，IM）是产生磁力驱动效应的核心元件。磁驱动空肠营养管就是基于磁驱动技术原理设计的，用于实现空肠营养管快速到达空肠的装置。

在上述磁外科技术中，磁压榨技术、磁锚定技术和磁示踪技术已在临床中开展，成为磁外科临床应用的主要技术。磁导航技术一般需要复杂的体外磁场发生装置，因此仅在极少数研究型医院中小规模试用，而磁悬浮技术和磁驱动技术目前尚停留在概念设计阶段，距临床实际应用还有一段距离。

（严小鹏　张苗苗　史爱华　冒健骐）

参考文献 ◄◄◄

[1] 宕怡，樊茜，朱森林，等. 磁吻合环建立兔小肠侧侧吻合的实验研究 [J]. 医疗卫生装备，2020，41（4）：18-21.

[2] 严小鹏，商澎，史爱华，等. 磁外科学体系的探索与建立 [J]. 科学通报，2019，64（8）：815-826.

[3] JAMSHIDI R, STEPHENSON J T, CLAY J G, et al. Magnamosis: magnetic compression anastomosis with comparison to suture and staple techniques[J]. J Pediatr Surg, 2009, 44(1): 222-228.

[4] 山内荣五郎，王鹏. 磁铁压迫吻合术（山内法）：非手术肠吻合的理想介入疗法 [J]. 日本医学介绍，2000，21（8）：1.

[5] 张苗苗，吉琳，牟星宜，等. 磁吻合研究现状与发展趋势 [J]. 中国医疗设备，2020，35（11）：45-48.

[6] LIU X, YAN X, ZHANG H, et al. Magnetic anastomosis for biliojejunostomy: first prospective clinical trial[J]. World J Surg, 2018, 42(12): 4039-4045.

[7] ZHANG H, TAN K, FAN C, et al. Magnetic compression anastomosis for enteroenterostomy under peritonitis conditions in dogs[J]. J Surg Res, 2017, 208: 60-67.

[8] 严小鹏，刘雯雁，李涤尘，等. 消化外科手术的内镜化途径：磁吻合联合内镜 [J]. 世界华人消化杂志，2014，22（19）：2716-2721.

[9] 李宇，田敏，严小鹏，等. 关于利用磁力再通术治疗肝移植术后胆道吻合口狭窄的专家建议 [J]. 器官移植，2020，11（1）：13-18.

[10] GANZ R A, PETERS J H, HORGAN S, et al. Esophageal sphincter device for gastroesophageal reflux disease[J]. N Engl J Med, 2013, 368(8): 719-727.

[11] WILLIAMS A E, CROFT J, NAPP V, et al. SaFaRI: sacral nerve stimulation versus the FENIX magnetic sphincter augmentation for adult faecal incontinence: a randomised investigation[J]. Int J Colorectal Dis, 2016, 31(2): 465-472.

[12] 严小鹏, 吕毅, 马锋, 等. 磁性压迫腹部大血管血流阻断系统的研制 [J]. 中国医疗器械杂志, 2014, 38（2）: 107-109.

[13] 张苗苗, 张东, 白纪刚, 等. Y-Z 型磁力肝门阻断带的设计及临床试用 [J]. 中国医疗设备, 2022, 37（6）: 5-7, 11.

[14] 张苗苗, 王伊睿, 蓝婷, 等. Y-Z 型磁力肝门阻断带的设计及性能测试 [J]. 生物医学工程研究, 2022, 41（1）: 71-75.

[15] 张苗苗, 吉琳, 史爱华, 等. 用于治疗女性压力性尿失禁的磁控装置的设计及实验研究 [J]. 局解手术学杂志, 2022, 31（3）: 248-251.

[16] 张苗苗, 吉琳, 张涵芷, 等. 磁性水凝胶在内镜下非肌层浸润性膀胱癌切除术中的应用 [J]. 现代泌尿外科杂志, 2021, 26（12）: 1055-1057.

[17] 张苗苗, 刘培楠, 张涵芷, 等. 磁性水凝胶用于内镜胃黏膜下剥离术的实验研究 [J]. 中国医疗设备, 2021, 36（5）: 25-27.

[18] 张苗苗, 张涵芷, 刘培楠, 等. 磁性水凝胶黏膜下注射辅助离体猪食管内镜黏膜下剥离术的可行性研究 [J]. 中国内镜杂志, 2021, 27（11）: 1-5.

[19] 张苗苗, 张涵芷, 牟星宜, 等. 磁性水凝胶辅助内镜下黏膜剥离的体外实验研究 [J]. 生物医学工程研究, 2021, 40（3）: 287-291, 299.

[20] 李益行, 张勇, 吉琳, 等. 一种肺表面磁锚定装置的动物实验 [J]. 中华胸心血管外科杂志, 2020, 36（6）: 366-369.

[21] LI Y, ZHANG M, SHI A, et al. Magnetic anchor technique-assisted thoracoscopic lobectomy in beagles[J]. Sci Rep, 2022, 12(1): 11916.

[22] 严小鹏, 张苗苗, 张东, 等. 磁锚定经脐单孔腹腔镜胆囊切除术的临床应用研究 [J]. 中华外科杂志, 2022, 60（6）: 618-621.

[23] BAI J, ZHANG M, SHI A, et al. Magnetic anchor technique in laparoscopic cholecystectomy: a single-center, prospective, randomized controlled trial[J]. Surg Endosc, 2023, 37(2): 1005-1012.

[24] 严小鹏, 张苗苗, 陶杰, 等. 磁锚定单孔腹腔镜下肝部分切除一例 [J]. 中华肝胆外科杂志, 2021, 27（11）: 860-861.

[25] 番敏, 张玟, 刘欢毅, 等. 磁锚定技术辅助内镜下胃黏膜剥离术的实验研究 [J]. 中国内镜杂志, 2020, 26（9）: 6-10.

[26] 番敏, 张玟, 刘欢毅, 等. 磁锚定装置用于结直肠内窥镜下黏膜剥离术的实验研究 [J]. 中国医学装备, 2021, 18（4）: 184-187.

[27] 严小鹏, 张苗苗, 番敏, 等. 用于内镜下黏膜剥离术的磁锚定装置的研制 [J]. 中国医疗设备, 2021, 36（5）: 13-15, 41.

[28] 马思捷, 杜妍莹, 赵广宾, 等. 磁锚定技术辅助内镜下胃空肠吻合 [J]. 中国医疗设备, 2019, 34（3）: 15-18.

[29] 吝怡, 樊茜, 马佳, 等. 基于磁示踪技术标记定位结直肠肿瘤的实验研究 [J]. 中华消化内镜杂志, 2020, 37（7）: 499-502.

[30] 樊茜, 吝怡, 马佳, 等. 磁示踪技术用于胃肿瘤标记定位的实验研究 [J]. 中华普通外科杂志, 2020, 35（1）: 49-51.

[31] 张苗苗, 闫昕宇, 任炳屹, 等. 磁示踪技术用于触诊阴性乳腺结节标记定位的实验研究 [J]. 中国医疗设备, 2021, 36（5）: 31-33.

[32] DOUEK M, KLAASE J, MONYPENNY I, et al. Sentinel node biopsy using a magnetic tracer versus standard

technique: the SentiMAG Multicentre Trial[J]. Ann Surg Oncol, 2014, 21(4): 1237-1245.

[33] 常凯曦，宿怡，樊茜，等. 磁导航液囊空肠营养管的设计与磁力学性能测试 [J]. 中国医学装备，2020，17（4）：9-12.

[34] 严小鹏，刘雯雁，马佳，等. 基于磁导航技术的磁性空肠营养管设计 [J]. 现代仪器与医疗，2015，21（3）：1-3.

[35] 戴闽，聂涛，熊建卫，等. 磁悬浮关节：一种新的人工关节设计 [J]. 中国矫形外科杂志，2010，18（12）：1053-1054.

[36] 常凯曦，吉琳，宿怡，等. 基于磁驱动技术的空肠营养管的设计 [J]. 现代生物医学进展，2020，20（17）：3217-3220.

磁外科在经历了实验论证和自由探索阶段后，其横向研究不断延伸，主要表现在磁外科技术创新涉及领域显著拓展。相比而言，磁外科纵向研究稍显滞后，尽管如此，仍有一批磁外科重大基础理论研究成果诞生，成为支撑磁外科学体系建设的根基。本章就磁外科在理论创新研究方面取得的代表性成果作一归纳和介绍。

一、消化道磁吻合过程分期

磁吻合是继手工缝线吻合、机械钉式吻合之后的第三种吻合模式，与传统吻合模式不同。消化道磁吻合属于延迟吻合技术（DAT），并且在吻合过程中受压组织发生缺血—坏死—脱落，压榨旁组织则发生粘连—修复—愈合的病理变化过程。有研究者通过对消化道磁吻合过程中组织学变化进行动态连续观察，从而建立了消化道磁吻合过程分期（Yan-Zhang's staging）。

以 SD 大鼠结肠端端磁吻合为实验模型，连续时间节点下测量磁吻合口爆破压，肉眼及光镜下观察磁吻合口形态变化特征。从磁吻合口爆破压测量结果来看，不同时间节点下的爆破压呈现出显著的变化趋势。具体来讲，在磁吻合早期阶段，磁体尚未脱离吻合口，吻合口爆破压主要依靠磁力来维持，磁体脱落早期，吻合口爆破压较低，随着时间的推移爆破压逐渐升高，并在 3 周左右趋于稳定（图 3-1）。从吻合口标本形态学上观察，可见在消化道磁吻合过程中浆膜愈合早于黏膜愈合，

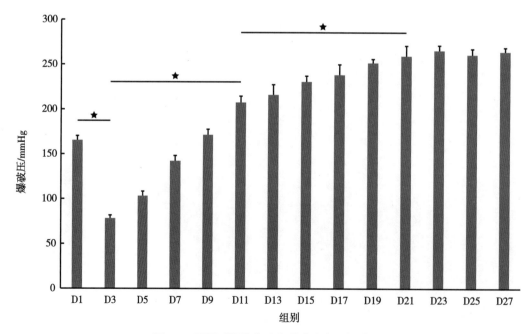

图 3-1　不同时间节点消化道磁吻合口爆破压

在磁体脱落早期，黏膜面可见明显的吻合沟（anastomotic sulcus）（图 3-2），之后吻合沟逐渐变浅，在 3 周左右吻合沟基本消失，提示黏膜面完全愈合（图 3-3）。

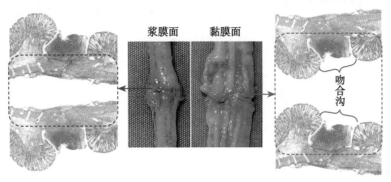

图 3-2 磁吻合过程中的"吻合沟"结构

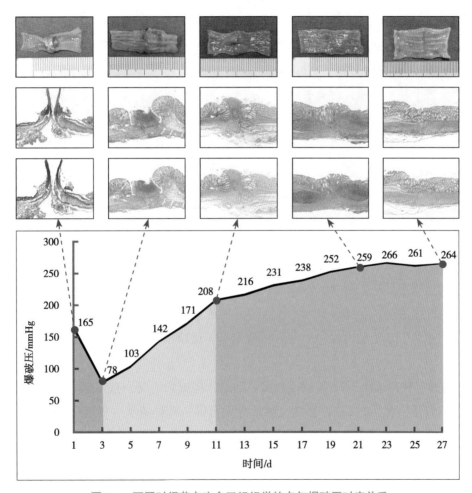

图 3-3 不同时间节点吻合口组织学特点与爆破压对应关系

研究分析发现，磁吻合口组织学变化趋势与吻合口爆破压测量值的变化拐点大致呈现出对应关系。据此，可将消化道磁吻合分为磁体留置期（magnetic maintenance）、脆弱期（fragile）、强化期（strengthening）和稳定期（stable），分别对应磁吻合组织学变化的浆膜粘连期（serosal adhesion）、浆膜愈合期（serosal healing）、黏膜愈合期（mucosal healing）和塑形期（modeling）（表 3-1）。消化道磁吻合 Yan-Zhang's（严 - 张）分期是以 SD 大鼠为动物模型进行的研究，这与人体消化道磁吻合在各期的时间节点上存在着一定的差异，但吻合口形成的动态变化过程和规律是基本一致的。消化道磁吻合 Yan-Zhang's 分期的建立对进一步厘清磁吻合过程中的组织病理变化过程具有重要意义，是在磁吻合研究中建立起来的重要基础理论。

表 3-1　消化道磁吻合 Yan-Zhang's 分期

	I 期	II 期	III 期	IV 期
爆破压	磁体留置期	脆弱期	强化期	稳定期
组织学	浆膜粘连期	浆膜愈合期	黏膜愈合期	塑形期

二、基于磁力再通术的肝移植术后胆道狭窄分型

肝移植术后胆道狭窄发生率为 10%～40%，是影响患者长期生存质量及导致移植物功能丢失的重要原因之一，被称为肝移植的"阿喀琉斯之踵"（Achilles's heel）。目前内镜逆行胆道引流术（endoscopic retrograde biliary drainage，ERBD）和经皮经肝胆管穿刺引流（percutaneous transhepatic cholangial drainage，PTCD）已取代以往的外科手术，成为肝移植术后胆道狭窄的首选治疗方式。然而，当胆道严重狭窄甚至闭塞，内镜下导丝无法通过狭窄或闭塞段时，难以置入胆道支架，患者往往被迫采用 PTCD，造成长期胆汁丢失并严重降低患者生存质量。

肝移植术后胆道狭窄磁力再通术是在内镜辅助下通过 PTCD 路径和 ERBD 路径将子、母磁体分别置入胆道狭窄或闭塞两端，在子、母磁体持续磁性吸引力作用下，磁体间受压的瘢痕组织发生缺血—坏死—脱落的病理变化，从而再现胆道通畅。磁力再通术目前已被用于临床肝移植术后胆道狭窄患者，并被胆道良性狭窄内镜治疗亚太共识指南所推荐。在国内由中华医学会外科学分会外科手术学学组牵头形成了关于利用磁力再通术治疗肝移植术后胆道吻合口狭窄的专家建议。

肝移植术后胆道狭窄大体上可分为吻合口狭窄和非吻合口狭窄。有学者根据胆管逆行造影表现将肝移植术后胆道狭窄分为 Ling A、Ling B、Ling C、Ling D 四型。不同的分型方法适用于不同疾病特定场景下的诊疗活动。上述分型方法无法为肝移植术后胆道狭窄磁力再通提供有价值的指导意见，因而有学者建立了基于磁力再通术的肝移植术后胆道狭窄分型方案，又被称为 Yan-Lyu's（严-吕）分型。

胆道狭窄程度（狭窄或闭锁）、狭窄段长度、狭窄两端成角情况、有无空间转位、真性狭窄还是胆道铸型引起的假性狭窄、PTCD 通道建立情况等均是影响肝移植术后胆道狭窄磁力再通术实施的重要因素。其中前 4 个因素最为关键，据此可作为 Yan-Lyu's（严-吕）分型的主要依据。根据狭窄程度可分为两种情况：胆道闭锁（atresia，A），指胆道严重狭窄以致导丝无法通过狭窄段；胆道狭窄（stenosis，S），指胆道严重狭窄但导丝尚能通过狭窄段。狭窄长度（L）指狭窄两端磁体置入后影像学所显示的磁体工作面之间的长度，术前可通过胆道造影或在 MRCP 下粗略测量狭窄段的长度。根据临床实践经验，狭窄段长度以 20 mm 为临界，<20 mm 时属于 I～IV 型范畴，≥20 mm 时为 V 型。狭窄成角（α）指磁体置入后，沿两个磁体长轴延长线所形成的夹角，术前在胆道造影或 MRCP 上可获得大致角度，成角以 45° 为临界区分值。空间转位（S）指狭窄两端胆道空间转位情况，可以与狭窄两端胆管内径（D）进行比较。肝移植术后胆道狭窄 Yan-Lyu's 分型详见表 3-2，其中 A 型胆道狭窄分型的模式图见图 3-4，S 型胆道狭窄分型的模式图见图 3-5。

表 3-2 肝移植术后胆道狭窄 Yan-Lyu's 分型

类型	亚型 （狭窄程度 A/S）	狭窄段长度 /mm	狭窄成角	空间转位
Ⅰ 型	Ⅰ-A/S 型	<20	0	0
Ⅱ 型	Ⅱ-A/S-a 型	<20	<45°	0
	Ⅱ-A/S-b 型	<20	>45°	0
Ⅲ 型	Ⅲ-A/S-a 型	<20	0	S<D
	Ⅲ-A/S-b 型	<20	0	S>D
Ⅳ型	Ⅳ-A/S-a 型	<20	<45°	S<D
	Ⅳ-A/S-b 型	<20	>45°	S>D
	Ⅳ-A/S-c 型	<20	>45°	S>D
Ⅴ 型	Ⅴ-A/S 型	≥20	-	-

注：Ⅳ-A/S-b 型表示 α>45° 或 S>D；Ⅳ-A/S-c 型表示 α>45° 且 S>D。

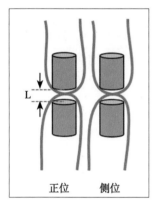 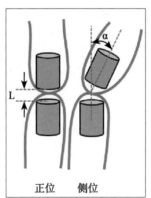 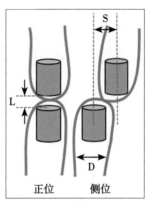 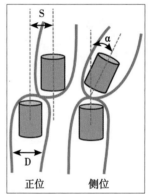

Ⅰ-A 型
L<20 mm；

Ⅱ-A 型
L<20 mm；
Ⅱ-A-a 型：α<45°
Ⅱ-A-b 型：α>45°

Ⅲ-A 型
L<20 mm；
Ⅲ-A-a 型：S<D
Ⅲ-A-b 型：S>D

Ⅳ-A 型
L<20 mm；
Ⅳ-A-a 型：S<D 且 α<45°
Ⅳ-A-b 型：S>D 或 α>45°
Ⅳ-A-c 型：S>D 且 α>45°

图 3-4 A 型胆道狭窄分型的模式图

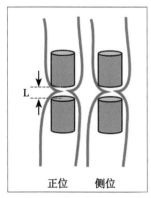 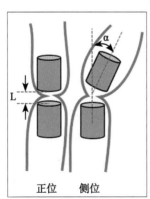 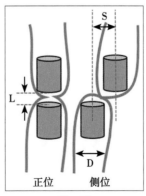 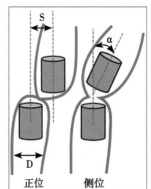

Ⅰ-S 型
L<20 mm；

Ⅱ-S 型
L<20 mm；
Ⅱ-S-a 型：α<45°
Ⅱ-S-b 型：α>45°

Ⅲ-S 型
L<20 mm；
Ⅲ-S-a 型：S<D
Ⅲ-S-b 型：S>D

Ⅳ-S 型
L<20 mm；
Ⅳ-S-a 型：S<D 且 α<45°
Ⅳ-S-b 型：S>D 或 α>45°
Ⅳ-S-c 型：S>D 且 α>45°

图 3-5 S 型胆道狭窄分型的模式图

根据 Yan-Lyu's 分型，可以帮助术者选择合适的手术方式和磁体类型，同时预判手术难度及患者预后（表 3-3）。以 A/S 分型为例，如果为 S 型胆道狭窄患者，术中可在导丝引导下置入带有中央孔的圆柱形磁体；如果为 A 型胆道狭窄患者，术中无法采用导丝引导，因此需要选用带有尾挂结构的圆柱形磁体。对于 Ⅰ 型、Ⅱa 型、Ⅲa 型及Ⅳa 型患者而言，手术操作难度较小，术后胆道再通成功率高；Ⅱb、Ⅲb、Ⅳb 型相对前几种类型操作难度增大，术后再通的不确定性较大，术前应进行充分评估和综合预判并谨慎实施磁力再通手术；Ⅳc 型和 Ⅴ 型磁力再通手术成功率较低，提示患者可能需要考虑其他治疗方案。

表 3-3　Yan-Lyu's 分型对手术操作难度及术后效果的预判

类型	亚型	操作难度	实现再通可能性
Ⅰ 型	Ⅰ-A/S 型	难度较小	再通可能性极高
Ⅱ 型	Ⅱ-A/S-a 型	难度较小	再通可能性极高
	Ⅱ-A/S-b 型	难度较大	再通不确定
Ⅲ 型	Ⅲ-A/S-a 型	难度较小	再通可能性较高
	Ⅲ-A/S-b 型	难度较大	再通不确定
Ⅳ 型	Ⅳ-A/S-a 型	难度较小	再通可能性较高
	Ⅳ-A/S-b 型	难度较大	再通不确定
	Ⅳ-A/S-c 型	难度较大	再通可能性低
Ⅴ 型	Ⅴ-A/S 型	难度较大	再通可能性低

三、基于磁力再通术的结直肠狭窄临床分型

根治性切除是结直肠癌患者的首选治疗方式，术后吻合口狭窄是常见并发症。内镜下球囊扩张或支架置入是结直肠癌术后吻合口狭窄常用的微创治疗手段，但部分患者存在不规则的长段狭窄，有的甚至发生吻合口闭锁，传统内镜下治疗难以奏效。还有部分患者经过多次内镜下球囊扩张治疗后，仍难以获得满意的效果。再次外科手术作为迫不得已的治疗手段，不仅创伤大、手术操作难度大，而且术后吻合口再狭窄率也较高，从而导致一部分患者需要终身肠造瘘，严重降低患者生存质量，甚至影响身心健康。而对于那些未实施预防性肠造瘘或者肠造瘘还纳以后才出现的结直肠吻合口狭窄的患者，当内镜下球囊扩张效果不佳时，将可能面临二次手术。

磁压榨技术可用于消化道吻合重建，磁压榨技术与内镜技术结合在治疗消化道狭窄尤其是结直肠癌术后吻合口狭窄方面显示出独特的优势。然而，临床上结直肠狭窄患者的狭窄部位、狭窄段长度、患者是否有造瘘口等情况复杂多样，目前尚无一种式式能够解决所有情况下的结直肠狭窄。为帮助临床医生选择最优的术式，有学者根据患者结直肠狭窄的具体特点，建立了基于磁压榨技术的 Yan-Zhang's（严 - 张）结直肠狭窄分型。

严 - 张结直肠狭窄分型的关键要素有以下几点：①肛门作为人体自然腔道，是结直肠狭窄磁压榨治疗中远端磁体置入的重要通道，是否有回肠或结肠造口，则直接影响近端磁体的置入方式，因此有无肠造口是进行严 - 张结直肠狭窄分型的最关键要素。②在有肠造口的前提下，结直肠狭窄程度决定近端磁体的置入难度。当结直肠狭窄但尚且允许导丝通过时，可在内镜操作下使导丝贯穿造

瘘口和肛门，然后将近端磁体和远端磁体分别经造瘘口端和肛门端穿入导丝，在内镜或导管推送下将磁体沿导丝顺利置入狭窄段两端。当结直肠严重狭窄甚至闭锁，此时导丝无法通过狭窄段，近端磁体和远端磁体只能依赖内镜将其送达狭窄段两端，操作难度较前者稍有增加。③部分结直肠狭窄患者无肠造瘘，主要见于结直肠术中未行预防性肠造口，或术后早期已经进行了肠造口还纳手术，结直肠狭窄发生于肠造口还纳术之后。在这种情况下无论是远端磁体还是近端磁体只能通过肛门这个自然腔道置入。如何使具有较大压榨面的磁体通过狭窄段进入狭窄近端，成为最核心的技术难题。可变形自组装磁体设计理念的引入为解决此类问题提供了可能。目前已被动物实验验证和临床试用后证明具有可行性的可变形磁体有可变形自组装磁吻合环（deformable self-assembled magnetic anastomosis ring，DSAMAR）和 Y-Z 可变形磁环（Y-Z deformable magnetic ring，Y-Z DMR）两种。DSAMAR 和 Y-Z DMR 使用场景有所不同，临床实践显示当狭窄部位距肛门小于等于 10 cm 时，术者在腹腔镜辅助下能够直视狭窄口，此时采用 Y-Z DMR 操作较为方便；当狭窄部位与肛门距离大于 10 cm 时，缺乏有效的直视下操作，因此应该选择 DSAMAR。综上所述，在无肠造口条件下，狭窄部位与肛门的距离也成为了严 - 张结直肠狭窄分型的关键要素。

　　基于磁压榨技术的严 - 张结直肠狭窄分型见图 3-6。分型的建立为患者选择合适的治疗方案提供了重要的参考，具体见表 3-4。当然，由于临床实施病例较少，可供临床分析的资料有限，随着临床实践的不断深入，基于磁压榨技术的严 - 张结直肠狭窄分型也将在临床实践中获得进一步完善。

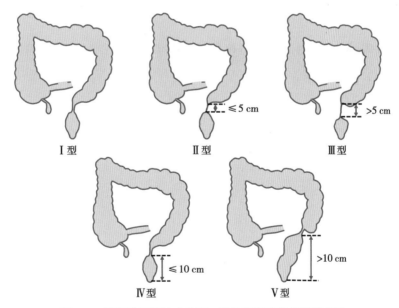

图 3-6　基于磁压榨技术的严 - 张结直肠狭窄分型模式图

表 3-4　严 - 张结直肠狭窄分型及推荐治疗方案

类型	有无造瘘	狭窄 / 闭锁	狭窄段长度	狭窄与肛门距离	推荐方案
Ⅰ 型	有	狭窄	—	—	磁环
Ⅱ 型	有	闭锁	≤5 cm	—	圆柱形磁体 / 磁环
Ⅲ 型	有	闭锁	>5 cm	—	旁路吻合
Ⅳ 型	无	狭窄		≤10 cm	Y-Z 可变形磁环（Y-Z DMR）

续表

类型	有无造瘘	狭窄/闭锁	狭窄段长度	狭窄与肛门距离	推荐方案
V型	无	狭窄	—	>10 cm	可变形自组装磁吻合环（DSAMAR）

（严小鹏　张苗苗　吕　毅　吕　欣　赵广宾）

参考文献 ◄◄◄

[1] ZHANG M, LYU X, ZHAO G, et al. Establishment of Yan-Zhang's staging of digestive tract magnetic compression anastomosis in a rat model[J]. Sci Rep, 2022, 12(1): 12445.

[2] 董家鸿. 胆道并发症：肝移植的"阿喀琉斯之踵"[J]. 中华普通外科杂志，2005，8：465-466.

[3] 严小鹏，史爱华，王善佩，等. 磁压榨技术治疗复杂性胆道狭窄的临床应用探索 [J]. 中华肝胆外科杂志，2019，25（3）：237-240.

[4] HU B, SUN B, CAI Q, et al. Asia-Pacific consensus guidelines for endoscopic management of benign biliary strictures[J]. Gastrointest Endosc, 2017, 86(1): 44-58.

[5] 李宇，田敏，严小鹏，等. 关于利用磁力再通术治疗肝移植术后胆道吻合口狭窄的专家建议 [J]. 器官移植，2020，11（1）：13-18.

[6] 令狐恩强. 一种新的肝移植术后胆管狭窄内镜下造影的分型 [J]. 中华腔镜外科杂志（电子版），2011，4（5）：337-339.

[7] 张苗苗，吕毅，严小鹏. 基于磁力再通术的肝移植术后 Yan-Lyu's 胆道狭窄分型的建立 [J]. 中国医疗设备，2022，37（6）：1-4.

第二篇
肝胆外科临床实践篇

02

第四章

胆管空肠磁吻合

病例介绍

患者，男性，58岁，以"食欲缺乏2周，皮肤、巩膜黄染1周"为主诉入院。2周前无明显诱因出现食欲缺乏，不伴恶心及呕吐，未就医。1周前出现皮肤黄染，伴小便颜色发黄，巩膜黄染，无发热、寒战，无腹痛、腹胀，无恶心、呕吐，皮肤无瘙痒，大便颜色偏白。就诊于当地医院，行上腹部增强CT检查提示：胆总管下段占位，胰头占位不除外，肝内胆管扩张，胰管扩张。现为求进一步诊治特来我院肝胆外科，门诊以"胰腺占位性病变、梗阻性黄疸、2型糖尿病"收住入院。有糖尿病病史7年，平时口服降糖药，自行监测血糖，控制可。个人史及家族史无特殊。

实验室及影像学检查

实验室检查： 天冬氨酸转氨酶（AST）128 U/L，丙氨酸转氨酶（ALT）130 U/L，碱性磷酸酶（ALP）986 U/L，γ-谷氨酰转移酶（GGT）3066 U/L，总胆红素（TBIL）310.3 μmol/L，直接胆红素（DBIL）273.3 μmol/L，白蛋白（ALB）33.5 g/L。尿胆红素+++；CA19-9 363 U/mL。粪常规、肾功能、电解质、凝血功能、传染性指标大致正常。

上腹部增强CT： 胆总管下段占位，胰头占位不除外，肝内胆管扩张，胰管扩张。

磁共振胆胰管成像（MRCP）： 肝内胆管未见明显扩张，左右肝管、肝总管、胆总管及胰管管腔明显扩张，其内未见明确充盈缺损影，胆总管下段可见突然缩窄；胆囊增大，壁不厚，内未见明确异常信号影。

手术方案规划

患者入院后考虑胆红素水平较高，遂在B超引导下行经皮经肝胆管引流术穿刺引流减黄治疗。患者胆红素水平较入院时明显下降。根据患者病史、症状、影像学及实验室检查，目前考虑胰头癌，暂无肿瘤远处转移征象，术前评估患者能够耐受根治性手术切除，患者及其家属手术治疗意愿强烈，遂决定行胰十二指肠切除术。患者胆总管明显扩张，直径约13 mm，考虑术中可行胆管空肠磁吻合。向患者及其家属告知胆管空肠磁吻合手术方式、优缺点及可能存在的风险和并发症后，患者及其家属同意行胆管空肠磁吻合术，并在手术知情同意书上签字。经我院磁外科MDT团队讨论后制订手术方案如下。

方案1：采用开腹下胰十二指肠切除术，病变切除按常规手术操作进行。在消化道重建时，胆管空肠采用磁吻合方式。在胆管断端用4-0可吸收线作荷包缝合，其内置入母磁体，空肠内置入子磁体，子、母磁体相吸完成胆管壁与空肠壁压榨吻合。其余胰肠吻合、胃肠吻合按常规操作进行。

方案2：如术中探查发现患者不适合行胆管空肠磁吻合，则改用常规手工缝线吻合方法。

磁吻合装置

本病例中使用的磁吻合装置包括母磁体和子磁体两部分，母磁体为带有中央孔的圆柱体，其内固定有内引流管，子磁体与母磁体外径一致，也为带有中央孔的圆柱体，子磁体的中央孔允许母磁体的内引流管顺利插入。子、母磁体均由N45烧结钕铁硼永磁材料加工而成，磁体外有不锈钢金属壳，磁体采用高度方向饱和充磁。子、母磁体有一系列不同外径的磁环，以满足不同患者的使用需求。使用时将母磁体直接置入胆管断端内，并荷包缝合固定。子磁体则借助吻合器枪杆置入空肠内，并在扣动扳机时触发释放，然后与母磁体对位相吸。胆管空肠磁吻合装置实物见图4-1。

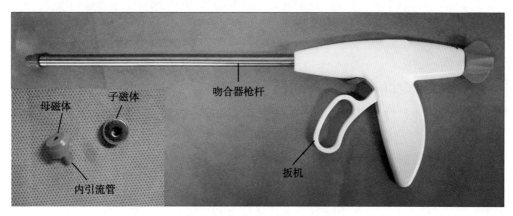

图4-1　胆管空肠磁吻合装置

手术过程

患者采用气管插管静吸复合麻醉，麻醉满意后，常规消毒铺巾，取上腹部正中切口，长约20 cm，逐层进腹后探查腹腔，胰头部可触及质硬肿块，腹腔未见肿瘤转移，遂决定行胰十二指肠切除术。病变切除按常规操作进行。在消化道重建中，先行胆管空肠磁吻合，然后再行胰肠吻合。胆管空肠磁吻合手术操作如下：患者胆总管内径13 mm，故选用外径10 mm的磁吻合器。4-0可吸收线荷包缝合胆总管断端后将母磁体置入胆总管断端（图4-2A），收紧荷包线并打结固定于母磁体的内引流管上（图4-2B），经空肠袢断端置入子磁体（图4-2C），然后旋转螺杆使吻合器枪杆头端的连接杆刺破空肠壁并与母磁体的内引流管对接（图4-2D），扣动扳机使子磁体从连接杆释放并与母磁体相吸（图4-2E），退出吻合器枪杆，胆肠磁吻合操作完成（图4-2F），图4-2中黄圈所示即为胆肠吻合部位。接下来常规行胰肠吻合、胃肠吻合等。

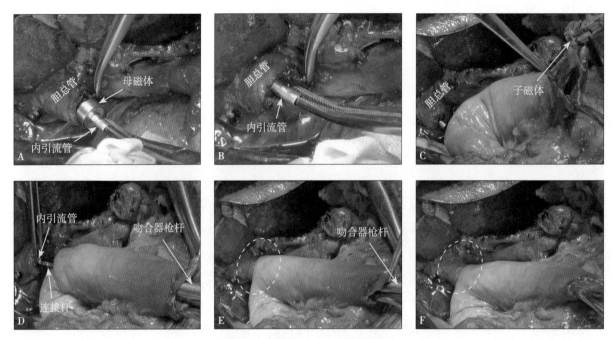

图 4-2　胆管空肠磁吻合操作过程

A. 置入母磁体；B. 收紧胆总管断端荷包线；C. 经空肠祥端断端置入子磁体；
D. 连接杆与内引流管对接；E. 子磁体释放并与母磁体相吸；F. 退出吻合器枪杆，胆肠磁吻合建立。

◤ 术后随访

　　患者术后恢复顺利，没有记录到与磁吻合相关的并发症，如胆瘘、肠梗阻、吻合口出血等。术后第 25 天，子、母磁体自行排出体外。出院后患者于肿瘤内科规律化疗。随访至今，患者一般健康状况良好。

◤ 经典病例点评

　　本病例将磁吻合技术引入到胆肠吻合中来，尽管胆肠吻合的临床操作难度不大，但操作起来仍较复杂，一般需要高年资医生来完成。目前临床上尚无用于胆肠吻合的吻合器，我们自主设计研发的胆肠磁吻合器填补了这项空白。通过使用胆肠磁吻合器可以简化手术操作，实现了无缝线吻合重建，在吻合早期可有效避免针眼效应带来的胆瘘；当磁体排出后吻合口不残留任何异物，从长期上讲吻合口没有异物滞留可减少吻合口瘢痕形成，确保吻合口长期通畅性，避免吻合口狭窄。通过对近百例胆肠磁吻合临床病例的分析研究发现，胆肠磁吻合的优势体现在简化操作、缩短吻合时间、降低吻合口瘘的发生率上。

（严小鹏　张苗苗　耿智敏　陶　杰　雷建军）

▨ 参考文献 ◂◂◂

[1] LIU X, YAN X, ZHANG H, et al. Magnetic anastomosis for biliojejunostomy: first prospective clinical trial[J]. World J Surg, 2018, 42(12): 4039-4045.

[2] FAN C, ZHANG H, YAN X, et al. Advanced Roux-en-Y hepaticojejunostomy with magnetic compressive anastomats in

obstructive jaundice dog models[J]. Surg Endosc, 2018, 32(2): 779-789.

[3] FAN C, YAN X, LIU S, et al. Roux-en-Y choledochojejunostomy using novel magnetic compressive anastomats in canine model of obstructive jaundice[J]. Hepatobiliary Pancreat Dis Int, 2012, 11(1): 81-88.

[4] ZHANG M, JI L, CHANG K, et al. A novel micromagnetic ring used for biliary-enteric anastomosis in rats[J]. J Pediatr Surg, 2022, 57(10): 451-456.

[5] 张洪科，郭华，吕毅. 腹腔镜胆肠磁吻合器的研制 [J]. 中国医疗器械杂志，2022，46（6）：621-624，628.

[6] 吉琳，常凯曦，王俊翔，等. 磁环构建大鼠胆肠吻合模型的实验研究 [J]. 中国医疗设备，2020，35（11）：49-51.

第五章

腹腔镜下胆管空肠磁吻合

病例介绍

患者，男性，55 岁，以"间断上腹部疼痛不适 2 周"为主诉入院。2 周前无明显诱因出现间断上腹部疼痛不适，疼痛不向肩背部放射，不伴恶心及呕吐，无发热，不伴皮肤及巩膜黄染。就诊于当地医院，行 CT 检查提示肝内外胆管结石，给予药物保守治疗后症状缓解不明显，为求手术治疗特来我院肝胆外科门诊，遂以"肝内外胆管结石"收住入院。4 年前因胆囊结石在当地医院行开腹胆囊切除术；糖尿病病史 1 年，未接受正规降糖治疗。个人史及家族史无特殊。

实验室及影像学检查

实验室检查：AST 47 U/L，ALT 95 U/L，ALP 769 U/L，GGT 1111 U/L，TBIL 18.5 μmol/L，DBIL 11.5 μmol/L，ALB 37.8 g/L。糖化血红蛋白 8.8%。尿常规：胆红素 +。粪常规、肾功能、电解质、凝血功能、传染性指标大致正常。

腹部 B 超：胆总管增宽伴结石，肝内胆管轻度扩张；肝左叶胆管结石；不均匀脂肪肝（轻度）。

上腹部 CT 平扫：胆总管下端结石，并以上肝内胆管扩张；胆囊切除术后改变。

MRCP：胆总管结石，胆总管中上段及肝内外胆管扩张，胆囊切除术后改变。

手术方案规划

根据患者影像学检查，肝左叶胆管、胆总管结石诊断明确，药物治疗效果不佳，患者手术意愿强烈，术前检查未提示手术禁忌，具备腹腔镜下胆道镜探查取石、胆管空肠吻合手术指征。患者肝内外胆管均明显扩张，可考虑行腹腔镜下胆管空肠磁吻合术。向患者及其家属告知腹腔镜下胆管空肠磁吻合手术方式、优缺点及可能存在的风险和并发症后，患者及其家属同意行胆管空肠磁吻合术，并在手术知情同意书上签字。经我院磁外科 MDT 团队讨论后制订手术方案如下。

方案 1：腹腔镜下利用胆道镜取净肝左叶胆管及胆总管内结石。在胆总管空肠吻合时采用磁吻合方法。术中在胆管断端用 4-0 可吸收线作荷包缝合，其内置入母磁体，收紧荷包缝合线并打结固定于内引流管。经空肠袢肠腔开口置入吻合器枪杆，连接杆出肠腔后与母磁体内引流管对接，扣动扳机释放子磁体，使子、母磁体自动对位相吸，即完成腹腔镜下胆管空肠磁吻合操作。

方案 2：如术中探查发现患者不适合行胆管空肠磁吻合，则改用常规手工缝线吻合方法。

磁吻合装置

本病例中使用的磁吻合装置包括母磁体和子磁体两部分，母磁体为带有中央孔的圆柱体，其内

固定有内引流管，子磁体与母磁体外径一致，也为带有中央孔的圆柱体，子磁体的中央孔允许母磁
体的内引流管顺利插入。子、母磁体均由 N45 烧结钕铁
硼永磁材料加工而成，磁体外有不锈钢金属壳，磁体采用
高度方向饱和充磁。子、母磁体有一系列不同外径的磁
环，以满足不同患者的使用需要。使用时将母磁体直接置
入胆管断端内，并荷包缝合固定。子磁体则借助吻合器枪
杆置入空肠内，并在扣动扳机时触发释放，然后与母磁体
对位相吸。该病例使用的胆管空肠磁吻合装置与第四章介
绍的胆管空肠磁吻合装置相同（图 4-1）。腹腔镜下胆管空
肠磁吻合模式图见图 5-1。

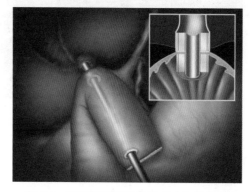

图 5-1　腹腔镜下胆管空肠磁吻合模式图

手术过程

　　患者仰卧位，气管插管静吸复合麻醉满意后，常规消毒铺巾，脐下建立 10 mm 戳卡进镜探查，
见原手术切口处网膜及肠管有粘连，肝脏与腹壁部分粘连。遂于右锁骨中线肋缘下 6 cm 建立戳孔
并置入 12 mm 戳卡，右腋前线肋缘下 2 cm 刺入 5 mm 戳卡，左锁骨中线肋缘下 5 cm 插入 10 mm 戳
卡，左侧腋前线肋缘下 2 cm 插入 5 mm 戳卡。用超声刀离断大网膜与腹壁及肝脏之间的粘连，游离
肝十二指肠韧带，显露胆总管，可见胆总管宽约 14 mm，电钩打开胆总管前壁，进胆道镜，探查可
见胆总管下段 1 枚结石，取石网篮将其取出；胆道镜进一步探查肝内胆管，可见肝脏左外叶胆道内
多发结石，取石网篮予以取出。

　　距左右肝管汇合部下方 2 cm 处离断胆道，在十二指肠上缘用 4-0 可吸收缝合线连续缝合关
闭胆总管残端。胆总管断端利用 4-0 可吸收线行连续荷包缝合，其内置入外径 10 mm 的母磁体
（图 5-2A），收紧荷包线并打结固定于母磁体的内引流管上（图 5-2B）。距屈氏韧带 15 cm 处利用直
线切割闭合器切断空肠肠管，上提远端空肠，距远端空肠 50 cm 处利用直线切割闭合器行近端空肠
与远端空肠侧侧吻合，4-0 可吸收线连续缝合关闭肠肠吻合口残口。上提远端空肠，距残端 2 cm 处
打开空肠壁，经此置入吻合器枪杆，使头端位于欲行胆肠吻合的远端空肠部位（图 5-2C），旋转吻合
器螺杆使连接杆顶于空肠对系膜缘处肠壁，电钩打开肠壁，使连接杆穿出肠壁（图 5-2D）。将连接
杆置入母磁体内引流管，使其对接牢靠（图 5-2E），扣动扳机使子磁体从连接杆释放并与母磁体相吸
（图 5-2F），退出吻合器枪杆，4-0 可吸收线连续缝合关闭肠袢残口，腹腔镜下胆管空肠磁吻合操作完
毕。腹腔镜下胆管空肠磁吻合手术操作过程见图 5-2。

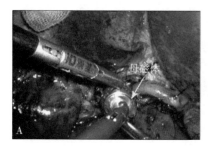
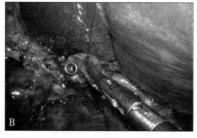
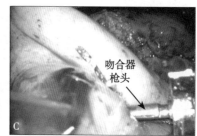

图 5-2　腹腔镜下胆管空肠磁吻合操作过程

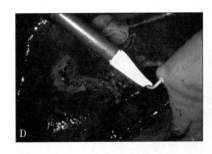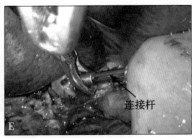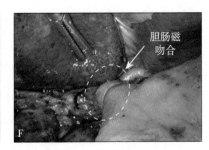

图 5-2（续）

A. 置入母磁体；B. 收紧胆管断端荷包线；C. 经空肠襻开口置入吻合器枪头；
D. 电钩在连接杆凸出部位打开肠壁；E. 连接杆与母磁体内引流管对接；F. 子、母磁体相吸，胆肠磁吻合建立。

术后随访

患者术后恢复顺利，术后第 13 天磁体脱离吻合口并经消化道自行排出体外。随访至今，患者一般健康状况良好。

经典病例点评

在该病例实现了腹腔镜下胆管空肠磁吻合操作，在整个吻合操作过程中，我们最大的感受是大大降低了镜下操作难度。在腹腔镜下手工缝线胆肠吻合操作时吻合口后壁的暴露一般较为困难。利用磁吻合技术时，仅仅需要在胆管断端连续荷包缝合即可，而此时术野的暴露非常容易，术者操作难度不大。胆管断端完成母磁体置入后，利用吻合器枪杆非常容易地将子磁体送入空肠内，并实现连接杆与母磁体内引流管的对接，此时只需要扣动扳机就可以完成子、母磁体相吸。与传统手工缝线吻合相比，磁吻合手术过程变得更容易。从术后效果来看，患者已随访 7 年余，术后早期未出现吻合口胆瘘、术后长期未出现吻合口狭窄，充分证明了胆管空肠磁吻合的安全性和有效性。

（严小鹏　张苗苗　刘学民　张　东　吕　毅）

参考文献 ◀◀◀

[1] LIU X, YAN X, ZHANG H, et al. Magnetic anastomosis for biliojejunostomy: first prospective clinical trial[J]. World J Surg, 2018, 42(12): 4039-4045.

[2] 吉琳，常凯曦，王俊翔，等. 磁环构建大鼠胆肠吻合模型的实验研究 [J]. 中国医疗设备，2020，35（11）：49-51.

[3] 张洪科，郭华，吕毅. 腹腔镜胆肠磁吻合器的研制 [J]. 中国医疗器械杂志，2022，46（6）：621-624，628.

[4] ZHANG M, JI L, CHANG K, et al. A novel micromagnetic ring used for biliary-enteric anastomosis in rats[J]. J Pediatr Surg, 2022, 57(10): 451-456.

[5] FAN C, YAN X, LIU S, et al. Roux-en-Y choledochojejunostomy using novel magnetic compressive anastomats in canine model of obstructive jaundice[J]. Hepatobiliary Pancreat Dis Int, 2012, 11(1): 81-88.

第六章

胰十二指肠切除术中胆肠、胰肠双磁吻合

病例介绍

患者，女性，66 岁，以"腹胀 20 天，皮肤发黄 5 天"为主诉入院。患者无明显诱因于 2018 年 1 月开始出现腹胀，无寒战、发热、恶心、呕吐、腹痛、腹泻、便秘、黑便等不适，未行进一步诊断及治疗，此后腹胀仍间断出现。2018 年 2 月全身皮肤及巩膜开始发黄，小便逐渐呈浓茶色，无寒战、发热、乏力、腹痛等不适，就诊于当地医院，行腹部超声检查提示胰头部低回声包块，考虑胰腺肿瘤可能，建议转上级医院治疗，患者为求进一步治疗就诊于我院肝胆外科，门诊以"胰腺占位性病变"收住入院。高血压病史 1 年，目前口服降压药，血压控制良好。无肝炎、结核、糖尿病、冠心病等病史，无食物、药物过敏史。

实验室及影像学检查

实验室检查：AST 261 U/L，ALT 742 U/L，GGT 797 U/L，TBIL 304.1 µmol/L，DBIL 273.9 µmol/L；糖类抗原 19-9 1203 U/mL；血常规、电解质、凝血指标、传染性指标大致正常。

上腹部增强 CT：胰头区占位，增强扫描轻度强化，肝内外胆管及胰管扩张，考虑胰头癌并低位胆道梗阻，胆汁淤积；腹膜后多发小淋巴结（图 6-1A）。

MRCP：胰头部不规则肿块，低位胆道梗阻及胰管扩张，符合胰腺癌特征；慢性胆囊炎，胆囊结石（图 6-1B）。

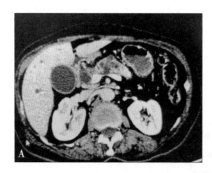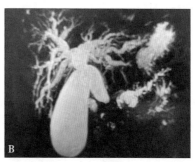

图 6-1 术前影像学检查

A. 上腹部增强 CT 提示胰头区占位，肝内外胆管及胰管扩张；B. MRCP 提示胰头部肿块，低位胆道梗阻并胰管扩张。

手术方案规划

结合患者病史、术前检查考虑为胰腺癌，目前无肿瘤远处转移征象，术前评估无绝对手术禁忌，拟行胰十二指肠切除术。根据术前影像学检查患者胆管及胰管扩张明显，可在胰十二指肠切除

中行胆肠、胰肠双磁吻合。向患者及其家属充分告知术中胆肠、胰肠双磁吻合的手术方式以及与常规手工缝线吻合相比各自存在的优缺点，患者及家属选择磁吻合方式，并签署手术知情同意书。术中探查如行磁吻合困难，则改用传统手工缝线吻合方式。

磁吻合装置

本病例使用的磁吻合装置为一对圆柱形磁体（子磁体和母磁体）。其中，一根 8 Fr 鼻胃管穿过母磁体并与之固定，在形成吻合口之前鼻胃管可用于胆汁或胰液引流。其中，胆肠磁吻合所用子、母磁体形状和规格相同，均为直径 10 mm、中央孔直径 2.6 mm、高 6 mm 的圆柱形磁体（图 6-2A）。胰肠磁吻合所用子磁体为直径 5 mm、中央孔直径 2.6 mm、高 6 mm 的圆柱形磁体，母磁体为直径 10 mm、中央孔直径 2.6 mm、高 6 mm 的圆柱形磁体（图 6-2B）。上述磁体均由 N45 烧结钕铁硼永磁材料加工而成，表面氮化钛镀层，高度方向饱和充磁。

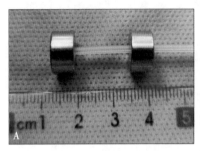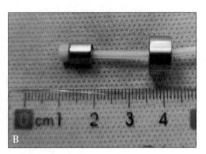

图 6-2　磁吻合装置
A. 胆肠磁吻合装置；B. 胰肠磁吻合装置。

手术过程

患者采用静吸复合麻醉，按照胰十二指肠切除术行常规探查、游离后完成病变的切除。在消化道重建过程中，磁吻合技术分别用于胆肠吻合和胰肠吻合，胃空肠吻合使用圆形吻合器行胃大弯侧后壁与远端空肠之侧侧吻合。

胰腺空肠端侧磁吻合：将空肠远端经结肠系膜前方上提至上腹部。将胰腺断端的后壁与空肠浆肌层以 4-0 Prolene 间断缝合对拢，于胰管内置入直径 5 mm 的子磁体，其内置入小儿鼻胃管作为支架引流管，4-0 Prolene 荷包包埋，空肠对系膜缘开一直径 4 mm 的小孔，将鼻胃管自肠管引出，并经此鼻胃管导引置入 10 mm 母磁体，两侧磁体相互吸引完成胰腺导管对空肠黏膜磁吻合，胰腺断端前壁与空肠浆肌层以 4-0 Prolene 间断缝合对拢。

胆肠磁吻合术：于胆管断端内置入 10 mm 子磁体，4-0 可吸收线荷包缝合包埋，其内置入小儿鼻胃管做支架引流，自空肠对系膜缘穿孔进入肠腔内，沿小儿鼻胃管置入 10 mm 母磁体，与胆管内子磁体相互吸引完成胆肠磁吻合。胰肠及胆肠支架管分别自吻合口远端 15 cm 处空肠肠壁引出，并行韦氏包埋。

在完成磁吻合后，常规进行简单的拉力试验和漏水试验，以确认两对磁体的紧密吸引。然后将两根引流管从空肠引出，固定在腹壁，用于胆汁和胰液的外引流以及术后胆道和胰管造影。

在术后第 3 天和第 7 天进行胰管造影和胆道造影，显示磁体对位吸合良好（图 6-3A、图 6-3B）。术后第 10 天腹部 X 线检查显示磁体离开原吻合口部位进入远端肠管（图 6-3C），此时沿腹壁剪断两对磁体上的鼻胃管，使磁体经消化道自行排出体外。

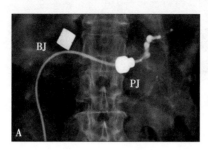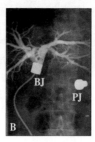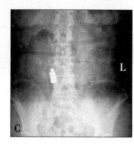

图 6-3　术后腹部 X 线检查观察磁体状态

BJ：胆肠吻合口；PJ：胰肠吻合口。A.术后第 3 天经胰肠吻合外引流管造影未见造影剂外漏；
B.术后第 7 天经胆肠吻合外引流管造影未见造影剂外漏；C.术后第 10 天腹部 X 线检查显示两对磁体相吸并进入远端肠管。

术后随访

患者术后第 16 天，两对磁体经肛门自行排出体外，术后未观察到与磁吻合相关的并发症，如吻合口出血、胆瘘、胰瘘、肠梗阻等。术后 1 个月患者到肿瘤内科行规律化疗。患者术后定期肝胆外科门诊随诊，随访至今，患者一般状况良好。

经典病例点评

胆肠吻合、胰肠吻合是胰十二指肠切除术中难度较大的操作，目前胃肠道重建均有较为成熟的吻合器，吻合效果确切，临床应用广泛。而胆肠、胰肠吻合仍需要采用手工缝线吻合的方式进行重建，其操作复杂，技术要求高，术后并发症发生率较高。本病例将磁吻合引入胆肠、胰肠吻合，实现了胆肠、胰肠无缝线化吻合重建，降低了操作难度。在操作过程中需要注意以下几点：①胆肠、胰肠磁吻合重建过程中需要使用专门的防磁器械。目前，临床上使用的器械均为铁磁性器械，术中操作时会与磁体相互吸引干扰手术操作，因此建议使用钛合金手术器械。②术中需预留足够长度的胆管及胰管，以便于完整包埋磁体。将子磁体完整包埋于胆管和胰管内是胆肠、胰肠磁吻合的关键。③肠壁侧开口应小于磁体外径，仅仅允许磁体中间的鼻胃管通过即可，如开口过大会出现压榨不全的问题，从而导致胆瘘、胰瘘的发生。④术后严密观察胆汁及胰液引流量。当出现胆汁或胰液引流量突然减少时，应及时行造影明确吻合口形成情况。本例患者术后未出现胆瘘、胰瘘、吻合口狭窄等磁吻合相关并发症，磁体顺利排出体外。

（卢　强　余佳薇　张谞丰　吕　毅）

参考文献 ‹‹‹

[1] LIU X, LI Y, XIANG J, et al. Magnetic compression anastomosis for biliojejunostomy and pancreaticojejunostomy in Whipple's procedure: An initial clinical study[J]. J Gastroenterol Hepatol, 2019, 34(3): 589-594.

[2] ZHANG M, JI L, CHANG K, et al. A novel micromagnetic ring used for biliary-enteric anastomosis in rats[J]. J Pediatr Surg, 2022, 57(10): 451-456.

[3] FAN C, YAN X, LIU S, et al. Roux-en-Y choledochojejunostomy using novel magnetic compressive anastomats in canine model of obstructive jaundice[J]. Hepatobiliary Pancreat Dis Int, 2012, 11(1): 81-88.

第七章

胰十二指肠切除术中空肠侧侧磁吻合

病例介绍

患者，男性，66 岁，以"腹痛、腹胀 40 天"为主诉入院。40 天前无明显诱因出现腹痛、腹胀，伴皮肤、巩膜黄染，伴恶心、呕吐，不伴有畏寒、发热，不伴有胸闷、气短、呼吸困难，就诊于当地医院，给予对症处理后症状无明显缓解，此后症状反复出现。3 天前就诊于某医院，行腹部超声提示：胆总管扩张并下段实性占位，考虑新生物；肝大小正常，肝内实性占位；肝内胆管扩张；胆囊大，胆泥沉积，胆固醇结晶。现为求进一步治疗就诊于我院肝胆外科，门诊以"胆管占位性病变、梗阻性黄疸"收住入院。

实验室及影像学检查

实验室检查：AST 86 U/L，ALT 140 U/L，ALP 300 U/L，GGT 656 U/L，TBIL 221.0 μmol/L，DBIL 192.3 μmol/L；血常规、凝血功能、肾功能、电解质、传染性指标及肿瘤标志物大致正常。

上腹部增强 CT：胆总管下段结节，考虑肿瘤性病变；低位胆道梗阻；肝内多发异常强化结节，考虑海绵状血管瘤可能；双肾囊肿。

MRCP：胆总管下段截断，其以上肝内外胆管扩张，胆囊积液；低位胆道梗阻；所扫肝左内叶异常信号结节影，建议结合 CT；双肾囊肿。

手术方案规划

患者远端胆管癌、梗阻性黄疸诊断明确，拟行胰十二指肠根治性切除术。向患者及其家属告知术中 Braun 磁吻合的手术方式、优缺点以及可能存在的风险和并发症后，患者及其家属选择行 Braun 磁吻合术，并签署手术知情同意书。我院磁外科 MDT 团队讨论后拟定手术方案如下。

方案 1：按照常规胰十二指肠切除手术步骤完成肿瘤切除及胰肠吻合、胆肠吻合、胃肠吻合后，在关闭胃残端前，经胃残端分别将子磁体和母磁体依次送入输入袢肠管和输出袢肠管合适位置，调整磁体吸合面位于欲吻合部位肠管的对系膜缘，缓慢使输入袢和输出袢内子、母磁体相互靠近，子、母磁体可自动对位吸合，完成 Braun 磁吻合操作过程。

方案 2：如果方案 1 中 Braun 磁吻合实施困难，则使用常规方法进行 Braun 吻合。

磁吻合装置

患者使用的子磁体为圆环状，外径 16 mm，内径 6 mm，厚 6 mm；母磁体为椭圆环状，长轴

20 mm，短轴 16 mm，中央孔直径 6 mm，厚 6 mm。子、母磁体均由 N45 烧结钕铁硼永磁材料加工而成，表面氮化钛镀层，厚度方向饱和充磁。Braun 磁吻合装置见图 7-1。

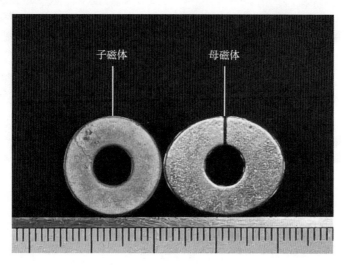

图 7-1　Braun 磁吻合装置

手术过程

患者静吸复合麻醉后取仰卧位，常规消毒铺巾，取上腹部正中切口，长约 20 cm，逐层开腹。按照常规胰十二指肠切除术完成病变标本切除。

消化道重建：经横结肠系膜上提远端空肠，距远端 2 cm 做胰肠吻合。距胰肠吻合口远端 10 cm 行肝总管空肠端侧吻合。距胆肠吻合口 50 cm 处做胃大弯侧后壁与空肠袢侧侧吻合。经胃断端开口拉出空肠营养管，经胃肠吻合口置入空肠输出袢远端 30 cm。经胃断端开口分别于输入袢和输出袢置入磁体，完成 Braun 磁吻合。再以 1 枚直线切割闭合器关闭胃断端开口处。常规留置胆肠吻合口旁引流管及胰肠吻合口上、胰肠吻合口下引流管。清点纱布、器械无误后，逐层缝合腹壁切口。术毕，患者麻醉苏醒后安返病房。Braun 磁吻合手术过程见图 7-2。

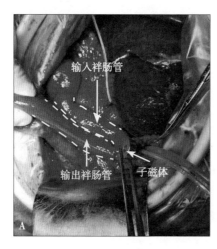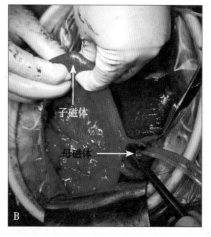

图 7-2　Braun 磁吻合手术过程

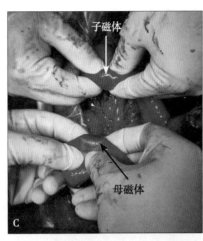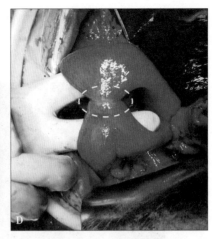

图 7-2（续）

A. 经胃断端置入子磁体；B. 将子磁体送至输入袢肠管，经胃断端置入母磁体；
C. 子、母磁体分别位于输入袢和输出袢肠管的对系膜缘处；D. 子、母磁体相吸，完成 Braun 磁吻合操作。

术后间断行腹部 X 线检查，观察子、母磁体位置。术后第 11 天磁环脱离吻合口，术后第 21 天磁体自行排出（图 7-3）。

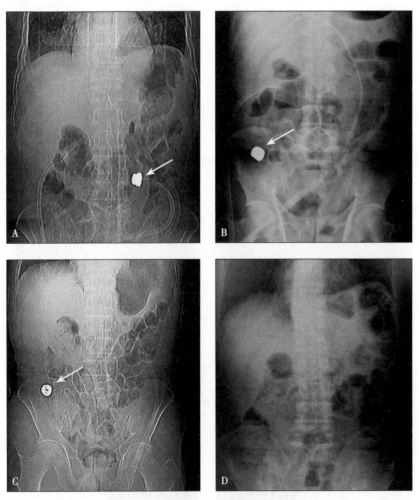

图 7-3　术后腹部 X 线检查监测磁体位置

A. 术后第 5 天；B. 术后第 11 天；C. 术后第 15 天；D. 术后第 21 天。

▌术后随访

患者术后 1 个月于肿瘤内科行规律化疗，门诊随访至今已 2 年余，一般状况良好。

▌经典病例点评

该病例为国内外首次将磁吻合技术用于胰十二指肠切除术中的 Braun 吻合，术中磁体吻合操作时间为 2 分钟，显著缩短了手术时间，术后观察未见肠梗阻等并发症。本病例所使用的子磁体为圆环状，母磁体为椭圆环状，且母磁体的短轴等于子磁体的外径，而母磁体的长轴略长于短轴，其目的是限制子磁体、母磁体脱出方向。当 Braun 磁吻合口建立后，由于位于输出袢的母磁体略大于输入袢的子磁体，因此子、母磁体只能脱落入输出袢肠管，以便于子、母磁体更顺畅地排出体外。该患者在术后第 11 天时磁体脱离吻合口位置，而术后第 21 天才排出体外，考虑与患者胰十二指肠切除术后出现胃肠道功能恢复不良有关。该病例体现出 Braun 磁吻合的优越性，而其安全性和长期效果则需要通过更大样本量的临床病例和更长的随访时间来进行验证。

（严小鹏　张苗苗　白纪刚　耿智敏　张　东　雷建军）

▌ 参考文献 ◀◀◀

[1] 张苗苗，白纪刚，张东，等. 用于胰十二指肠切除术中 Braun 吻合磁环的设计及临床应用 [J]. 中国医疗设备，2022，37（6）：8-11.

[2] AN Y, ZHANG Y, LIU H, et al. Gastrojejunal anastomosis in rats using the magnetic compression technique[J]. Sci Rep, 2018, 8(1): 11620.

[3] 吝怡，樊茜，朱森林，等. 磁吻合环建立兔小肠侧侧吻合的实验研究 [J]. 医疗卫生装备，2020，41（4）：18-21.

[4] 赵广宾，严小鹏，刘雯雁，等. 适于内镜下胃肠重建的磁吻合环的优化设计 [J]. 现代仪器与医疗，2015，21（1）：9-11，22.

[5] ZHAO G, YAN X, MA L, et al. Biomechanical and performance evaluation of magnetic elliptical-ring compressive anastomoses[J]. J Surg Res, 239: 52-59.

[6] ZHAO G, MA J, YAN X, et al. Optimized force range of magnetic compression anastomosis in dog intestinal tissue[J]. J Pediatr Surg, 2019, 54(10): 2166-2171.

病例介绍

患者，男性，55 岁，以"胰十二指肠术后 1 年余，反复寒战、发热 1 周"为主诉入院。患者 2017 年 6 月 10 日因十二指肠乳头癌行开腹胰十二指肠切除术，术后恢复顺利。术后病理提示：十二指肠乳头中分化腺癌，侵及胆管下段，淋巴结 0/10 转移。出院后未再进一步行辅助化疗，门诊定期复查。1 周前无明显诱因出现发热，体温达 38.7℃，伴有寒战，自行口服布洛芬后体温可降至正常，但仍反复发热，就诊于当地医院，行 B 超检查提示肝内胆管扩张。为求进一步治疗特来我院肝胆外科门诊，以"急性胆管炎、胆肠吻合口狭窄"收住入院。患者既往史、个人史及家族史无特殊。

实验室及影像学检查

实验室检查：TBIL 163 μmol/L，DBIL 105 μmol/L，ALT 80 U/L，AST 56 U/L；白细胞（WBC）12.5 × 10⁹/L，中性粒细胞比例（NEUT%）90%，血红蛋白（Hb）110 g/L，血小板（PLT）210 × 10⁹/L；肿瘤标志物癌胚抗原（CEA）、糖类抗原 19-9（CA19-9）均在正常范围。

上腹部增强 CT：肝内胆管扩张，肝脏、胆道及腹膜后未见肿瘤复发征象。

MRCP：胆肠吻合口狭窄，肝内胆管明显扩张（图 8-1）。

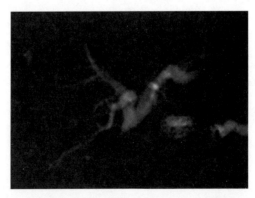

图 8-1　MRCP 提示胆肠吻合口狭窄，肝内胆管明显扩张

手术方案规划

患者诊断考虑胆肠吻合口狭窄伴急性胆管炎，首先给予敏感抗生素抗感染、保肝降酶等对症治疗，患者胆红素略有下降。治疗方案按照创伤递增原则，先尝试行内镜下经胆肠吻合口引流：十二指肠镜可以顺利进入输入袢，由于肠袢角度问题，镜身难以到达胆肠吻合口处，反复尝试两次均未能成功，遂放弃内镜治疗。为进一步控制感染，患者接受经皮经肝胆管穿刺引流（PTCD）。经 PTCD

造影未见造影剂进入肠道（图 8-2），尝试将导丝通过吻合口亦未成功。针对患者胆道情况建议行开腹胆肠吻合，但患者拒绝再次开腹手术。经科室讨论，拟行胆道镜直视辅助下导丝通过吻合口，使用磁力再通的方式扩大狭窄口径，后继续辅助扩张治疗加强疗效。向患者及其家属告知手术方式以及可能存在的风险和并发症后，患者及其家属选择行内镜下磁力再通术，并签署手术知情同意书。

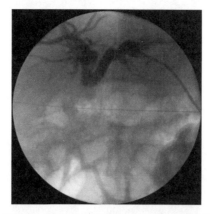

图 8-2　经 PTCD 造影远端肠管未见显影

磁吻合装置

手术方案中使用的子、母磁体均为圆柱体，磁体直径 5 mm、高 10 mm，沿高度方向磁体中央有直径 1.5 mm 的通孔，可允许直径 0.889 mm 导丝通过，磁体由 N45 烧结钕铁硼永磁材料加工而成，表面氮化钛镀层，高度方向饱和充磁。磁吻合装置实物见图 8-3。

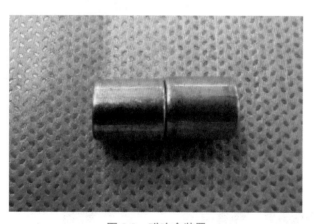

图 8-3　磁吻合装置

手术过程

PTCD 建立 1 周后开始逐步扩张窦道，最后留置 16 Fr PTCD 导管，再等待 4 周待窦道愈合牢靠。静脉麻醉满意后，患者取平卧位。经皮肤窦道置入 4.5 mm 胆道镜观察肝内胆管及胆肠吻合口，肝内胆管无结石，胆肠吻合口几乎完全闭塞（图 8-4A）。直视辅助下导丝通过吻合口进入肠道（图 8-4B），调整导丝尽量靠近胃肠吻合口。经口进胃镜至导丝附近，直视下将导丝经口牵出（图 8-4C）。分别在导丝两端置入外径 5 mm 的子、母磁体，使用 14 Fr 导管将磁体沿着导丝向胆肠吻合口推送（图 8-4D、E）。当子、母磁体到达胆肠吻合口狭窄部位时，两个磁体自动对位相吸

（图 8-4F）。撤出导丝，将 14 Fr 胆道引流管留置在肝内胆管作为胆道外引流管。术毕。

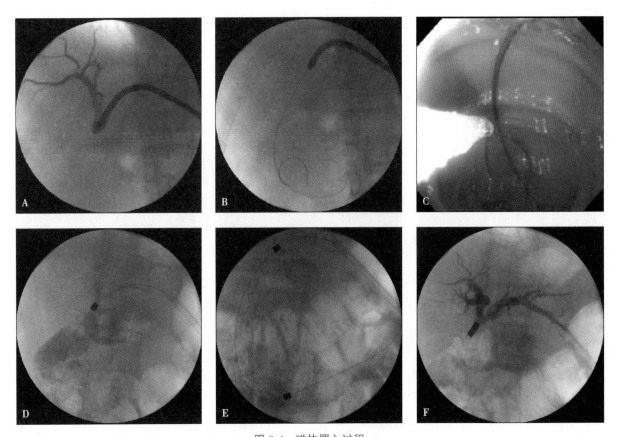

图 8-4 磁体置入过程

A. 经 PTCD 通道进胆道镜；B. 胆道镜下导丝穿过胆肠吻合口到达远端肠管；C. 内镜下将导丝头端经口拉出；
D. 经 PTCD 通道沿导丝置入子磁体；E. 经口沿导丝置入母磁体；F. 子、母磁体相吸。

术后第 1 天复查腹部 X 线平片，子、母磁体吸合良好。术后第 9 天 PTCD 管胆汁引流量突然减少，行胆道造影可见造影剂进入远端肠道，考虑胆肠磁吻合口已实现磁力再通。遂行经皮胆道镜取石网篮取出磁体（图 8-5A），胆道镜下可见磁力再通通道（图 8-5B），为预防再狭窄置入 14 Fr 胆道引流管跨越胆肠吻合口（图 8-5C）。此后每月使用 8～10 mm 柱状球囊扩张吻合口直至扩张时无明显狭窄环，3 个月后患者因不耐受胆道外引流管遂予以拔除。

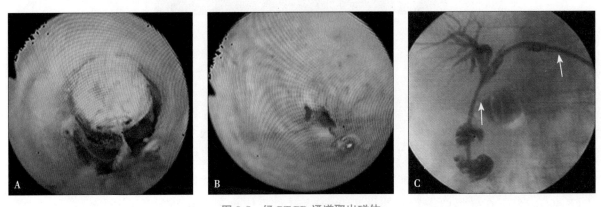

图 8-5 经 PTCD 通道取出磁体

A. 胆道镜下取出磁体；B. 胆道镜下所见磁力再通建立的通道；C. 胆肠吻合口留置胆道引流管预防再狭窄。

术后随访

　　患者门诊定期随访，肝功能基本正常，术后 18 个月复查 MRCP 提示肝内胆管略扩张（图 8-6A），在术后 34 个月时再次出现寒战、高热，复查 MRCP 考虑肝内胆管结石伴吻合口狭窄（图 8-6B），再次经皮经肝胆道镜治疗后好转。

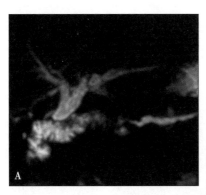 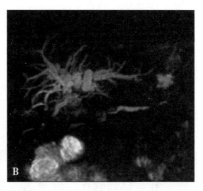

图 8-6　术后随访 MRCP

A. 术后 18 个月 MRCP 提示肝内胆管略扩张；B. 术后 34 个月 MRCP 提示肝内胆管结石伴吻合口狭窄。

经典病例点评

　　胆肠吻合口狭窄，特别是几乎闭塞的重度吻合口狭窄是临床上治疗的难题之一。此病例创新性使用磁力再通扩大针尖样的狭窄，术后早期效果尚可，术后近 3 年时出现复发。分析有以下原因：其一，胰十二指肠术后有胆瘘，吻合口狭窄周围瘢痕重，局部呈重度狭窄；其二，患者不耐受 PTCD 引流管，术后胆道引流管留置时间较短，无法对吻合口起到长期的支撑作用；其三，无适合该患者胆肠吻合口狭窄的胆道支架。

（李　宇　刘学民　孙　昊）

📖 参考文献 ◄◄◄

[1] LI Y, ZHANG N, LV Y, et al. Expert consensus on magnetic recanalization technique for biliary anastomotic strictures after liver transplantation[J]. Hepatobiliary Surg Nutr, 2021, 10(3): 401-404.

[2] 李宇，苏茂生，孙学军，等. 磁力疏通技术在术后消化道狭窄中的应用 [J]. 科学通报，2020，65（13）：1283-1294.

[3] 李宇，朱浩阳，孙昊，等. 内镜下磁压榨胆肠吻合术治疗腹部复杂手术后胆道梗阻的临床疗效 [J]. 中华消化外科杂志，2020，19（5）：544-551.

[4] YUN G, YOON C J, SEONG N J. Percutaneous treatment of benign bilioenteric anastomotic strictures: temporary covered stent placement versus balloon dilatation[J]. Eur Radiol, 2019, 29(5): 2690-2697.

[5] GLAS L, COURBIÈRE M, FICARELLI S, et al. Long-term outcome of percutaneous transhepatic therapy for benign bilioenteric anastomotic strictures[J]. J Vasc Interv Radiol, 2008, 19(9): 1336-1343.

第九章 磁力辅助肝移植大血管快速重建

病例介绍

患者，男性，47岁，以"乏力、食欲缺乏2年，间断呕血1年"为主诉入院。2年前无明显诱因出现乏力、食欲缺乏，伴间断腹胀，餐后为著，可自行缓解，无发热、腹痛、腹泻、便秘，无呕血、黑便，无皮肤及巩膜黄染，就诊于某医院，检查后诊断"原发性肝癌、慢性病毒性肝炎乙型、肝炎后肝硬化"，给予肝动脉插管化疗栓塞术（TACE）治疗2次，术后恢复良好，此后定期复诊，口服恩替卡韦抗病毒治疗。1年前进食后出现呕血（具体出血量不详），就诊于某医院，诊断为"食管胃底静脉曲张破裂出血"，行"内镜下曲张静脉套扎术""经颈静脉肝内门体静脉分流术（TIPS）"，术后好转出院。病程进展中反复出现腹胀、食欲缺乏并进行性加重，间断出现呕血及黑便共3次，于某医院再次行"食管胃底曲张静脉套扎术"，并行腹腔穿刺置管引流，每日引流清亮淡黄色腹水约800 mL，症状好转后出院。2周前无明显诱因出现视物不清、意识模糊症状，就诊于我院消化内科，诊断为"原发性肝癌、乙肝肝硬化失代偿期、肝性脑病"，予以保肝、降血氨、利尿等对症支持治疗。现为行肝移植手术于我院肝胆外科就诊并收住入院。

实验室及影像学检查

肝、肾功能： AST 74 U/L，ALT 83 U/L，ALB 35.2 g/L，TBIL 291.6 μmol/L，DBIL 220.2 μmol/L；血尿素氮（BUN）20.98 mmol/L，血肌酐 134 μmol/L。

血常规： RBC 3.24×10^{12}/L，WBC 16.22×10^9/L，Hb 109 g/L，NEUT% 87.2%，PLT 134×10^9/L。

凝血功能： 凝血酶原时间（PT）17.40秒，D-二聚体（D-D）6.10 mg/L，国际标准化比值（INR）1.39，活化部分凝血活酶时间（APTT）34.80秒，血浆纤维蛋白原（FIB）2.36 g/L。

传染性指标： HBsAg>250.000 IU/mL，HBeAg 2.517 S/CO，HBcAb 7.52 S/CO；HBV-DNA（高敏）：2.96×10^2/mL。

甲胎蛋白（AFP）： 565.000 ng/mL。

上腹部增强CT： 肝内多发混杂密度肿块影，考虑肝癌；肝硬化、脾大、胆囊萎缩、胆囊结石；门静脉高压，右支癌栓，肠系膜上静脉近段附壁血栓；食管胃底静脉曲张，大量腹水；腹腔、腹膜后多发小淋巴结影；十二指肠降段内侧含气囊袋样影，考虑憩室可能。

手术方案规划

患者委托人在术前被充分告知在肝移植手术过程中采用磁吻合快速血管重建术的优势和风险，

自愿加入本研究并签署知情同意书。经我院伦理委员会批准，磁外科 MDT 团队讨论后拟定手术方案如下：

常规解剖游离肝移植受体病肝附属门静脉、肝上下腔静脉、肝下下腔静脉，在血管离断前加载 C 形磁环，阻断血流并离断血管，移除病肝，与供肝相对应血管断端的配套磁环对吸，以磁力吻合方式快速完成血管重建并开放血流，移除磁吻合器基座，沿磁环边缘采用无损伤血管缝线完整缝合血管壁一周，最后移除磁环即可。磁力辅助肝移植大血管快速重建手术示意图见图 9-1。

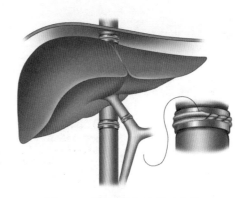

图 9-1　磁力辅助肝移植大血管快速重建手术示意图

磁吻合装置

肝移植过程中用于血管快速重建的磁吻合装置（图 9-2），由一对 C 形钕铁硼磁环和与其匹配的高分子聚合物基座组成。

磁环：由 N48 烧结钕铁硼永磁材料经线切割加工而成，表面氮化钛镀层。C 形磁环的长轴和短轴范围为 14～34 mm 和 10～30 mm，壁厚和高度分别为 2 mm 和 4 mm，用于门静脉的磁环为圆形，用于下腔静脉的磁环为椭圆形，磁环边缘倒角处理。C 形磁环的缺口根据其整个环的尺寸从 2 mm 到 5 mm 不等。磁环设计有不同规格，以满足不同直径血管的吻合需求。

基座：基座采用高分子材料聚乳酸经 3D 打印制备。基座整体呈 C 形，与磁环相匹配，基座边缘倒角处理。基座的凸台部分与磁环缺口严密配合；基座的缺口部分用于未离断血管时直接套入。在 C 形基座外周均匀分布 8 个针孔，直径为 1.5～2.5 mm，用于穿过缝线将血管固定于基座。

C 形磁环和 C 形基座匹配组合形成一个完整的圆环。将两个血管断端分别固定在两个圆环上，就可借助磁力进行血管快速对接和血流开放。

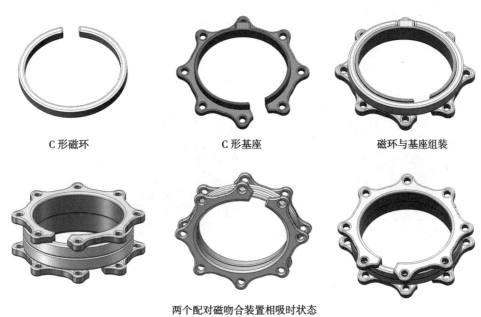

| C 形磁环 | C 形基座 | 磁环与基座组装 |

两个配对磁吻合装置相吸时状态

图 9-2　磁吻合装置

手术过程

1. 供肝血管加载磁吻合装置 常规修整供肝，并在门静脉、肝上下腔静脉、肝下下腔静脉血管断端加载磁环，以小纱布块包覆，防止各磁体相互吸引（图 9-3）。

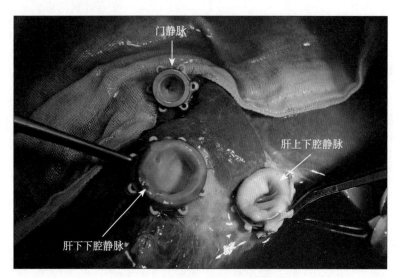

图 9-3 供肝修整并加载磁吻合装置

2. 受体

（1）充分解剖及游离肝脏附属管道后，将磁吻合装置加载于肝上下腔静脉、肝下下腔静脉以及门静脉，并通过基座上的针孔使用无损伤血管缝线连续缝合固定血管壁于基座上，此时缝线两端不打结；使用血管阻断钳夹闭血管并离断血管，移除受者病肝，抽紧磁吻合装置缝线并打结，血管残端管壁自动被外翻到磁吻合装置上（图 9-4）。

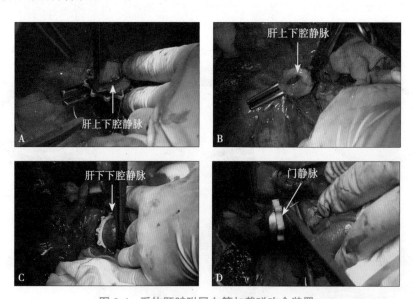

图 9-4 受体肝脏附属血管加载磁吻合装置

A、B. 肝上下腔静脉加载磁吻合装置；C. 肝下下腔静脉加载磁吻合装置；D. 门静脉加载磁吻合装置。

（2）将供体肝脏原位放置，将供体和受体对应血管的磁环接近通过磁力吸引，进行血管快速重建。依次开放门静脉、肝上下腔静脉和肝下下腔静脉血流（图 9-5）。

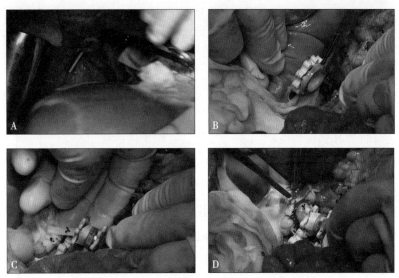

图 9-5 受体肝脏附属血管磁吻合快速重建

A.肝上下腔静脉磁吻合；B.肝下下腔静脉磁吻合；C.门静脉磁吻合；D.门静脉血流开放。

（3）在恢复受体肝脏血流情况下，将磁吻合装置的基座拆除，沿圆形磁环边缘使用无损伤血管缝线完成血管壁之间的连续缝合，最后将吻合口两侧的磁环完全移除（图 9-6）。动脉及胆管采用常规方法重建。手术总时间 390 分钟，无肝期时间 9 分 50 秒，术后第 11 天顺利出院。

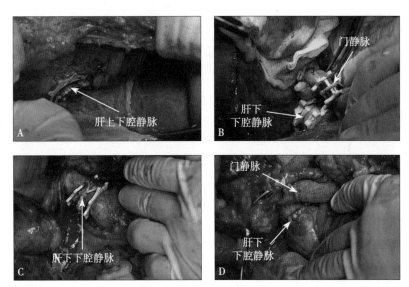

图 9-6 开通血流后完成血管缝合并移除磁吻合装置

A.缝合肝上下腔静脉；B.缝合门静脉；C.缝合肝下下腔静脉；D.移除磁吻合装置后的门静脉和肝下下腔静脉。

术后随访

术后恢复良好，定期肝移植门诊复诊，术后长期随访未出现血管吻合口相关并发症，随访肿瘤标志物结果及影像学检查未发现肿瘤复发。

经典病例点评

肝移植是终末期肝病最有效的治疗手段。肝移植手术过程中最核心的操作是肝脏附属血管的吻合重建。目前血管的主流重建方式依然是延续了百余年的手工缝线吻合，随着缝合线及针的材质改进、缝合方式的多样化发展，缝合技术已臻极限，很难有质的突破。在进行肝脏附属管道吻合重建过程中，移植肝很快就会重新复温，这一阶段移植肝处于二次热缺血时期，在缺氧条件下的无氧代谢、能量消耗及自由基堆积导致缺血再灌注损伤而对移植物产生损害，这必然会影响肝移植结果。对肝癌肝移植而言，无肝期进程中肝脏的热缺血时间与术后肿瘤复发密切相关。目前的研究结果显示较短的血运重建时间是肝移植的保护因素，尤其是应用于边缘供肝中，快速植入是唯一能有效保护边缘供肝肝移植的因素。因此，在器官短缺的时代，缩短血运重建时间是移植外科医生改善移植预后最直接而又有力的措施。

磁吻合技术应用磁力三维对位互吸的原理实现血管的快速吻合重建，简化血管吻合操作，降低手术难度，在最短的时间内实现血管腔内血流再通，极大缩短目标脏器的血流阻断时间。磁吻合技术应用于血管重建研究最早要追溯到 1978 年日本大洞庆郎进行的犬股动脉及大鼠颈动脉端端吻合重建实验。我院从 2000 年开始实施临床肝移植，坚持走医工融合的磁外科创新之路，应用磁吻合血管快速重建理念极限缩短无肝期是本团队寻找到的肝移植技术瓶颈得以突破的新途径。

在长期的磁外科理论研究及大量的动物实验基础上推进磁吻合血管快速重建肝移植临床应用。设计 C 形磁环及配套基座，供肝修整后加载磁吻合器。受体肝脏游离完毕后充分暴露肝脏附属血管，在血流通畅的情况下加载磁吻合器，将血管外周荷包缝合挂线于磁吻合器基座，待血管剪断后收紧荷包线以使血管断端管壁外翻，以确保血管以内膜对内膜方式吻合。而后供体肝脏植入体内，配对磁吻合器对吸后快速开放血流，在此状态下缝合血管壁重建血管连续性，最后拆除磁吻合器。接受磁吻合快速血管重建肝移植治疗的患者与接受常规手工缝合的肝移植患者相比，总手术时间无显著差异，但无肝期时间更短。在临床中应用磁辅助快速肝移植，最短无肝期时间为 9 分 50 秒，创造了目前最短无肝期的世界纪录，证实了磁辅助快速血管重建技术在临床肝移植中安全可行，可显著缩短无肝期。

（王善佩）

参考文献 <<<

[1] ZHANG X, LIU X, WANG S, et al. Fast vascular reconstruction with magnetic devices in liver transplant: a novel surgical technique[J]. Liver Transpl, 2021, 27(2): 286-290.

[2] 史爱华，卢强，严小鹏，等. 磁辅助快速肝移植的血管吻合装置的设计 [J]. 中国医疗设备，2020，35（8）：8-10，15.

[3] 张晓刚，刘学民，张谓丰，等. 磁辅助快速血管重建技术在肝移植中的应用 [J]. 实用器官移植电子杂志，2020，8（6）：440-445.

[4] LIU S, LEI P, CUI X, et al. Sutureless anastomoses using magnetic rings in canine liver transplantation model[J]. J Surg Res, 2013, 185(2): 923-933.

[5] WANG S, YAN X, XUE F, et al. Fast magnetic reconstruction of the portal vein with allogeneic blood vessels in canines[J]. Hepatobiliary Pancreat Dis Int, 2015, 14(3): 293-299.

[6] LU Q, LIU K, ZHANG W, et al. End-to-end vascular anastomosis using a novel magnetic compression device in rabbits: a preliminary study[J]. Sci Rep, 2020, 10(1): 5981.

第十章

磁力辅助腹腔镜肝移植门静脉快速重建

病例介绍

患者，女，66岁，以"肝硬化3年"为主诉入院。3年前发现肝硬化，就诊于某医院，考虑原发性胆汁淤积性肝病，给予保肝、营养支持等对症治疗，好转后出院。1年前于某医院住院期间行上腹部CT平扫提示：肝硬化、脾大、腹水；胃底静脉曲张；肝内多发大片状低密度影，腹膜后淋巴结肿大，建议行增强扫描进一步检查。为进一步诊疗，就诊于我院肝移植科，门诊行上腹部增强CT提示：肝硬化，肝内多发再生结节，门静脉高压，脾大，少量腹水；肝右叶上端小囊肿；肝癌不除外。为求肝移植治疗，门诊以"肝硬化失代偿期"收住入院。既往史：6年前在某医院确诊为自身免疫性肝炎，口服熊去氧胆酸；糖尿病病史1年，皮下注射胰岛素治疗，目前血糖控制平稳。

实验室及影像学检查

实验室检查：术前各项实验室检查符合肝硬化晚期表现，无绝对手术禁忌。

上腹部增强CT：肝硬化，肝内多发再生结节，门静脉高压，脾大，少量腹水；肝右叶上端小囊肿；肝癌不除外。

手术方案规划

患者肝硬化晚期诊断明确，内科治疗效果不佳。拟行肝移植手术治疗。经肝移植团队与患者家属沟通，告知手术风险，同时为实现术后快速康复，拟实施腹腔镜下病肝切除以及经腹中线供肝植入及门静脉磁吻合快速重建。为保证手术安全进行，术中随时备中转开腹。

磁吻合装置

患者使用的磁环由C形椭圆磁体和3D打印的固定装置组成（图10-1）。磁体由N50烧结钕铁

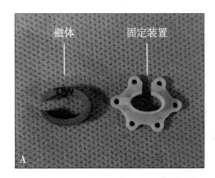
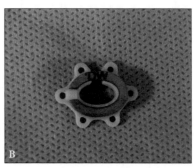

图 10-1　可拆卸式门静脉磁吻合装置

硼永磁材料加工而成，高度方向饱和充磁，表面镀层采用氮化钛。固定装置有多个固定耳，便于缝线将血管固定至固定耳，实现血管外翻。不同直径规格的磁环，可用于适配不同直径的血管。

手术过程

患者于 2022 年 10 月在我院实施腹腔镜辅助联合门静脉快速磁吻合的全肝移植。供肝来源为心脏死亡器官捐献，采用 UW 液（University of Wisconsin solution）灌注、原位双重灌注肝肾联合快速切取方法，术前评估移植肝符合移植标准，常规供肝修整。连续缝合关闭供肝肝上和肝下下腔静脉断端，向左翻起尾状叶，充分游离显露肝下下腔静脉主干及侧壁，钳夹离断部分左侧肝短静脉。门静脉放置磁吻合装置，翻转血管壁连续缝合固定于磁环上备用（图 10-2A）。阻断钳钳夹下腔静脉近心端侧壁备用，同时使用纱布条包裹供肝左叶，便于在吻合下腔静脉时牵拉纱布暴露血管（图 10-2B）。

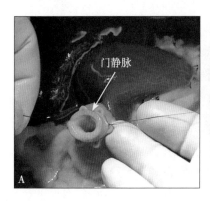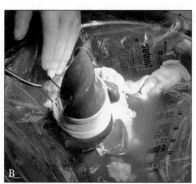

图 10-2　供肝准备
A. 门静脉加载磁吻合装置；B. 供肝准备完毕。

气管插管静吸复合麻醉满意后，患者取仰卧大字位，头高脚低。常规消毒铺巾，脐水平右侧 2 cm 建立戳卡，气腹压 12 mmHg。进镜探查腹腔，可见少量腹水形成，肝脏呈结节样肝硬化表现，肝门部及胃小弯侧可见代偿静脉曲张，余探查胃、十二指肠、小肠、结肠及其系膜未见异常，盆腔未见异常。遂拟行腹腔镜全肝切除辅助联合门静脉磁吻合的背驮式全肝移植术。分别于右侧锁骨中线肋缘下 3 cm 置入 5 mm 戳卡，右腋前线第 10 肋间置入 12 mm 戳卡，左侧锁骨中线肋缘下及肋缘下 3 cm 分别置入 12 mm、5 mm 戳卡，插入相应手术器械。

分离粘连，结扎离断肝圆韧带，切断肝脏镰状韧带、左右冠状韧带、三角韧带及肝胃韧带。显露肝门部，于胆囊管汇合上方结扎、切断肝总管。游离左、右肝动脉至肝固有动脉处，于左、右肝动脉汇合上方结扎，并将其切断。游离门静脉主干，可见门静脉直径约 1 cm。采用左右入路结合法，依次离断左侧和右侧肝短静脉至第二肝门背侧，充分游离第二肝门。离断肝中与肝左静脉、肝右静脉和门静脉。离断血管前采取上腹部剑突至脐正中切口，此时暂不打开腹膜保证气腹环境，断开血管后迅速打开腹膜进入腹腔，取出病肝。

供肝经上腹部正中切口置入受体体内，肝脏表面放置冰纱布块降温，向右翻转肝脏，行供、受体下腔静脉侧侧吻合，前后壁连续缝合。供、受体门静脉借助磁吻合器对吸后即开放门静脉和下腔静脉血流，吻合口无漏血。血流开放前给予静脉推注甲泼尼龙 500 mg。

修整供体和受体肝动脉，并用 8-0 Prolene 放大镜下连续缝合，开放后无漏血，供体侧胃十二指肠动脉放血 15 mL 后结扎。5-0 Prolene 沿磁体外缘连续缝合门静脉后，拆除磁体。切除供体胆囊，胆囊动脉血供良好，探查供体左、右肝管无异常，受体胆总管下端通畅，两者匹配尚可，直径约 0.8 cm，6-0 可吸收线后壁连续、前壁间断缝合胆管。严密止血，清点纱布、器械无误后，分别在右膈下、右肝下、左肝下放置腹腔引流管，从腹壁刺孔引出，固定引流管，缝合手术切口。磁吻合过程见图 10-3。患者术后生命体征平稳，安返移植重症监护室。

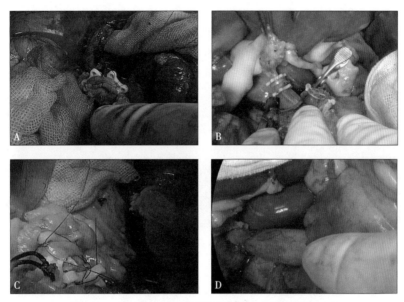

图 10-3　磁力辅助腹腔镜肝移植门静脉快速重建过程
A. 门静脉磁吻合装置；B. 供、受体门静脉磁吻合装置对位相吸；
C. 开放门静脉；D. 门静脉吻合完毕，拆除磁吻合装置。

术后随访

患者术后 28 天出院，术后门诊随访移植肝血流正常，目前健康状况均良好。

经典病例点评

我院肝移植团队在世界上首次完成了腹腔镜辅助联合门静脉磁吻合的全肝移植。团队具有丰富的肝移植手术经验，能顺利完成各种类型的肝移植手术。同时移植团队具有丰富的腹腔镜下肝切除经验，在开腹情况下进行了多次磁辅助肝移植手术，为开展腹腔镜辅助的肝移植手术打下了良好的技术基础。

较小体积的供肝是有利于磁力辅助腹腔镜肝移植手术操作的。在供肝加载磁体时，确定供肝门静脉预留长度至关重要。当受体因门静脉高压而建立了丰富的侧支循环交通支，在门静脉阻断时肠道血流可通过侧支循环进入体循环，可减轻肠道淤血。为了缩短无肝期，受体门静脉可使用直径稍小的磁环，以便快速完成磁环加载，尽早开放门静脉血流。在门静脉血流开放状态下，完成肝动脉吻合重建，随后再进行门静脉缝合，最后拆除门静脉磁环。采用该方法可提前开放门静脉血流，从而显著缩短门静脉阻断时间。

（冯　哲）

参考文献 ◄◄◄

[1] ZHANG X, LIU X, WANG S, et al. Fast vascular reconstruction with magnetic devices in liver transplant: a novel surgical technique[J]. Liver Transpl, 2021, 27(2): 286-290.

[2] SUH K S, HONG S K, HONG K, et al. Minimally invasive living donor liver transplantation: pure laparoscopic explant hepatectomy and graft implantation using upper midline incision[J]. Liver Transpl, 2021, 27(10): 1493-1497.

[3] SUH K S, HONG S K, LEE S, et al. Pure laparoscopic living donor liver transplantation: Dreams come true[J]. Am J Transplant, 2022, 22(1): 260-265.

[4] SUH K S, HONG S K, LEE S, et al. Purely laparoscopic explant hepatectomy and hybrid laparoscopic/robotic graft implantation in living donor liver transplantation[J]. Br J Surg, 2022, 109(2): 162-164.

[5] LEE K W, CHOI Y, HONG S K, et al. Laparoscopic donor and recipient hepatectomy followed by robot-assisted liver graft implantation in living donor liver transplantation[J]. Am J Transplant, 2022, 22(4): 1230-1235.

[6] 史爱华，卢强，严小鹏，等. 磁辅助快速肝移植的血管吻合装置的设计 [J]. 中国医疗设备，2020，35（8）：8-10，15.

病例介绍

患者，男性，35 岁，以"肝移植术后 11 个月，发热伴皮肤、巩膜黄染 1 个月"为主诉入院。患者 2017 年 7 月 20 日因酒精性肝硬化行经典原位肝移植术，术后恢复顺利出院，切除肝脏标本病理提示肝硬化。术后口服他克莫司、吗替麦考酚酯双联免疫抑制治疗，他克莫司药物浓度维持在 5～7 ng/mL，门诊定期复查血常规、肝肾功能、他克莫司药物浓度及移植肝超声。1 个月前无明显诱因出现发热，体温最高 38.7℃，不伴寒战，当地医院给予抗感染治疗后体温恢复正常，但仍间断出现发热。病程进展中出现皮肤及巩膜黄染、小便色黄，门诊行 MRCP 检查提示肝内胆管扩张，胆道吻合口狭窄。门诊以"胆管狭窄、肝移植状态"收住入院。

实验室及影像学检查

实验室检查：他克莫司血药浓度 5.6 ng/mL；肝功能：TBIL 263 μmol/L，DBIL 200 μmol/L，ALT 125 U/L，AST 68 U/L；血常规：WBC 14.5×10^9/L，NEUT% 88%，Hb 105 g/L，PLT 109×10^9/L；病毒系列：EB-DNA、CMV-DNA、HBV-DNA、HCV-RNA 均阴性。

移植肝超声：移植肝动脉流速 55 cm/s，阻力指数 0.6，门静脉流速 30 cm/s，吻合口无狭窄，肝静脉呈三相波，收缩期峰值流速（Vs）26 cm/s，舒张期峰值流速（Vd）10 cm/s。

磁共振胆胰管成像（MRCP）：胆道吻合口狭窄，肝内胆管明显扩张（图 11-1）。

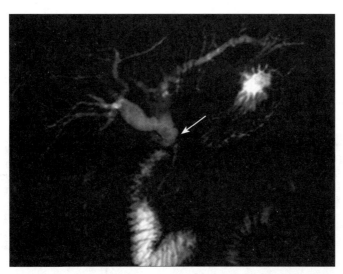

图 11-1　MRCP 提示胆道吻合口狭窄，肝内胆管扩张

手术方案规划

　　患者诊断考虑肝移植术后胆道吻合口狭窄伴急性胆管炎，予抗感染、保肝等药物治疗后好转，但胆红素水平下降不明显。按照国内外肝移植术后胆道吻合口狭窄治疗指南，经内镜逆行胰胆管成像（ERCP）为一线治疗方案。经过两次 ERCP 治疗，导丝均不能通过吻合口狭窄部位，ERCP 操作失败，考虑胆道吻合口闭塞可能。遂给予 PTCD 引流肝内胆汁。经 PTCD 尝试将导丝通过吻合口亦未成功。ERCP 和 PTCD 同时造影可见局部呈截断性狭窄（图 11-2）。针对患者状态，再次开腹行胆肠吻合术可解决胆道狭窄和胆汁引流问题，但手术难度大、风险高，且存在胆肠吻合口狭窄的风险。磁力再通作为一种创新性治疗胆道狭窄的方法，具有创伤小的特点，向患者及其家属告知手术方式以及可能存在的风险和并发症后，患者及其家属选择行磁力再通术，并签署手术知情同意书。我院磁外科 MDT 团队讨论后拟定手术方案如下：患者已建立 PTCD 通道，选择 PTCD 通道和ERCP 十二指肠乳头通路分别于狭窄胆道上下方置入子、母磁体。

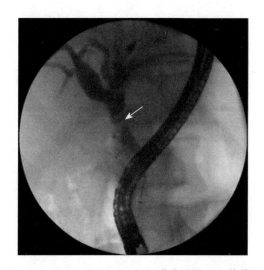

图 11-2　PTCD 和 ERCP 行胆道造影提示胆管截断

磁吻合装置

　　手术方案中使用的子、母磁体均为圆柱形，大小相同，由 N45 烧结钕铁硼永磁材料加工而成，表面氮化钛镀层，高度方向饱和充磁。磁体外套有坡莫合金外壳，一端有尾挂结构，可用于穿线。磁吻合装置高度 5 mm，外径有不同规格（2～5 mm 不等）。磁吻合装置实物见图 11-3。

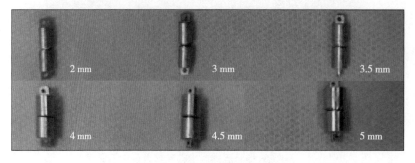

图 11-3　磁吻合装置实物图

手术过程

PTCD 建立 1 周后开始逐步扩张窦道，最后留置 16 Fr PTCD 导管，再等待 2 周待窦道愈合牢靠后行磁体置入。

静脉麻醉满意后，患者取平卧位。PTCD 通道置入 16 Fr 外鞘管保护窦道，在 14 Fr 导管引导下经窦道将 4 mm 子磁体置入狭窄上方（图 11-4A）。经口插入十二指肠镜（钳道直径 4.2 mm）至十二指肠降部，胆总管插管成功后行十二指肠乳头切开，8 mm 柱状球囊扩张十二指肠乳头（图 11-4B）。使用圈套器固定住母磁体将其推入钳道，并经十二指肠乳头送至狭窄下端。透视下同时调整子、母磁体的位置，反复多次尝试子、母磁体均不能相互形成稳定吸引状态（图 11-4C），考虑到磁体间具有三维自动对位能力，遂决定使用塑料支架将母磁体维持在狭窄下端最顶部位置，等待术后子、母磁体自动相吸，撤出十二指肠镜，继续留置 PTCD 引流管，术毕。术中 X 线检查显示磁体之间位置大于 1 cm（图 11-4D）。

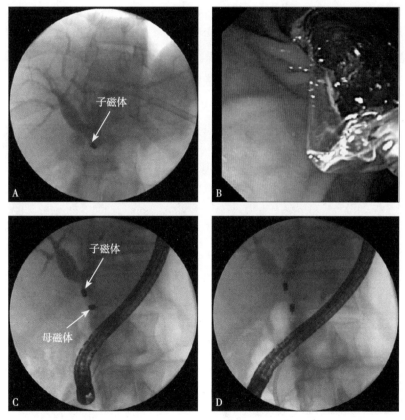

图 11-4　磁体置入过程

A. PTCD 通道置入子磁体；B. 球囊扩张十二指肠乳头；C. ERCP 路径置入母磁体；D. 子、母磁体尚未对位相吸。

术后第 1 天复查腹部 X 线平片，子、母磁体间距离比术中时增大（图 11-5A），予以继续观察。术后第 4 天，患者突发剧烈腹痛（原因不清），消化道穿孔、急性胰腺炎不能除外。复查血常规、肝肾功能、血淀粉酶均无明显异常，腹部立卧位平片提示子、母磁体完全吸引牢靠固定（图 11-5B），考虑突发腹痛与子、母磁体突然自动相吸压榨狭窄胆管组织引起，予对症治疗后，患者症状逐步好转。

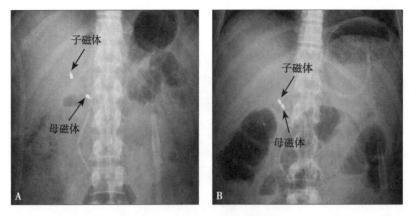

图 11-5　术后监测磁体位置变化
A. 术后第 1 天；B. 术后第 4 天。

　　子、母磁体对位吸合后第 12 天，胆汁外引流量变少，行胆道造影可见造影剂进入远端胆道，考虑已完成磁力再通（图 11-6A）。再次在全麻下行 ERCP 治疗，取石网篮取出子、母磁体。经皮肤窦道进胆道镜观察胆道，可见胆道通畅（图 11-6B）。在胆道镜监视下，沿导丝置入直径为 10 mm、长度为 8 cm 的全覆膜金属支架跨越胆道狭窄段和乳头，支架顶端位于左右肝管分叉处（图 11-6C）。金属支架置入后 7 个月拔除支架，造影显示胆道通畅性良好（图 11-6D）。

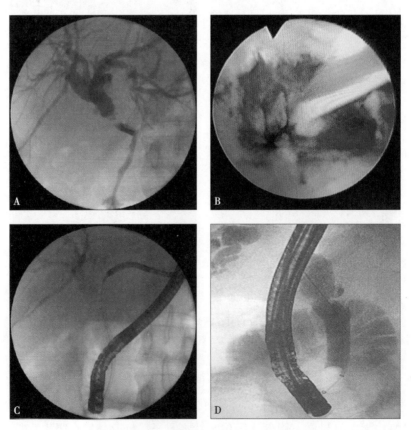

图 11-6　磁力再通后取出磁体置入胆道支架
A. 经 PTCD 造影可见狭窄胆管远端显影；B. 经 PTCD 通道胆道镜下所见磁力再通部位；
C. 经 PTCD 通道置入胆道支架；D. 术后 7 个月拔除支架，造影显示胆道通畅性良好。

术后随访

　　患者随访至今已 50 个月，患者一般情况良好。总胆红素波动在 24～30 μmol/L，复查 4 次 MRCP 提示吻合口局部略狭窄（图 11-7），由于肝功能稳定，影像学检查显示胆道狭窄无进展，未给予特殊处理。

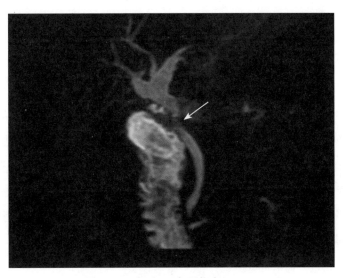

图 11-7　术后 50 个月复查 MRCP

经典病例点评

　　该患者是胆道闭塞磁力再通治疗的典型病例，长期效果满意。在治疗过程中，磁体置入早期阶段，子、母磁体未能对位相吸，等待几天后磁体自行完成对位相吸。这也给我们临床医生提示，对于符合指征的病例，我们要有足够的信心和耐心，即使术中未能完全相吸，术后亦有自动相吸的可能，此时可以使用胆道支架对母磁体进行固定。

（李　宇　孙　昊　田　敏）

参考文献 <<<

[1] LI Y, ZHANG N, LV Y, et al. Expert consensus on magnetic recanalization technique for biliary anastomotic strictures after liver transplantation[J]. Hepatobiliary Surg Nutr, 2021, 10(3): 401-404.

[2] LI Y, SUN H, YAN X, et al. Magnetic compression anastomosis for the treatment of benign biliary strictures: a clinical study from China[J]. Surg Endosc, 2020, 34(6): 2541-2550.

[3] JANG S I, LEE K H, YOON H J, et al. Treatment of completely obstructed benign biliary strictures with magnetic compression anastomosis: follow-up results after recanalization[J]. Gastrointest Endosc, 2017, 85(5): 1057-1066.

[4] 李宇，孙昊，严小鹏，等. 磁压榨吻合治疗肝移植术后胆道吻合口狭窄 [J]. 中华肝胆外科杂志，2018，24（9）：577-580.

[5] 李宇，孙昊，严小鹏，等. 磁压榨吻合治疗六例良性胆管狭窄 [J]. 中华消化杂志，2018，38（12）：848-851.

[6] 严小鹏，史爱华，王善佩，等. 磁压榨技术治疗复杂性胆道狭窄的临床应用探索 [J]. 中华肝胆外科杂志，2019，25（3）：237-240.

第十二章

胰腺假性囊肿胃磁吻合

病例介绍

患者，男性，29 岁，以"腹部外伤后腹痛 12 天"为主诉入院。12 天前从 5 米高处摔下腹部着地，随后出现腹部疼痛，以上腹部疼痛为著，无皮肤及腹壁破损，无呕血及黑便，无胸闷、气短等不适，于当地医院保守治疗后症状缓解不明显。现为求进一步诊疗，特来我院肝胆外科门诊，复查 CT 提示：胰腺体积增大，周围伴液性渗出并局限性包裹，符合胰腺损伤改变，双侧肾前筋膜增厚，少量腹水，腹膜炎征象，胃食管走行区置管影。门诊以"闭合性腹部损伤、胰腺损伤"收住入院。既往史、个人史及家族史无特殊。

实验室及影像学检查

实验室检查：γ- 谷氨酰转移酶（GGT）104 U/L，TBIL 27.6 μmol/L，DBIL 13.1 μmol/L，ALB 35.3 g/L；葡萄糖（GLU）8.75 mmol/L；血淀粉酶（AMY）310 U/L，血脂多糖（LPS）2144 U/L；PT 17.5 秒，INR 1.45，APTT 48.7 秒，FIB 6.16 g/L；Hb 117 g/L，PLT 430×10^9/L，WBC 22.98×10^9/L，NEUT% 92%；尿粪常规、肾功能、电解质及传染性指标大致正常。

上腹部 CT 平扫：胰腺体积增大，周围伴液性渗出并局限性包裹，符合胰腺损伤改变，双侧肾前筋膜增厚，少量腹水，腹膜炎征象，胃食管走行区置管影。

手术方案规划

根据患者目前症状、体征、影像学检查考虑腹部闭合性损伤导致胰腺损伤，并在胰腺靠近体尾部形成胰腺假性囊肿。单纯穿刺外引流效果不佳，且患者需长时间带管。考虑患者可实施微创下胰腺假性囊肿胃吻合术。向患者及其家属告知胰腺假性囊肿胃吻合术的手术操作方式、优缺点以及可能存在的风险和并发症后，患者及其家属选择该治疗方案，并签署手术知情同意书。我院磁外科 MDT 团队讨论后拟定手术方案如下：

对于该患者，拟采用双路径法置入吻合磁体：B 超定位后局部浸润麻醉，穿刺胰腺假性囊肿，置入扩张鞘管，适当扩张腹壁穿刺通道，将子磁体沿导丝置入胰腺假性囊肿腔内；此时患者经口吞入母磁体，母磁体进入胃内后，调整子磁体位置，使子、母磁体相吸，完成胃壁与胰腺假性囊肿磁吻合。沿腹壁穿刺窦道留置胰腺假性囊肿外引流管，待胰腺假性囊肿胃磁吻合口建立后即可拔除外引流管。手术操作过程示意图见图 12-1。

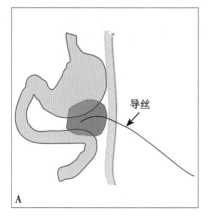
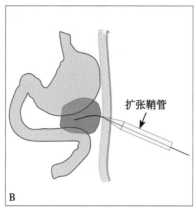
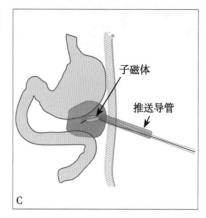
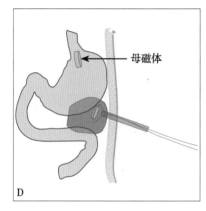
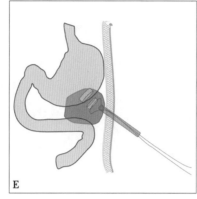
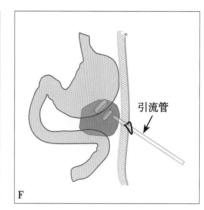

图 12-1　胰腺假性囊肿胃磁吻合手术方案示意图

A. B 超引导下穿刺置入导丝至胰腺假性囊肿内；B. 扩张鞘管，沿导丝扩张窦道；

C. 推送导管，沿导丝将子磁体推送至胰腺假性囊肿腔内；

D. 吞服母磁体到达胃内；E. 子、母磁体自动对位相吸；F. 留置胰腺假性囊肿外引流管。

磁吻合装置

该患者使用的子、母磁体均为半胶囊状，沿长轴方向有贯通的中央孔，中央孔直径 1.5 mm，磁体由 N45 烧结钕铁硼永磁材料加工而成，磁体表面镍镀层，均采用厚度方向饱和充磁。其中母磁体长 28 mm、宽 12 mm、厚 6 mm；子磁体长 28 mm、宽 6 mm、厚 5 mm。子、母磁体实物见图 12-2。

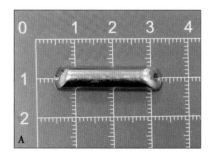
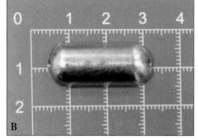
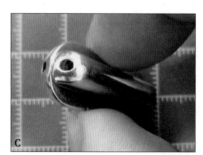

图 12-2　磁吻合装置

A. 子磁体实物图；B. 母磁体实物图；C. 子、母磁体相吸状态。

手术过程

患者取仰卧位，超声定位胰腺假性囊肿距腹壁最近处为穿刺部位。常规消毒铺巾，局部浸润麻醉，超声引导下穿刺胰腺假性囊肿并留置导丝，扩张鞘管逐步扩张窦道，沿导丝置入子磁体，推送导管沿导丝将子磁体推送至胰腺假性囊肿内靠近胃后壁部位。患者吞服母磁体，X线监视下可见母磁体顺利进入胃内并到达胃后壁，子、母磁体自动对位相吸。撤出推送管，沿导丝留置胰腺假性囊肿外引流管并妥善固定。术毕。术中X线下所见磁体状态如图12-3所示。

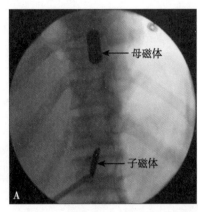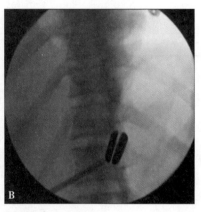

图 12-3　术中 X 线下所见磁体状态
A.子、母磁体分别位于胰腺假性囊肿和胃腔内；B.子、母磁体自动对位相吸。

术后保持胰腺假性囊肿外引流管通畅，定期复查腹部X线观察磁体位置及状态。术后第14天子、母磁体经肛门自行排出，夹闭胰腺假性囊肿外引流管后患者无不适，术后第17天拔除胰腺假性囊肿外引流管。

术后随访

患者随访至今，一般状况良好，无腹痛、腹胀等不适。

经典病例点评

该病例利用磁吻合技术在微创下实现了胰腺假性囊肿胃吻合术。该手术在实施过程中有以下几个特点：①患者胰腺假性囊肿靠近体尾部，并且与胃后壁较近，为磁吻合的实施提供了条件。②在磁体方面采用半胶囊状设计，既方便子磁体的置入，又最大限度减少了患者吞服母磁体时的不适感。③磁吻合装置中，子、母磁体采用一大一小的设计方案，目的在于磁吻合建立后限制磁体的脱离方向；在本病例中母磁体吸合面远远大于子磁体的吸合面，当胰腺假性囊肿胃吻合建立后，磁体只能脱落入胃内，从而经消化道自行排出体外。④由于磁吻合属于延迟吻合技术，因此在吻合口建立之前，仍需要胰腺假性囊肿外引流管来引流囊液，而当磁吻合口建立后即可实现内引流，此时可拔除外引流管。⑤本病例中我们让患者自行吞服母磁体，豁免了胃镜操作，最终子、母磁体自动对位相吸，最大限度地减少患者的痛苦和不适，整个手术方案设计巧妙，这样的设计思路来源于早期进行的部分消化道磁吻合的动物实验。

（严小鹏　张苗苗　吕　毅　于　良　王　博　沙焕臣　郭　坤）

参考文献 ◀◀◀

[1] 严小鹏，刘雯雁，李涤尘，等. 消化外科手术的内镜化途径：磁吻合联合内镜 [J]. 世界华人消化杂志，2014，22（19）：2716-2721.

[2] 严小鹏，任冯刚，杨桓，等. 基于磁压榨技术的内镜下胃十二指肠旁路吻合装置 [J]. 中华消化内镜杂志，2015，32（8）：567-568.

[3] 严小鹏，任冯刚，刘雯雁，等. 磁压榨技术联合内镜实施犬胃造瘘术 [J]. 中华胃肠外科杂志，2015，18（8）：832-834.

[4] 张苗苗，吉琳，牟星宜，等. 磁吻合研究现状与发展趋势 [J]. 中国医疗设备，2020，35（11）：45-48.

病例介绍

患者，男性，22 岁，以"肝破裂修补术后胆瘘 7 个月"为主诉入院。1 年前因车祸外伤就诊于某三甲医院，行"肝破裂修补术 + 胆囊切除术 + 右半结肠切除术 + 回肠造瘘术 + 右手清创血管神经探查术"，术后 7 个月因出现胆瘘在我院住院，行腹腔穿刺引流，每天引流棕黄色胆汁 600～800 mL。此后间断出现发热，在当地医院行抗感染、保肝对症治疗（具体不详）。之后多次行 ERCP 拟留置胆道支架，但 ERCP 术中发现胆总管下段狭窄，反复尝试导丝均无法进入胆总管。现为寻求磁外科技术治疗，特来我院磁外科门诊，以"胆瘘"收住入院。既往史、个人史及家族史无特殊。

实验室及影像学检查

实验室检查：AST 59 U/L，ALT 100 U/L，碱性磷酸酶（ALP）545 U/L，GGT 415 U/L，TBIL 56.2 μmol/L，DBIL 42.9 μmol/L；血尿粪常规、凝血、肾功能、电解质及传染性指标大致正常。

MRCP：原系肝挫伤、胆瘘术后改变，胆道外引流管影；胆总管中下段局部相对性变细，以上胆道排泄不通，以下显示不清（图 13-1）。

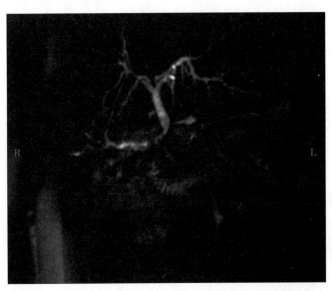

图 13-1　MRCP 检查提示胆总管中下段局部变细，结构不清

手术方案规划

患者胆总管下段严重狭窄抑或胆管下段正常结构损伤、缺失，患者在我院尝试行 ERCP+ 胆管

支架置入，术中反复尝试导丝均不能进入胆总管。根据术前相关检查和评估，患者具备磁吻合治疗指征。向患者及其家属告知十二指肠镜下腹腔窦道-十二指肠磁吻合术手术方式、优缺点以及可能存在的风险和并发症后，患者及其家属选择行磁吻合术，并签署手术知情同意书。我院磁外科MDT团队讨论后拟定手术方案如下：

患者胆总管下段严重狭窄，腹腔窦道与胆总管下段直接相通，为此拟采用的手术方案为：经腹腔窦道置入导丝至肝内胆管，将带有中央孔的子磁体穿入导丝，使用导管推送子磁体进入窦道近端或胆总管下段，在十二指肠镜辅助下经口置入母磁体至十二指肠球部附近，并使子、母磁体相吸，最终在腹腔窦道与十二指肠之间建立一个胆汁内引流的通道。内镜下腹腔窦道-十二指肠磁吻合手术方案示意图见图13-2。

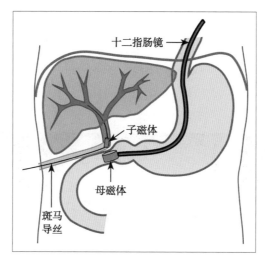

图 13-2　内镜下腹腔窦道 - 十二指肠磁吻合手术方案示意图

磁吻合装置

该患者使用的子、母磁体均为圆柱形，由 N45 烧结钕铁硼永磁材料加工而成，子磁体表面氮化钛镀层。母磁体镍镀层，均采用高度方向饱和充磁。子磁体直径 5 mm、高 8 mm，中央孔直径1.5 mm；母磁体直径 15 mm、高 10 mm，母磁体上固定有尼龙线，便于在十二指肠镜下推送磁体。子、母磁体实物见图 13-3。

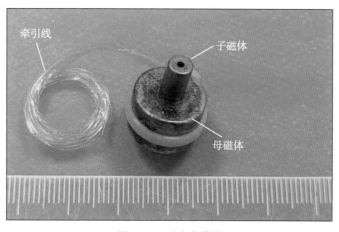

图 13-3　磁吻合装置

手术过程

患者静脉麻醉后取仰卧位，经腹腔引流管推注造影剂可见胆总管及肝内胆管显影，胆总管轻度扩张，腹腔窦道与胆总管下段侧壁相通，胆总管远端未见显影。经腹腔引流管进导丝，导丝难以进入胆总管。在切开刀引导下反复尝试将导丝送入胆总管至肝内胆管，退出腹腔引流管，分别用 12 Fr、14 Fr 扩张鞘管，沿导丝扩张腹腔窦道。将子磁体穿入导丝，X 线监视下用导管沿导丝推送子磁体进入窦道至胆总管下段与腹腔窦道交汇处。经口进十二指肠镜，十二指肠镜头端携带母磁体，顺利将母磁体送至十二指肠球部附近，子、母磁体自动对位相吸，X 线下所见磁体位置良好。退出十二指肠镜，母磁体尾线经鼻腔引出并固定于体表。再次以切开刀引导将导丝送至胆总管内，沿导丝将 12 Fr 胃管置入腹腔窦道内，作为胆道外引流管，推注造影剂可见胆总管及肝内胆管显影良好，遂退出导丝，妥善固定胆道外引流管，再次 X 线摄片可见子、母磁体及胆道外引流管位置良好。术毕，患者麻醉苏醒后安返病房。腹腔窦道 - 十二指肠磁吻合过程见图 13-4。

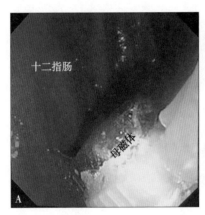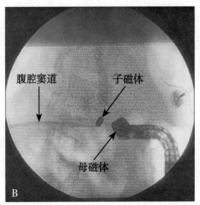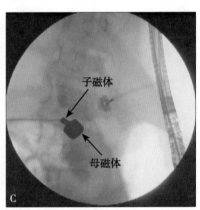

图 13-4 磁吻合操作过程

A. 经口置入母磁体至十二指肠；B. 经腹腔窦道置入子磁体；C. 子、母磁体自动对位相吸。

术后第 3 天，磁体从吻合口脱落，子、母磁体从回肠造瘘口排出。在 X 线下经腹腔窦道进斑马导丝，导丝顺利进入十二指肠肠腔。沿导丝置入 8 Fr 小儿胃管至十二指肠肠腔，推注造影剂可见胃及十二指肠显影，确认 8 Fr 小儿胃管经磁压榨建立的窦道进入十二指肠肠腔。

术后第 7 天，患者静脉麻醉后取仰卧位，经胆道外引流管推注造影剂可见胆管及肝内胆管显影，胆总管轻度扩张，经十二指肠 - 窦道支撑管造影可见窦道与十二指肠相通，经口进十二指肠镜于近十二指肠球部可见 8 Fr 胃管头端于胃腔内，磁吻合通道处无出血及水肿，将导丝经磁吻合通道进入，从腹壁窦道外口引出，切开刀辅助下使导丝头端返折后再次进腹壁窦道直至插入胆总管内，退出切开刀，沿导丝置入弯头鼻胆管改制的胆道支架，头端位于右肝管内，尾端位于十二指肠肠腔，见胆汁引流通畅（图 13-5A），经胆道外引流管造影可见胆道支架位置良好（图 13-5B）。抽气退镜，去除腹壁窦道与十二指肠肠腔支撑管。3 天后拔除胆道外引流管，实现完全内引流。

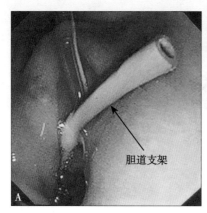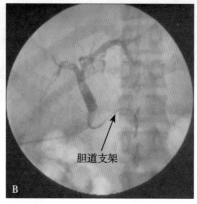

图 13-5　胆道支架置入

A. 十二指肠镜下所见支架尾端流出棕黄色胆汁；B. X 线下所见胆道支架。

术后随访

患者术后胆红素水平逐渐下降至正常，术后 6 个月更换胆道支架，术后 12 个月拔除胆道支架，患者胆红素水平正常。随访至今已 1 年余，患者一般状况良好。

经典病例点评

本病例有以下特点：①有研究报道证实磁吻合技术联合 ERCP 可治疗重度良性胆管狭窄，当狭窄段允许导丝通过时，则磁体置入过程较为简单。而该病例患者由于胆管下段结构紊乱甚至缺失，导丝无法通过狭窄段，属于比较复杂的特殊病例。②该患者腹部经历了复杂手术，且存在大片腹壁缺损，开放性手术难度极大，因此本病例使用内镜下磁吻合技术在腹腔窦道与十二指肠之间建立通道以实现胆汁内引流，体现了磁吻合技术独特的微创优越性。术后随访期间患者未出现胆管炎表现，提示我们在面对极其复杂的胆道损伤患者时，打破常规行胆管十二指肠磁吻合也是一种可以考虑的手术方式。总之，该手术的成功实施丰富了磁吻合技术在胆道狭窄治疗中的内容，为高度复杂胆道梗阻患者的治疗提供了参考，具有重要的临床意义。

（严小鹏　张苗苗　沙焕臣　陶　杰　李　赟　宋晓刚）

参考文献 ◀◀◀

[1] 严小鹏，史爱华，王善佩，等. 磁压榨技术治疗复杂性胆道狭窄的临床应用探索 [J]. 中华肝胆外科杂志，2019，25（3）：237-240.

[2] 严小鹏，刘雯雁，李涤尘，等. 消化外科手术的内镜化途径：磁吻合联合内镜 [J]. 世界华人消化杂志，2014，22（19）：2716-2721.

病例介绍

患者，女性，49 岁，以"发现胆囊息肉 6 年"为主诉入院。6 年前体检时行 B 超检查提示胆囊息肉（大小不详），无明显不适，医生建议定期 B 超复查随诊。近期复查 B 超提示胆囊息肉较前增大，大小约 1.1 cm×1.1 cm。现为求手术治疗特来我院肝胆外科门诊，以"胆囊息肉"收住入院。个人史及家族史无特殊。患者体重 72 kg，身高 161 cm，BMI 27.78 kg/m²。

实验室及影像学检查

实验室检查：血尿粪常规、肝肾功能、电解质、凝血功能、传染性指标均正常。

腹部 B 超：胆囊大小约 2.6 cm×6.3 cm，胆囊壁厚 0.2 cm，欠光滑，胆囊壁可见数个大小不等的稍强回声物向腔内凸起，后无声影，不随体位改变而移动，较大者位于体部后壁，大小约 1.1 cm×1.1 cm，CDFI 示较大者内可见点状血流信号。

手术方案规划

患者胆囊息肉诊断明确，定期复查过程中发现息肉增大，患者及其家属手术治疗意愿强烈，具备胆囊切除手术指征。向患者及其家属详细讲解磁锚定减戳孔腹腔镜胆囊切除术与常规三孔法腹腔镜胆囊切除术操作方式、优缺点及可能存在的风险和并发症后，患者及其家属选择磁锚定减戳孔腹腔镜胆囊切除术，并签署手术知情同意书。我院磁外科 MDT 团队讨论后拟定手术方案如下。

方案 1：常规脐下建立戳孔，进镜探查后于剑突下 2 cm 偏右建立戳孔，插入 12 mm 戳卡。经剑突下戳卡置入磁锚定内置抓钳，钛合金组织钳夹持内置抓钳钳夹于胆囊壶腹部。于患者右上腹壁外放置锚定磁体，锚定磁体与内置抓钳一端的靶磁体隔着腹壁相吸，移动锚定磁体则可改变内置抓钳的牵拉方向，选择合适的牵拉方向和牵拉力，充分显露胆囊三角，完成胆囊切除。

方案 2：术中如果视野显露困难、胆囊三角解剖不清晰，则变更手术方式，分别在剑突下偏右和右侧肋缘下建立戳孔，按照常规三孔法完成胆囊切除。

磁锚定装置

该患者使用的磁锚定装置包括锚定磁体、磁锚定内置抓钳和钛合金组织钳三部分。锚定磁体为直径 50 mm、高 140 mm 的圆柱形磁体，由 N50 烧结钕铁硼永磁材料加工而成，高度方向饱和充磁，表面电镀镍防护处理，磁体外套 5 mm 的 U 形塑料外壳。磁锚定内置抓钳头端为非顺磁材料的软组织夹，尾端为靶磁体。靶磁体由直径 10 mm、高 15 mm 的圆柱形磁体内核和壁厚 1 mm 的 U 形不锈钢外壳组成。钛合金组织钳由钛合金材料加工而成，可避免与磁体间产生磁性吸引。钛合金组织钳能够通过 12 mm 戳卡。磁锚定装置及配套的钛合金组织钳实物见图 14-1。

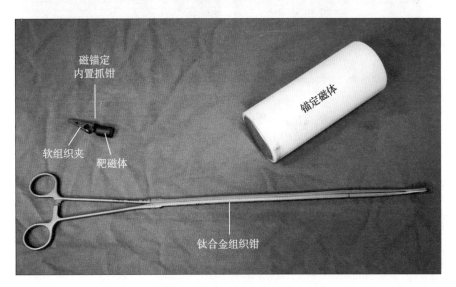

图 14-1　磁锚定装置及配套的钛合金组织钳

手术过程

患者于 2019 年 3 月在我院实施磁锚定减戳孔腹腔镜胆囊切除术，采用气管插管静吸复合麻醉，麻醉满意后取平卧位，常规腹部消毒铺巾，脐下皮肤切 10 mm 弧形切口，插入 10 mm 戳卡，建立气腹，气腹压 12 mmHg，进镜探查腹腔无异常后，于剑突下 2 cm 偏右建立戳孔，插入 12 mm 戳卡。取头高 15°、右侧高 15° 体位。经剑突下戳卡置入磁锚定内置抓钳，钛合金组织钳夹持内置抓钳钳夹于胆囊壶腹部。于患者右上腹壁外放置锚定磁体，锚定磁体与内置抓钳一端的靶磁体隔着腹壁相吸，移动锚定磁体则可改变内置抓钳的牵拉方向，选择合适的牵拉方向和牵拉力，充分显露胆囊三角。同传统三孔法，首先仔细游离胆囊管和胆囊动脉后，距胆总管 0.4 cm 处用血管夹夹闭胆囊管，胆囊侧用血管夹夹闭，在两夹之间剪断胆囊管。血管夹夹闭胆囊动脉后用电钩离断胆囊动脉。调整体内内置抓钳的钳夹位置，移动体外锚定磁体，确保胆囊牵拉方向并维持良好的胆囊床张力，电钩沿胆囊床逆行剥离胆囊。胆囊切除后，撤离锚定磁体，利用钛合金组织钳经剑突下戳卡取出内置抓钳，然后取出胆囊。检查胆囊床无出血及胆瘘后，放净腹腔内二氧化碳气体，拔除戳卡，丝线缝合戳孔。术后管理同常规腹腔镜胆囊切除术后患者。磁锚定减戳孔腹腔镜胆囊切除手术操作过程见图 14-2。

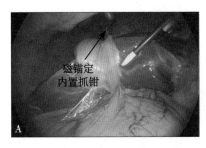 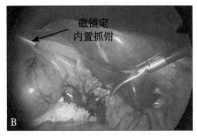

图 14-2　磁锚定减戳孔腹腔镜胆囊切除手术过程

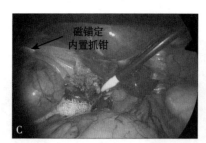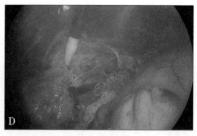

图 14-2（续）

A. 内置抓钳钳夹于胆囊底部，电钩分离粘连；B. 内置抓钳协助暴露胆囊三角，剪断胆囊管；
C. 磁锚定辅助下离断胆囊动脉；D. 剥离胆囊床。

术后随访

患者术后生命体征平稳，术后第 2 天出院。术后 1 个月门诊复查腹部 B 超及肝功能均正常，随访 4 年余，一般状况良好。

经典病例点评

磁锚定减戳孔腹腔镜手术在国外已有开展，但在国内一直处于空白。不少临床医生对磁锚定技术持迟疑和观望的态度，其原因有两点：其一，对磁外科相关知识缺乏，导致接受新技术的勇气不足；其二，目前国内尚无商品化的磁锚定装置供临床使用。为此，经过十余年的磁外科研究积累，我们自行设计并加工出了用于腹腔镜胆囊切除手术的系列磁锚定装置，经动物实验验证了其安全性和有效性后，在临床开始试用。

在使用该磁锚定装置时需要注意以下事项：①磁锚定装置的内置抓钳有不同型号，术中根据患者腹腔空间及胆囊牵拉活动度选择合适的型号，内置抓钳过长时可导致牵拉暴露不充分，内置抓钳过短时会造成磁力偏小，牵拉力度不够。②当患者腹壁较厚，内置抓钳牵拉力不足时，锚定磁体应适当向腹壁施压，以减小靶磁体和锚定磁体间的距离，增大牵拉力；当患者腹壁较薄时，锚定磁体可适当远离腹壁（笔者的经验是可将手掌垫于锚定磁体与腹壁之间，并根据牵拉暴露情况随时调整），以避免牵拉力过大，对组织造成损伤，尤其是剥离胆囊床时。③磁锚定减戳孔腹腔镜胆囊切除术中第一助手（掌磁人）应与术者密切配合，根据术者操作需要，及时调整体外锚定磁体的位置，以提供合适的组织牵拉力。

该病例是国内开展的首例磁锚定减戳孔腹腔镜胆囊切除手术，该手术的成功实施开启了国内磁锚定腔镜手术的先河，随着磁锚定装置的不断优化和操作水平的不断提升，在磁锚定减戳孔腹腔镜胆囊切除的基础上可进一步开展磁锚定单孔腹腔镜胆囊切除。

（严小鹏　张苗苗　白纪刚　徐庶钦）

参考文献 ◀◀◀

[1] 厉学民，毛根军. 改良三孔法腹腔镜胆囊切除术 80 例 [J]. 中华肝胆外科杂志，2004，10（7）：487-488.

[2] 白纪刚，斉怡，李宇，等. 磁锚定技术在腹腔镜胆囊切除术中的临床应用 [J]. 腹腔镜外科杂志，2019，24（10）：782-785.

[3] 史爱华，马思捷，付珊，等. 基于磁锚定技术的减戳孔腔镜手术内置抓钳的设计 [J]. 中国医疗器械杂志，2019，43（5）：334-336.

[4] 严小鹏，斉怡，李益行，等. 磁锚定技术辅助减戳孔腹腔镜胆囊切除的临床效果研究 [J]. 中华肝胆外科杂志，2020，26（12）：912-915.

第十五章

磁锚定单孔腹腔镜胆囊切除

病例介绍

患者，男性，30岁，以"发现胆囊结石5年，间断右上腹不适2年"为主诉入院。5年前体检时行B超检查提示胆囊结石，因无明显不适，未进一步治疗。近2年来进食油腻食物后间断出现右上腹部隐痛不适，疼痛可向右侧肩背部放射，不伴恶心及呕吐，口服消炎利胆片后症状可缓解，但仍间断反复发作。现为求手术治疗特来我院肝胆外科门诊，以"胆囊结石伴慢性胆囊炎"收住入院。既往史、个人史及家族史无特殊。患者体重75 kg，身高185 cm，BMI 21.91 kg/m²。

实验室及影像学检查

实验室检查：血尿粪常规、肝肾功能、电解质、凝血功能、传染性指标均正常。

腹部B超：胆囊大小未见异常，壁薄光滑，囊腔暗区清晰，胆囊腔内可见强回声光团，大小约10 mm×8 mm，后伴声影，可随体位改变移动，胆总管未见扩张；肝脏、胰腺、脾脏未见异常。

手术方案规划

患者胆囊结石伴慢性胆囊炎诊断明确，有右上腹部不适症状，药物治疗后仍间断反复发作，患者及其家属手术治疗意愿强烈，具备胆囊切除手术指征。向患者及其家属详细讲解磁锚定单孔腹腔镜胆囊切除术与常规三孔法腹腔镜胆囊切除术操作方式、优缺点及可能存在的风险和并发症后，患者及其家属选择磁锚定单孔腹腔镜胆囊切除手术，并签署手术知情同意书。我院磁外科MDT团队讨论后拟定手术方案如下。

方案1：经脐建立弧形切口后置入单孔Port，利用钛合金组织钳将磁锚定内置抓钳钳夹于胆囊合适部位，右上腹壁外放置锚定磁体牵拉胆囊，显露胆囊三角，完成胆囊切除。

方案2：术中如果视野显露困难、胆囊三角解剖不清晰，则变更手术方式，分别在剑突下偏右和右侧肋缘下建立戳孔，按照常规三孔法完成胆囊切除。

磁锚定装置

该患者使用的磁锚定装置包括锚定磁体、磁锚定内置抓钳和钛合金组织钳三部分。锚定磁体为直径50 mm、高140 mm的圆柱形磁体，由N50烧结钕铁硼永磁材料加工而成，高度方向饱和充磁，表面电镀镍防护处理，磁体外套5 mm的U形塑料外壳。磁锚定内置抓钳头端为非顺磁材料的软组织夹，尾端为靶磁体。靶磁体由直径10 mm、高15 mm的圆柱形磁体内核和壁厚1 mm的U形不锈钢外壳组成。钛合金组织钳可避免与磁体间产生磁性吸引。磁锚定装置及配套器械见图15-1。

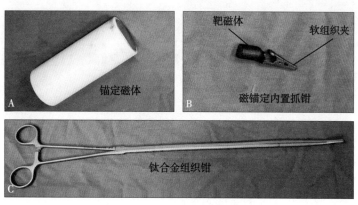

图 15-1 磁锚定装置及配套器械
A. 锚定磁体；B. 磁锚定内置抓钳；C. 钛合金组织钳。

手术过程

患者于 2020 年 4 月在我院实施磁锚定单孔腹腔镜胆囊切除手术，采用气管插管静吸复合麻醉，麻醉满意后取平卧位，常规腹部消毒铺巾，沿脐下缘做长约 15 mm 的弧形切口，逐层进腹，置入单孔 Port，建立 CO_2 气腹，维持腹腔压力 12～13 mmHg。经单孔 Port 置入磁锚定内置抓钳，利用钛合金组织钳将磁锚定内置抓钳钳夹于胆囊壶腹部，在患者右上腹壁外放置锚定磁体。锚定磁体与靶磁体相吸，提起胆囊，显露胆囊三角，仔细解剖游离胆囊管及胆囊动脉，血管夹夹闭胆囊动脉并离断，分别使用血管夹和钛夹夹闭胆囊管并剪断。术中根据手术操作及术野显露的需要，可随时调整磁锚定内置抓钳在胆囊的钳夹位置，同时移动腹壁外锚定磁体改变胆囊牵拉方向及牵拉力大小，从而维持满意的组织张力，将胆囊完整从胆囊床剥离。移除体外锚定磁体，将磁锚定内置抓钳连同胆囊一并经脐部单孔 Port 取出。再次进镜检查胆囊床无渗血及漏胆后，取出 Port，缝合脐下切口，术毕。切除标本描述：胆囊大小约 7 cm×4 cm×3 cm，剖开胆囊可见胆囊内数枚不规则黑褐色结石，较大者约 8 mm，胆囊黏膜未见异常，胆囊壁厚约 2 mm。术后病理回报：慢性胆囊炎。手术时间 80 分钟，术中出血量约 15 mL。磁锚定单孔腹腔镜胆囊切除手术过程见图 15-2。

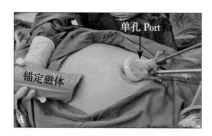
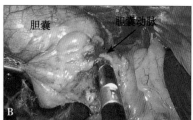
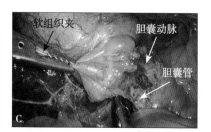
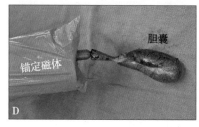
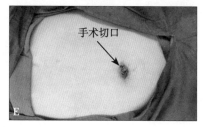

图 15-2 磁锚定单孔腹腔镜胆囊切除手术过程
A. 单孔 Port 及锚定磁体位置；B. 游离胆囊动脉；C. 游离胆囊管；D. 切除的胆囊标本；E. 手术切口。

术后随访

患者术后 14 小时出院，术后 1 个月门诊复查腹部 B 超及肝功能均正常，随访至今，健康状况良好。

经典病例点评

该患者在疾病诊断和治疗方式的选择上并无特殊，但该病例为国内开展的首例磁锚定单孔腹腔镜胆囊切除手术。经脐单孔腹腔镜胆囊切除手术在国内外已有开展，张忠涛团队在 2008 年 5 月完成了国内首例真正意义上的经脐单孔腹腔镜胆囊切除手术。单孔腹腔镜手术的最大问题是操作器械间的"筷子效应"影响镜下操作的灵活性。本例手术的开展让我们体会到借助磁锚定技术能够显著提高单孔腹腔镜手术操作的灵活性，主要体会有以下几点：①磁锚定装置替代了弹簧抓钳的牵拉功能，使单孔 Port 里面的器械由常规的 3 个减少到 2 个，极大地消除了手术器械间的"筷子效应"。②术中根据操作需要可及时调整磁锚定内置抓钳在胆囊上的钳夹位置和体外锚定磁体的位置，从而维持满意的组织张力和术野显露效果。③该病例是术者首次开展的磁锚定经脐单孔腹腔镜胆囊切除手术，术者的手术操作经验尚无积累，术者与助手及器械护士之间的配合还不够默契，导致手术时间偏长，但我们相信随着经验的积累和操作熟练程度的提升，进一步缩短手术时间的空间非常大。④患者胆囊炎症的轻重程度、有无腹腔粘连、胆囊三角显露的清晰程度是影响磁锚定经脐单孔腹腔镜胆囊切除手术是否能够顺利进行的重要因素，因此在临床实践中应选择合适病例，术中应以手术安全性为前提，如果操作困难应及时改为磁锚定两孔腹腔镜胆囊切除或常规三孔法腹腔镜胆囊切除。

（严小鹏　张苗苗　白纪刚）

参考文献 <<<

[1] 严小鹏，张苗苗，张东，等. 磁锚定经脐单孔腹腔镜胆囊切除术 1 例报告 [J]. 腹腔镜外科杂志，2021，26（11）：879-880.

[2] 张忠涛，韩威，李建设，等. 经脐单孔腹腔镜胆囊切除术 1 例报告 [J]. 腹腔镜外科杂志，2008，12（4）：314.

[3] 史爱华，马思捷，付珊，等. 基于磁锚定技术的减戳孔腔镜手术内置抓钳的设计 [J]. 中国医疗器械杂志，2019，43（5）：334-336.

病例介绍

　　患者，男性，61岁，因"体检发现肝占位性病变4天"为主诉入院。4天前在当地医院行腹部CT检查时提示：肝左叶占位性病变，建议进一步行增强CT检查。现为求进一步诊疗特来我院肝胆外科门诊，以"肝占位性病变"收住入院。患者自发病以来，神志清，精神可，食欲、睡眠尚可，无腹痛、腹胀，无恶心、呕吐等不适，无发热，无咳嗽及咳痰，诉近3个月体重减轻约5 kg。患者现体重76 kg，身高170 cm，BMI 26.30 kg/m²。否认肝炎病史；有高血压病史7年，平时规律口服降压药，血压控制良好。家族史无特殊。

实验室及影像学检查

　　实验室检查：血尿粪常规、肝肾功能、电解质、凝血功能、传染性指标均正常。AFP 7.09 ng/mL。

　　上腹部增强CT：肝左叶低密度病灶，最大直径48 mm，强化方式符合肿瘤性病变（图16-1）；门静脉不宽，静脉期未见充盈缺损；肝内外胆管无扩张，胆囊不大，其内密度均匀；脾不大，形态规则，密度均匀；胰腺大小、形态、密度未见异常；增强扫描脾脏、胰未见异常强化影。

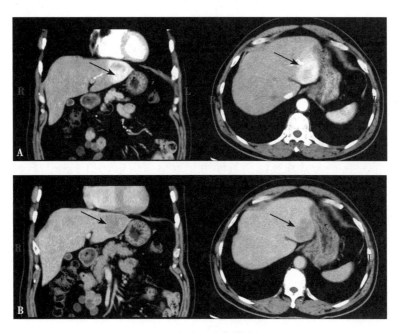

图16-1　术前上腹部增强CT

A. 动脉期；B. 门静脉期。

上腹部增强 MRI：肝左叶外侧段可见一异常信号病变，大小约 51 mm × 46 mm，T_1WI 为稍低信号，T_2WI 为稍高信号，DWI 呈稍高信号；增强后病灶 T_1 动态动脉期呈中等稍高程度强化，门静脉期及延迟期强化程度下降，低于邻近肝实质，20 分钟增强显示上述病灶呈稍低信号，考虑为肿瘤性病变，肝癌可能性大。

手术方案规划

根据影像学检查患者原发性肝癌诊断明确，暂无肿瘤广泛转移，术前肝功能评估 Child-Pugh 分级 A 级，患者及其家属手术治疗意愿强烈，具备肝癌切除手术指征。向患者及其家属详细讲解磁锚定辅助腹腔镜肝左外叶切除与常规肝切除术操作方式、优缺点及可能存在的风险和并发症后，患者及其家属选择磁锚定辅助腹腔镜肝左外叶切除手术，并签署手术知情同意书。我院磁外科 MDT 团队讨论后拟定手术方案如下：

经脐建立弧形切口，穿刺置入 10 mm 戳卡。直视下分别于左锁骨中线脐上 5 cm、左腋前线肋缘下 3 cm、右侧经腹直肌肋缘下 3 cm、右侧经腹直肌脐上 5 cm 打孔，分别置入 10 mm、5 mm、10 mm、12 mm 戳卡，取头高、左侧稍高位。超声刀离断肝圆韧带和镰状韧带，经 12 mm 戳卡置入磁锚定内置抓钳，组织夹夹于肝脏左三角韧带处，于患者左上腹壁外放置锚定磁体，锚定磁体吸引靶磁体牵拉组织夹提起肝左外叶，调整并移动腹壁外锚定磁体位置即可获得满意的牵拉暴露效果，完成腹腔镜肝左外叶切除。

磁锚定装置

该患者使用的磁锚定装置包括锚定磁体、磁锚定内置抓钳和钛合金组织钳三部分。锚定磁体为直径 50 mm、高 140 mm 的圆柱形磁体，由 N50 烧结钕铁硼永磁材料加工而成，高度方向饱和充磁，表面电镀镍防护处理，磁体外套 5 mm 的 U 形塑料外壳。磁锚定内置抓钳头端为非顺磁材料的软组织夹，尾端为靶磁体。靶磁体由直径 10 mm、高 15 mm 的圆柱形磁体内核和壁厚 1 mm 的 U 形不锈钢外壳组成。钛合金组织钳由钛合金材料加工而成，可避免与磁体间产生磁性吸引。钛合金组织钳能够通过 12 mm 戳卡。磁锚定装置及配套的钛合金组织钳实物见图 14-1。

手术过程

患者于 2021 年 3 月在我院实施磁锚定辅助腹腔镜肝左外叶切除手术，采用气管插管静吸复合麻醉，麻醉满意后取平卧位，常规腹部消毒铺巾，取脐下弧形切口 1 cm，穿刺置入 10 mm 戳卡，建立 CO_2 气腹，气腹压力 14 mmHg。镜下探查，腹腔无粘连，未见腹水形成；肝脏色红，表面光滑，各叶比例协调，肝右叶及左内叶未见异常，左外叶饱满；胆囊大小正常，胆总管无扩张，肝十二指肠韧带内未见肿大淋巴结；胃、脾、小肠、结肠及其系膜未见异常。直视下分别于左锁骨中线脐上 5 cm、左腋前线肋缘下 3 cm、右侧经腹直肌肋缘下 3 cm、右侧经腹直肌脐上 5 cm 打孔，分别置入 10 mm、5 mm、10 mm、12 mm 戳卡（图 16-2A），取头高、左侧稍高位。超声刀离断肝圆韧带和镰状韧带，经 12 mm 戳卡置入靶磁体和组织夹，组织夹夹于肝脏左三角韧带处（图 16-2B），于患者左上腹壁外放置锚定磁体，锚定磁体吸引靶磁体牵拉组织夹提起肝左外叶，调整并移动腹壁外锚定磁体位置即可获得满意的牵拉暴露效果（图 16-2C）。超声刀离断左侧冠状韧带和三角韧带，将肝左外叶完全游离。术中经 12 mm 戳卡置入腹腔镜超声探头，明确病灶位置，距病灶右侧缘约 2 cm 电刀标记切肝线，超声刀沿切肝线打开肝表面被膜和浅层肝实质，遇较大肝动脉、肝静脉、门静脉和肝内胆管分支时用血管夹夹闭后离断，直线切割闭合器离断肝左外叶 Glisson 系统和肝左静脉，完整切除肝左外叶（图 16-2D），移除腹壁外锚定磁体，取出磁锚定内置抓钳，标本装入标本袋，肝断面电凝止血并贴覆止血材料（图 16-2E）。延长左锁骨中线穿刺孔至 4 cm，将标本取出（图 16-2F）。肝断面留置腹腔引流管，经左锁骨中线脐上戳孔引出体外。缝合各切口，术毕。

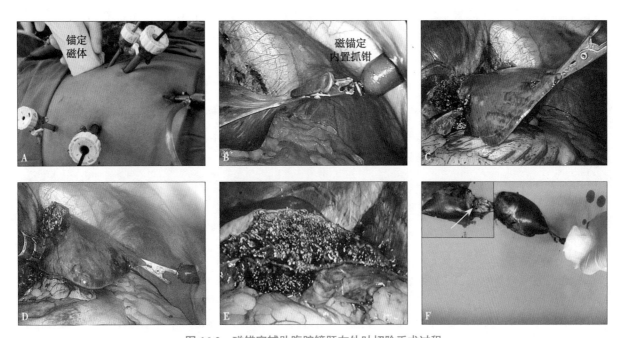

图 16-2 磁锚定辅助腹腔镜肝左外叶切除手术过程
A. 腹壁戳孔布局及锚定磁体位置；B. 磁锚定内置抓钳牵拉肝左外叶；C. 移动锚定磁体位置，调整牵拉方向；
D. 磁锚定有效牵拉使直线切割闭合器完成肝左外叶 Glisson 系统离断；E. 肝左外叶切除后所示肝断面；
F. 切除的肝左外叶标本，剖开肉眼可见肿瘤呈黄白色鱼肉样（黄色箭头所示）。

术后病理回报： 肝左外叶组织上皮样肿瘤伴间质淋巴细胞浸润，未累及肝被膜，肝切缘未见肿瘤组织，其余肝组织伴汇管区慢性炎症；免疫组化 Vim（+），HMB45（+），MelanA（+），SMA（±），CD68（组织细胞+），CK（-），EMA（-），CK7（-），CK19（-），GPC3（-），AFP（±），HP1（-），Ki-67（+10%）。病理学诊断：肝左外叶肝血管周上皮样细胞肿瘤。

术后随访

患者术后恢复良好，术后 1 周出院。术后 1 个月门诊复查腹部 B 超及肝功能均正常。定期肝胆外科门诊随访，随访至今，患者健康状况良好。

经典病例点评

近年来腹腔镜肝切除术在临床广泛开展，切除部位从早期肝脏边缘及浅表病灶的局部切除拓展到半肝切除、复杂肝段切除，甚至解剖性肝中叶切除等。"外科手术腔镜化，腔镜手术单孔化"是微创外科发展的重要趋势。如何在腹腔镜肝切除手术的基础上实现更少的腹壁戳孔，甚至进行单孔腹腔镜肝切除，不管是对肝脏外科还是对微创外科均具有重要的推动作用。磁锚定技术（MAT）与腔镜技术结合，在推动腔镜手术的减戳孔或单孔化中具有重要价值。我们早期也进行了磁锚定减戳孔腹腔镜胆囊切除动物实验。本次手术中采用了我们既往开展磁锚定减戳孔腹腔镜胆囊切除术中的磁锚定装置。由于该病例肿瘤生长于肝左外叶，因此磁锚定牵拉暴露较易实现，在肝脏游离时可将磁锚定内置抓钳钳夹于左三角韧带处，然后通过改变锚定磁体位置，可比较容易地将肝左叶向下腹部牵拉，以显露左冠状韧带。当离断肝脏实质时，可将磁锚定内置抓钳钳夹于肝左外叶下方，锚定磁体向腹腔左外上方吸引牵拉，即可显露操作部位术野。该病例在术中虽然建立了 5 个腹壁戳卡，但在实际中因引入了 MAT，因此有两个戳卡基本处于闲置状态。该手术显示 MAT 在腹腔镜肝左外叶切除术中可发挥有效的牵拉暴露作用，并因此有望减少腹壁戳卡数量。此外，也正是由于 MAT 可完成有效的牵拉暴露，减少牵拉暴露器械数量，因此很大程度上可消除腹腔镜操作时器械间的相互干扰，这将为缓解单孔腹腔镜下肝左外叶切除时器械间的"筷子效应"提供有效的解决方法。综上所述，MAT 在减戳孔腔镜手术中可发挥有效的牵拉暴露作用，腹腔镜肝左外叶切除术相对简单，是磁锚定辅助腹腔镜肝切除术的最佳适应证，将来进一步优化操作，磁锚定单孔腹腔镜技术可用于肝左外叶切除。

（严小鹏　张苗苗　白纪刚　张　东　徐庶钦）

参考文献 ◀◀◀

[1] 严小鹏，张苗苗，张东，等. 磁锚定辅助腹腔镜肝左外叶切除一例 [J/OL]. 中华肝脏外科手术学电子杂志，2022，11（2）：203-205.

[2] 史爱华，马思捷，付珊，等. 基于磁锚定技术的减戳孔腔镜手术内置抓钳的设计 [J]. 中国医疗器械杂志，2019，43（5）：334-336.

病例介绍

　　患者，男性，37 岁，因"体检发现肝血管瘤半年"为主诉入院。半年前行腹部 B 超检查提示：肝血管瘤，直径约 6 cm，无腹痛、腹胀、寒战，无皮肤、巩膜黄染，无恶心、呕吐，无胸闷、气短等。随后定期门诊复查，肝血管瘤进行性增大，15 天前于外院行上腹部 B 超检查提示：肝血管瘤，直径 7.5 cm。现为求手术治疗特来我院肝胆外科门诊，以"肝血管瘤"收住入院。患者自发病以来，神志清，精神可，食欲、睡眠尚可，近期体重无明显增减。患者体重 67 kg，身高 172 cm，BMI 22.65 kg/m^2。患者个人史、既往史及家族史无特殊。

实验室及影像学检查

　　实验室检查：血尿粪常规、肝肾功能、电解质、凝血功能、传染性指标均正常。

　　腹部 B 超：肝内稍高回声团，大小约 71 mm × 52 mm，边界清，内回声不均匀，可见无回声区，考虑为肝血管瘤；肝内多个无回声区，较大者约 13 mm × 11 mm，壁薄光滑，后伴增强效应，门静脉不宽，肝内胆管不扩张，考虑为肝囊肿；胆囊大小未见异常，壁薄光滑，囊腔暗区清晰，胆总管未见扩张；胰腺、脾脏未见异常。

　　腹部增强 CT：肝内见多发无强化低密度灶，肝左外叶上段见一较大类圆形低密度灶，最大直径 64 mm，边缘欠清，增强扫描动脉期可见病灶边缘呈结节状明显强化，随扫描时间延长可见造影剂呈逐渐向中心充填趋势，考虑为肝左外叶血管瘤、肝内多发囊肿，见图 17-1。

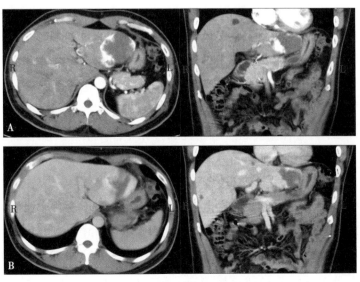

图 17-1　上腹部增强 CT

A. 动脉期；B. 门静脉期。

手术方案规划

患者肝左外叶血管瘤诊断明确，患者及其家属手术治疗意愿强烈，具备肝血管瘤切除手术指征。向患者及其家属详细讲解磁锚定单孔腹腔镜肝左外叶切除术与常规肝切除术操作方式、优缺点及可能存在的风险和并发症后，患者及其家属选择磁锚定单孔腹腔镜肝左外叶切除术，并签署手术知情同意书。我院磁外科MDT团队讨论后拟定手术方案如下。

方案 1：脐下做弧形切口，逐层进腹，置入单孔Port。经单孔Port进磁锚定内置抓钳，钳夹于肝左外叶边缘，在患者左上腹壁外放置锚定磁体，锚定磁体吸引内置抓钳末端的靶磁体，提起并牵拉肝脏，协助镜下术野显露及组织牵拉，完成肝左外叶切除。

方案 2：术中如果视野显露困难、解剖部位不清晰，则采用常规"五孔法"手术方式完成肝左外叶切除。

 磁锚定装置

该患者使用的磁锚定装置包括锚定磁体、磁锚定内置抓钳和钛合金组织钳三部分。锚定磁体为直径50 mm、高140 mm的圆柱形磁体，由N50烧结钕铁硼永磁材料加工而成，高度方向饱和充磁，表面电镀镍防护处理，磁体外套5 mm的U形塑料外壳。磁锚定内置抓钳头端为非顺磁材料的软组织夹，尾端为靶磁体。靶磁体由直径10 mm、高15 mm的圆柱形磁体内核和壁厚1 mm的U形不锈钢外壳组成。钛合金组织钳由钛合金材料加工而成，可避免与磁体间产生磁性吸引。钛合金组织钳能够通过12 mm戳卡。磁锚定装置及配套的钛合金组织钳实物见图14-1。

手术过程

患者于2021年7月在我院实施磁锚定单孔腹腔镜肝左外叶切除术，采用气管插管静吸复合麻醉，麻醉满意后取平卧位，常规腹部消毒铺巾，脐下做4 cm长弧形切口，逐层进腹，置入单孔穿刺器（图17-2A），建立气腹，气腹压力13 mmHg。进镜探查，腹腔无粘连及渗液；肝脏色红，表面光滑，肝脏稍肿大，边缘圆钝，各叶比例协调，肝左外叶可见肝血管瘤，直径约7 cm；脾脏、胆囊正常，胆总管无扩张。经单孔穿刺器进磁锚定内置抓钳，钳夹于肝左外叶边缘，在患者左上腹壁外放置锚定磁体，锚定磁体吸引内置抓钳末端的靶磁体，提起并牵拉肝脏，显露术野，超声刀离断左冠状韧带及左三角韧带（图17-2B）。超声刀沿镰状韧带左侧缘离断肝脏被膜及表面肝实质（图17-2C），血管夹夹闭所遇较大脉管分支，直至显露肝Ⅱ、Ⅲ段肝蒂，调整磁锚定内置抓钳钳夹位置，锚定磁体向左上外牵拉内置抓钳，充分显露肝离断面，直线切割闭合器离断肝左外叶肝蒂（图17-2D）。超声刀继续离断肝实质，显露左肝静脉，切割闭合器离断左肝静脉及剩余肝实质，完成肝左外叶切除，肝断面未见明显出血及胆瘘（图17-2E）。移除患者腹壁外锚定磁体，拔除单孔穿刺器，将磁锚定内置抓钳及肝左外叶自脐下切口取出（图17-2F）。再次置入单孔穿刺器建立气腹，检查肝断面无出血及胆瘘后，于肝断面留置腹腔引流管自脐部切口引出。清点纱布及器械无误后丝线逐层缝合关闭切口，术毕。手术时间130分钟，术中出血50 mL。

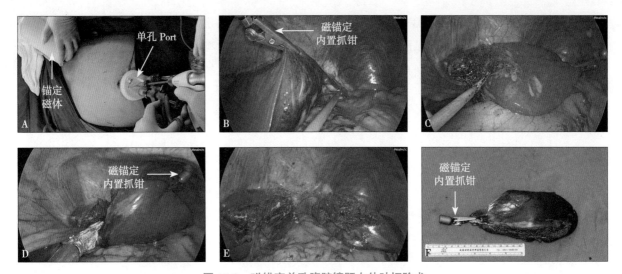

图 17-2　磁锚定单孔腹腔镜肝左外叶切除术

A. 单孔穿刺器位置及锚定磁体；B.肝左外叶在磁锚定内置抓钳牵拉下，超声刀游离左三角韧带；C. 超声刀离断肝实质；
D. 直线切割闭合器完成肝左外叶 Glisson 系统的离断；E. 切除的肝左外叶及肝断面；F. 手术切除的肝左外叶标本。

术后随访

患者术后生命体征平稳，术后第 3 天拔除腹腔引流管并出院。术后 1 个月门诊复查腹部 B 超及肝功能均正常，随访至今，健康状况良好。

经典病例点评

磁锚定技术（MAT）作为磁外科重要的临床应用技术，是利用磁体与磁体或磁体与顺磁性物质之间的磁场吸引力，使锚定磁体对靶磁体进行非接触性空间锚定的技术。MAT 在临床中的应用主要涉及腔镜减戳卡手术、内镜黏膜下剥离术等操作。磁性物质间"非接触性"磁场力可为手术或操作提供无形的第三只手，替代或充当组织抓钳，帮助显露术野，提高手术操作的灵活性。在腔镜手术中，我们团队将自主设计研发的磁锚定装置用于减戳卡腹腔镜胆囊切除术、肺楔形切除术及妇科相关腔镜手术操作中，取得了良好的临床应用效果。本病例为国际首例将 MAT 应用于经脐单孔腹腔镜肝左外叶切除术的病例。该患者血管瘤位于肝左外叶Ⅱ段和部分Ⅲ段，在手术规划上可行标准的肝左外叶切除。经脐下切口为腹部外科常用的单孔穿刺器的建立位置，该单孔穿刺器设置有 12 mm、10 mm 和 2 个 5 mm 器械孔，磁锚定内置抓钳可通过 12 mm 器械孔置入，10 mm 器械孔进光源，12 mm 器械孔为操作器械孔。在实际应用过程中，由于磁锚定内置抓钳可基本取代辅助操作器械的牵拉暴露功能，因此 2 个 5 mm 器械孔处于闲置状态。整个手术操作中单孔穿刺器仅占用 2 个器械孔，最大限度地减小了"筷子效应"，显著提升了术者操作体验，这是传统单孔腹腔镜手术无法企及的优势。在手术操作过程中，主要通过调整磁锚定内置抓钳的钳夹点和锚定磁体在腹壁的位置来实现术野暴露和组织张力的维持。锚定磁体的位置决定了内置抓钳的牵拉方向和牵拉力，术中应根据操作部位的改变随时调整。移动锚定磁体时要一边密切注视内置抓钳的牵拉状态，一边缓慢移动锚定磁体，要尽量避免内置抓钳和锚定磁体之间出现"脱锚"现象，导致手术操作连续性的中断，延长手术操作时间。再者，在使用磁锚定装置时要考虑患者的腹壁厚度，肥胖患者腹壁厚度较大，导致锚定磁体与磁锚定内置抓钳间的距离较大，磁力可能难以满足组织牵拉暴露的需要。本患者身高 172 cm，体重 67 kg，BMI 22.65 kg/m^2，术中使用的磁锚定装置的磁力完全满足手术需要。因此，合适的患者也是 MAT 辅助经脐单孔腹腔镜肝左外叶切除术顺利开展的重要条件。综上所述，MAT 辅助经脐单孔腹腔镜肝左外叶切除术可消除单孔腹腔镜手术的"筷子效应"，最大限度地优化操作，可在临床上推广应用。

（严小鹏　张苗苗　陶　杰　徐庶钦）

参考文献 ◀◀◀

[1] 陶杰，张苗苗，杜磊，等. 磁锚定技术辅助腹腔镜肝左外叶切除术治疗肝血管瘤一例 [J/OL]. 中华肝脏外科手术学电子杂志，2022，11（4）：416-418.

[2] 史爱华，马思捷，付珊，等. 基于磁锚定技术的减戳孔腔镜手术内置抓钳的设计 [J]. 中国医疗器械杂志，2019，43（5）：334-336.

病例介绍

患者，女性，40岁，以"间断右下腹不适10年，间断右上腹不适1个月"为主诉入院。10年来间断反复出现右下腹部隐痛不适，既往外院诊断慢性阑尾炎，当时拒绝外科手术治疗。1个月前进食油腻食物后出现上腹部胀痛，伴肩背部放射，不伴恶心、呕吐，无寒战、发热，于当地医院检查提示胆囊结石，考虑胆囊结石伴胆囊炎，给予抗感染等保守治疗后症状缓解。此后仍间断出现右上腹部不适，现为求手术治疗，就诊于我院肝胆外科，门诊以"胆囊结石伴慢性胆囊炎、慢性阑尾炎"收住入院。患者体重58 kg，身高159 cm，BMI 22.94 kg/m²。

实验室及影像学检查

实验室检查：血尿粪常规、肝肾功能、电解质、凝血功能、传染性指标均正常。

腹部B超：肝内可见一大小约20 mm×18 mm无回声区，壁薄光滑，后伴增强效应，门静脉不宽，肝内胆管不扩张；胆囊大小约54 mm×13 mm，壁毛糙，囊腔暗区不清楚，腔内看见一大小约10 mm×5 mm强回声光团，后伴声影，胆总管未见扩张；右下腹阑尾区未探及明显囊实性包块。

钡剂灌肠结肠气钡双重造影：乙状结肠冗长，走行迂曲，乙状结肠、降结肠、横结肠与升结肠内未见明显充盈缺损，直肠至回盲部外形如常，轮廓光滑，肠袋存在，阑尾未见显影，局部压痛，考虑阑尾炎可能。

手术方案规划

患者胆囊结石、慢性阑尾炎诊断明确，有右上及右下腹部反复疼痛不适的症状，药物治疗后仍间断反复发作，患者及其家属手术治疗意愿强烈，具备胆囊切除手术、阑尾切除手术指征。向患者及其家属详细讲解磁锚定减戳孔腹腔镜胆囊切除联合阑尾切除术与常规三孔法腹腔镜胆囊切除术及常规三孔法腹腔镜阑尾切除术的操作方式、优缺点及可能存在的风险和并发症后，患者及其家属选择磁锚定减戳孔腹腔镜胆囊切除联合阑尾切除术，并签署手术知情同意书。我院磁外科MDT团队讨论后拟定手术方案如下。

方案1：经脐建立弧形切口后置入穿刺器，在患者剑突下偏右穿刺置入戳卡，利用钛合金组织钳将磁锚定内置抓钳钳夹于胆囊合适部位，右上腹壁外放置锚定磁体牵拉胆囊，显露胆囊三角，完成胆囊切除；在患者脐左下方5 cm处穿刺置入戳卡，利用钛合金组织钳将磁锚定内置抓钳钳夹于阑尾合适部位，右下腹壁外放置锚定磁体牵拉阑尾，完成阑尾切除。

方案2：术中如果视野显露不佳，组织牵拉暴露困难则采用常规三孔法分别完成胆囊和阑尾切除。

磁锚定装置

该患者使用的磁锚定装置包括锚定磁体、磁锚定内置抓钳和钛合金组织钳三部分。锚定磁体为直径 50 mm、高 140 mm 的圆柱形磁体，由 N50 烧结钕铁硼永磁材料加工而成，高度方向饱和充磁，表面电镀镍防护处理，磁体外套 5 mm 的 U 形塑料外壳。磁锚定内置抓钳头端为非顺磁材料的软组织夹，尾端为靶磁体。靶磁体由直径 10 mm、高 15 mm 的圆柱形磁体内核和壁厚 1 mm 的 U 形不锈钢外壳组成。钛合金组织钳由钛合金材料加工而成，可避免与磁体间产生磁性吸引。钛合金组织钳能够通过 12 mm 戳卡。磁锚定装置及配套的钛合金组织钳实物见图 14-1。

手术过程

患者于 2021 年 5 月在我院实施磁锚定减戳孔腹腔镜胆囊切除联合阑尾切除术，采用气管插管静吸复合麻醉，麻醉满意后取平卧位，常规腹部消毒铺巾，于脐下做 1 cm 弧形切口，置入穿刺器，建立 CO_2 气腹，维持腹腔压力 13 mmHg，进镜探查腹腔无粘连及积液。

胆囊切除： 在患者剑突下偏右穿刺置入戳卡，置入磁锚定内置抓钳，利用钛合金组织钳将其钳夹于胆囊壶腹部，在患者右上腹壁外放置锚定磁体，锚定磁体吸引内置抓钳靶磁体，提起胆囊，充分显露胆囊三角，仔细解剖游离胆囊管及胆囊动脉，血管夹夹闭胆囊动脉并离断，分别使用血管夹和钛夹夹闭胆囊管并剪断。紧贴胆囊床左侧可见肝囊肿，电钩打开囊肿壁可见清亮囊液流出，去除囊肿壁可见囊肿腔。术中根据手术操作及术野显露的需要，可随时调整磁锚定内置抓钳在胆囊的钳夹位置，同时移动腹壁外锚定磁体可改变胆囊牵拉方向及牵拉力大小，从而维持满意的组织张力，顺行将胆囊完整从胆囊床剥离。移除体外锚定磁体，移除内置抓钳将其置于右下腹部，将胆囊装入标本袋，检查胆囊床无渗血及漏胆，拔除穿刺器，丝线缝合穿刺口。磁锚定减戳孔腹腔镜胆囊切除手术过程见图 18-1。

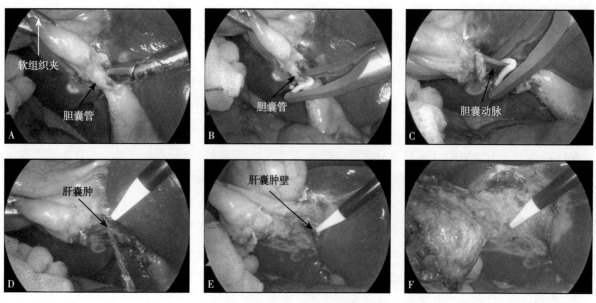

图 18-1　磁锚定减戳孔腹腔镜胆囊切除手术过程

A. 分离胆囊管；B. 夹闭胆囊管；C. 夹闭胆囊动脉；D. 肝囊肿开窗；E. 切除肝囊肿的囊肿壁；F. 顺行剥离胆囊。

阑尾切除：在患者脐左下方 5 cm 处穿刺置入戳卡，利用钛合金组织钳将内置抓钳钳夹于阑尾中段，患者右下腹腹壁外放置锚定磁体，锚定磁体吸引内置抓钳靶磁体并提起阑尾，电钩打开浆膜，分离阑尾和系膜，分别使用血管夹和钛夹夹闭阑尾并剪断，阑尾残端消毒。调整锚定磁体位置，维持良好的阑尾牵拉力，顺利切除阑尾。移除锚定磁体，取出磁锚定内置抓钳，将阑尾装入标本袋。取出阑尾及胆囊，丝线缝合穿刺口，术毕。磁锚定辅助腹腔镜阑尾切除手术过程见图 18-2。手术时间共计 65 分钟，术中出血量约 15 mL。

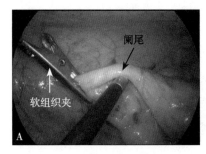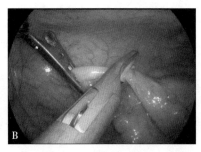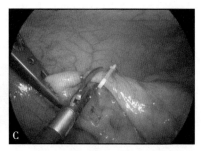

图 18-2　磁锚定减戳孔腹腔镜阑尾切除手术过程
A. 解剖游离阑尾；B. 夹闭阑尾根部；C. 剪断阑尾。

切除标本描述：胆囊体积 8 cm × 3 cm × 2.5 cm，剖开胆囊后可见结石 1 枚，结石大小 8 mm × 5 mm，胆囊壁厚约 3 mm；阑尾长 4.5 cm，直径 5～6 mm，略红肿，质地稍硬（图 18-3）。术后病理回报：胆囊慢性炎伴结石，阑尾慢性炎。

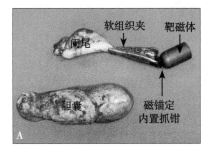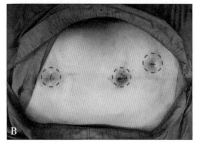

图 18-3　切除的标本及腹壁戳孔
A. 完整切除的胆囊和阑尾；B. 腹壁戳孔。

术后随访

患者术后第 2 天出院，术后 1 个月门诊复查腹部 B 超及肝功能均正常，随访至今，健康状况良好。

经典病例点评

腹腔镜胆囊切除和腹腔镜阑尾切除分别是治疗胆囊良性疾病和急、慢性单纯性阑尾炎的金标准。常规腹腔镜胆囊切除术或腹腔镜阑尾切除术采用三孔法，在该病例中，我们借助磁锚定装置成功实现了三孔下同期进行腹腔镜胆囊切除术及阑尾切除术。以往报道中，也有临床医生采用经脐单孔法进行腹腔镜胆囊切除或阑尾切除术，但单孔腔镜手术最大的缺点是手术器械之间相互干扰形成的"筷子效应"，严重影响术者的操作体验。该病例通过磁锚定技术的辅助，利用磁体间非接触性磁场力，充当腔镜手术中弹簧抓钳的角色发挥牵拉暴露的作用，达到减戳孔操作的目的。同时，在术中通过调整锚定磁体的位置可灵活改变内置抓钳对钳夹组织的牵拉方向，从而充分显露术野，为术者提供良好的操作体验。

（严小鹏　张苗苗　白纪刚）

参考文献 ◀◀◀

[1] 严小鹏，张苗苗，何磊，等. 磁锚定减戳孔腹腔镜胆囊切除联合阑尾切除 1 例 [J]. 中华普通外科杂志，2022，37（3）：225.

[2] ZHANG M, MA J, GAI J, et al. Magnetic anchor technique assisted laparoscopic cholecystectomy in swine[J]. Sci Rep, 2023, 13(1): 4864.

[3] 白纪刚，訾怡，刘博，等. 磁锚定技术辅助减 Trocar 腹腔镜胆囊切除术的实验研究 [J]. 中华肝脏外科手术学电子杂志，2020，9（5）：484-487.

[4] 樊茜，訾怡，常凯曦，等. 磁锚定技术辅助腹腔镜阑尾切除术的实验研究 [J]. 医疗卫生装备，2020，41（5）：24-27.

[5] 史爱华，马思捷，付珊，等. 基于磁锚定技术的减戳孔腔镜手术内置抓钳的设计 [J]. 中国医疗器械杂志，2019，43（5）：334-336.

第十九章

磁锚定单孔腹腔镜袖状胃切除

病例介绍

患者，女性，30岁，以"渐进性体重增加5年"为主诉入院。5年前无明显诱因出现食量增加，活动减少，体重逐渐增加，每年增加约10 kg，2年来曾间断进行饮食控制、加强运动、针灸、按摩等方法减重，效果均不理想，1年来出现运动后感气喘明显，晚上睡眠时打鼾明显，白天精神不佳、易困。外院睡眠监测提示：中度睡眠呼吸暂停低通气综合征。现为行减重手术特来我院肝胆外科，门诊以"肥胖症、睡眠呼吸暂停综合征"收住入院。现体重110 kg，身高160 cm，BMI 42.97 kg/m²。既往史、个人史及家族史无特殊。

实验室及影像学检查

实验室检查：血尿粪常规、肝肾功能、电解质、凝血功能、传染性指标、性激素全套、皮质醇节律、生长激素、甲状腺功能均正常。甘油三酯3.0 mmol/L，胆固醇7.5 mmol/L。葡萄糖耐量试验、胰岛素释放试验、C肽释放试验提示糖耐量异常、胰岛素抵抗。

腹部 B 超、上腹部 CT：脂肪肝。

胸部 CT、肾上腺 CT、垂体 MR、超声心动图：未见明显异常。

手术方案规划

患者肥胖症、高脂血症、睡眠呼吸暂停综合征、糖耐量异常诊断明确，曾用多种方法进行减重均未成功，并且出现了肥胖伴发的一系列疾病，增加了身体负担，对工作、生活造成了不好的影响，患者及其家属通过网络学习了解减重手术能够减轻体重，改善甚至治愈代谢性疾病，特来我院进行减重代谢手术。结合患者年龄、BMI、代谢指标及心肺功能，符合《中国肥胖及2型糖尿病外科治疗指南（2019版）》中对手术适应证的规定，可以行减重代谢手术，考虑患者为年轻女性，无明显胃食管反流症状，建议患者行腹腔镜袖状胃切除术。向患者及其家属告知磁锚定单孔腹腔镜袖状胃切除术的步骤、优缺点及可能出现的风险及并发症后，患者及其家属均表示理解并签署手术知情同意书。

单孔腹腔镜袖状胃切除需将肝脏左外叶悬吊，显露手术视野，常规的悬吊需要应用荷包线、血管夹或者多打一个孔应用肝脏拉钩，这样会延长总体手术时间，我们应用磁性夹夹在合适的部位钳夹住肝脏左外叶边缘，然后将锚定磁体移动到患者上腹部，与夹住肝脏左外叶的磁性夹吸引，将肝脏左外叶向右上方牵拉，暴露胃底及胃食管结合部，充分显露术野，有利于手术操作。

磁锚定装置

该患者使用的磁锚定装置包括磁锚定机械臂系统、磁性夹、推送抓钳三部分，见图 19-1。

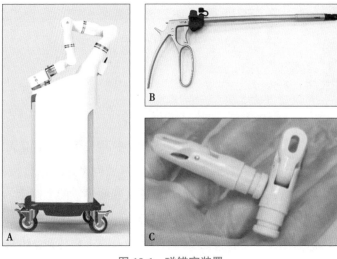

图 19-1　磁锚定装置
A.磁锚定机械臂系统；B.推送抓钳；C.磁性夹。

手术过程

患者于 2023 年 1 月在我院实施磁锚定单孔腹腔镜袖状胃切除术。静吸复合麻醉成功后取大字位，头侧高 20°，常规腹部消毒铺巾。沿脐上缘做长约 25 mm 的弧形切口，逐层进腹，置入单孔 Port，建立 CO_2 气腹，维持腹腔压力 13 mmHg。探查腹腔无明显粘连，经单孔 Port 用推送抓钳将 2 枚磁性夹置入腹腔，夹在肝脏左外叶边缘，然后将磁锚定机械臂系统移动到患者上腹部，使锚定磁体将夹住肝脏左外叶的磁性夹吸引，将肝脏左外叶向右上方牵拉，暴露胃底及胃食管结合部，探查无食管裂孔疝。距离幽门 2 cm 开始，应用超声刀游离胃大弯，紧贴胃大弯胃壁离断大网膜，遇见较粗的胃后血管及胃短血管时应用血管夹夹闭后离断，离断胃脾韧带直至 His 角，充分暴露胃底。经口置入 36 Fr Bougie，距离幽门 4 cm 开始应用直线切割闭合器沿 Bougie 切割胃壁，第一枪用绿钉，第二枪用金钉，后面用蓝钉直至将包括全部胃底在内的胃大弯整体离断。应用 3-0 可吸收倒刺线荷包缝合 His 角处胃切缘，其余胃切缘浆肌层包埋。将部分大网膜复位在胃切缘上。经单孔取出切除的胃送病理检查。检查无活动性出血后移除磁锚定装置，检查肝脏边缘无出血及损伤。取出单孔 Port，分层缝合腹壁各层，美容缝合皮肤（图 19-2）。术毕。

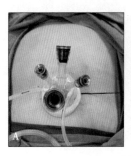
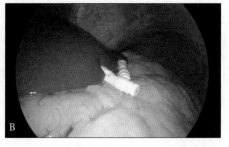

图 19-2　手术操作过程

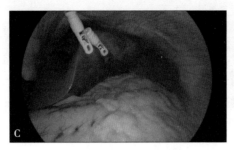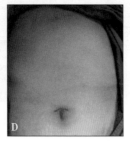

图 19-2（续）

A. 腹壁单孔 Port 位置；B. 磁性夹夹住肝脏左外叶边缘；C. 磁锚定装置牵拉肝脏；D. 美容缝合腹壁切口。

术后随访

患者术后第 1 天下床活动，术后第 2 天饮水 200 mL，术后第 3 天出院，术后 1 个月门诊复查体重下降 12 kg，术后 3 个月体重下降 24 kg。随访至今，一般状况良好，无营养不良等表现，睡眠呼吸暂停综合征明显改善。

经典病例点评

单孔腹腔镜在临床上已有应用，但单孔腹腔镜下术野的显露及操作器械间的干扰一直是操作的痛点。磁锚定装置可替代腹腔镜手术中的牵拉器械，从而减少单孔腹腔镜手术中戳孔内的器械，很大程度上降低器械间的相互干扰，方便术者手术操作。对于本例患者，我们使用磁锚定装置牵拉肝脏左外叶，从而在不增加戳孔内器械数量的情况下，良好地显露了术野。该装置使用方便、术野暴露效果好，值得在临床推广应用。

（杨　威　殷国志）

参考文献 <<<

[1] 严小鹏，张苗苗，张东，等. 磁锚定经脐单孔腹腔镜胆囊切除术 1 例报告 [J]. 腹腔镜外科杂志，2021，26（11）：879-880.

[2] 严小鹏，张苗苗，何磊，等. 磁锚定减戳孔腹腔镜胆囊切除联合阑尾切除 1 例 [J]. 中华普通外科杂志，2022，37（3）：225.

[3] 严小鹏，张苗苗，陶杰，等. 磁锚定单孔腹腔镜下肝部分切除一例 [J]. 中华肝胆外科杂志，2021，27（11）：860-861.

[4] 严小鹏，张苗苗，张东，等. 磁锚定经脐单孔腹腔镜胆囊切除术的临床应用研究 [J]. 中华外科杂志，2022，60（6）：618-621.

[5] BAI J, ZHANG M, SHI A, et al. Magnetic anchor technique in laparoscopic cholecystectomy: a single-center, prospective, randomized controlled trial[J]. Surg Endosc, 2023, 37(2): 1005-1012.

[6] 史爱华，马思捷，付册，等. 基于磁锚定技术的减戳孔腔镜手术内置抓钳的设计 [J]. 中国医疗器械杂志，2019，43（5）：334-336.

第二十章　磁力肝门血流阻断

病例介绍

患者，男性，34 岁，以"体检发现肝占位 1 周"为主诉入院。1 周前于当地医院体检时行 B 超检查提示肝占位，就诊于外院，进一步行超声造影提示：肝内异常回声病灶，动脉相呈部分等增强，部分低增强，并延迟相呈整体低增强，考虑高度异型增生结节（癌前病变，部分为局灶性病变）。为求进一步治疗特来我院肝胆外科门诊就诊，以"肝占位性病变、慢性乙型病毒性肝炎、肝硬化"收住入院。患者有乙肝病史 20 年，口服恩替卡韦 6 年。

实验室及影像学检查

实验室检查：血尿粪常规、凝血功能、肝肾功能、电解质大致正常。传染性指标检测提示：HBsAg 135.100 IU/mL；HBcAb 10.45 COI；HBeAb 0.68 COI。高敏 HBV-DNA<10 IU/mL。肿瘤标志物大致正常。

超声造影：肝内异常回声病灶，动脉相呈部分等增强，部分低增强，并延迟相呈整体低增强，考虑高度异型增生结节（癌前病变，部分为局灶性病变）。

上腹部增强 CT：肝脏 S8 段占位，考虑肿瘤性病变。

手术方案规划

患者原发性肝癌诊断明确，暂无肿瘤广泛转移依据。根据术前相关检查和评估，患者具备开腹肝癌切除术指征，拟于术中使用磁力肝门阻断带对肝门血流进行阻断。向患者及其家属告知其优缺点以及可能存在的风险和并发症后，患者及其家属同意该手术方式，并签署手术知情同意书。我院磁外科 MDT 团队讨论后拟定手术方案如下。

方案 1：术中肝脏切除时应控制出血，必要时行肝门阻断。解剖第一肝门，打开小网膜囊，经小网膜孔置入磁力肝门阻断带，收紧阻断带使母磁体与合适位置的子磁体相吸，即可实现第一肝门的血流阻断。

方案 2：若术中阻断第一肝门血流时，使用磁力肝门阻断带出现阻断效果不好的情况时，则立即改为临床上常用的血流阻断装置。

磁阻断装置

手术方案中使用的磁力肝门阻断带由磁体及橡胶管组合而成，在 12 Fr 的 T 型管内按一定的排列规律嵌入一系列磁体单元。其中 T 型管头端嵌入母磁体，管体部分依次等距离嵌入子磁体。母磁体为圆柱形，子磁体为球形，均由 N45 烧结钕铁硼永磁材料加工而成，表面镍镀层。母磁体直径 6 mm，高度 8 mm；子磁体直径为 6 mm。磁力肝门阻断带实物见图 20-1。磁力肝门阻断示意图见图 20-2。

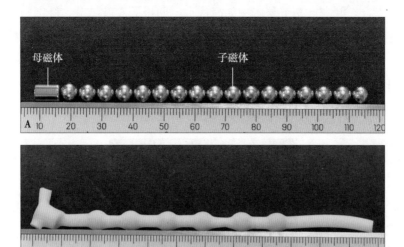

图 20-1 磁力肝门阻断带
A. 子、母磁体；B. 磁力肝门阻断带成品。

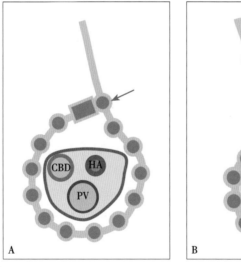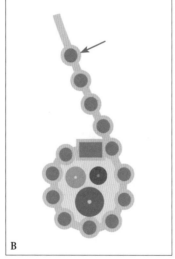

图 20-2 磁力肝门阻断示意图
A. 预置磁力肝门阻断带；B. 收紧磁力肝门阻断带阻断肝门部入肝血流。
CBD（common bile duct），胆总管；HA（hepatic artery），肝动脉；PV（portal vein），门静脉。

手术过程

　　患者静吸复合麻醉后取仰卧位，常规消毒铺巾，取右上腹反"L"形切口，逐层进腹。术中探查肿瘤无远处转移，遂行肝癌切除术。超声刀离断肝圆韧带、右冠状韧带及右三角韧带，解剖第二肝门明确三支肝静脉关系。解剖第一肝门，打开小网膜囊，经小网膜孔置入磁力肝门阻断带，术中超声再次定位肿瘤位置，并用电刀标记切肝线，超声刀沿切肝线打开肝脏被膜及表面肝实质，较小血管及胆管分支用钛夹夹闭，遇较大血管及胆管分支时给予丝线结扎后离断，紧贴肝右静脉完整切除肿瘤。术中使用磁力肝门阻断带阻断第一肝门，阻断时间长约 13 分钟。术中肉眼所见阻断后肝脏断面出血明显减少。术中第一肝门阻断前后行 B 超监测肝脏血流，可见使用磁力肝门阻断带后入肝血流明显减少。肝脏左叶低回声结节约 15 mm 大小，深度约 11 mm，超声刀予以完成挖除，创面给予肝针"U"字缝合。肝左叶结节送术中冰冻病理，回报肝左叶结节，肝细胞结节状增生，待病理结果确定良恶性。遂决定将镰状韧带右侧可疑结节给予 B 超引导下射频消融。检查术野无活动性出血和漏胆，温蒸馏水冲洗术野，肝脏断面给予留置止血材料，右膈下放置腹腔引流管 1 根，经右侧腹前壁引出并固定。清点纱布、器械无误后，逐层关腹。术毕，患者麻醉苏醒后安返病房。磁力肝门阻断带术中血流阻断效果见图 20-3。

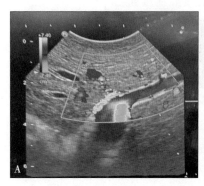 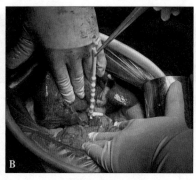 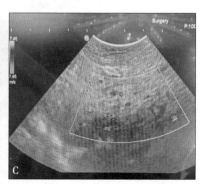

图 20-3 磁力肝门阻断带术中阻断效果

A. B 超示第一肝门阻断前入肝血流情况；B.磁力肝门阻断带阻断第一肝门；C. B 超示第一肝门阻断后入肝血流情况。

术后随访

患者术后恢复良好，随访至今，未见复发，一般状况良好。

经典病例点评

该病例在诊断、手术方式选择上符合常规诊疗方案。在肝癌切除手术过程中，我们使用了磁力肝门阻断带对第一肝门血流进行阻断，结果显示血流阻断效果可靠，使用方便。磁力肝门阻断带的设计和使用具有以下特点和优势：①头端母磁体为圆柱体，体段为球形磁体，使用时头端母磁体与体段合适位置的子磁体相吸，形成"面 - 点"式接触，将灵活性和稳定性有机结合起来；②充分发挥磁力相互作用时无须外力约束的优点，当需要阻断肝门部血流时，头端母磁体与合适位置子磁体相互靠近即可自动相吸收紧橡胶管，解除阻断时，施加外力牵拉即能使母磁体和子磁体分离，使橡胶管处于松弛状态；③一系列间断排列的子磁体能够满足不同患者间的差异和术者对不同阻断程度的需求。

临床上用于第一肝门血流阻断的方法很多，大多为利用现有医疗用品进行适当改造后使用，在阻断效果上均能满足需求。开腹下肝切除术视野显露充分，术者操作空间大，因此对第一肝门血流阻断装置的灵活性要求不高，但是在腹腔镜下进行肝门血流阻断时对阻断装置的灵活性及操作的便捷性提出了更高的要求。该病例在开腹手术场景下试用了磁力肝门阻断带，主要是为了验证其血流阻断效果的可靠性，术中超声证实了其良好的血流阻断效果。该磁力肝门阻断带最大的应用优势是在腹腔镜肝癌切除术中对肝门血流进行阻断，一方面可避免占用腹壁戳卡，另一方面阻断带的收紧与松开依靠磁力进行控制，操作较目前临床上现有的阻断带灵活性更好。

（张苗苗　严小鹏　张　东　白纪刚　耿智敏）

参考文献 ‹‹‹

[1] 张苗苗，张东，白纪刚，等. Y-Z 型磁力肝门阻断带的设计及临床试用 [J]. 中国医疗设备，2022，37（6）：5-7，11.

[2] 张苗苗，王伊睿，蓝婷，等. Y-Z 型磁力肝门阻断带的设计及性能测试 [J]. 生物医学工程研究，2022，41（1）：71-75.

[3] ZHANG M, LI C, XU S, et al. Primary animal experiment to test the feasibility of a novel Y-Z magnetic hepatic portal blocking band[J]. World J Gastrointest Surg, 2023, 15(7): 1286-1293.

病例介绍

患者，男性，59 岁，以"发现乙肝肝硬化 2 年"为主诉入院。2 年前体检发现并诊断乙型肝炎肝硬化，伴腹胀，自行服用利尿剂，症状无明显缓解。1 个月前因"乙型肝炎肝硬化"就诊我院，并完善肝移植前相关检查。现为行肝移植，特来我院，以"乙型肝炎肝硬化失代偿期"收住入院。近期神志清，精神可，食欲差，夜休差，小便色黄，大便颜色正常，体重无明显变化。入院查体：体温 36.8℃，脉搏 83 次 /min，呼吸 20 次 /min，血压 122/73 mmHg，身高 172 cm，体重 70 kg。既往发现乙肝肝硬化 2 年，2 年前行腹腔镜下肾结石取石术，否认结核、疟疾病史，否认高血压、心脏病史，否认糖尿病、脑血管疾病、精神疾病史，否认外伤史，无药物过敏史，无食物过敏史，无其他过敏史，预防接种史不详。

实验室及影像学检查

实验室检查： 肝功能显示转氨酶基本正常，胆红素轻度升高，白蛋白低。以凝血时间为代表的各项凝血指标异常。肾功能及电解质基本正常。

冠状动脉 CT 血管造影： 右冠状动脉 CT 血管造影未见明显异常；左前降支第七段心肌桥与壁冠状动脉，管腔轻度狭窄。

肝动脉 CT 血管造影 - 门静脉 CT 血管造影： 肝硬化，脾大，门静脉高压，腹水，盆腔积液。右肾囊肿；左肾盂旁囊肿，左肾小盏结石。门静脉增宽；脐静脉开放，腹壁静脉曲张。肝动脉未见明显异常。

腹部 B 超： 肝硬化声像图改变，胆囊壁继发改变，腹水，脾大，门静脉高压。

手术方案规划

患者肝炎后肝硬化、门静脉高压、腹水、肝功能异常诊断明确，药物保守治疗后症状缓解不明显，患者及其家属肝移植手术治疗意愿强烈。术前检查已完善，综合评估后具备肝移植手术指征。向患者及其家属详细讲解磁锚定单人供肝修整与常规助手辅助下供肝修整的操作方式、优缺点后，患者及其家属同意磁锚定单人供肝修整方式，并签署手术知情同意书。我院磁外科 MDT 团队讨论后拟定手术方案如下。

方案 1： 供肝获取后置于修肝台，磁锚定器械充当助手，代替助手牵拉暴露所需，进行供肝修整。使用磁锚定器械分别夹持动脉、静脉、胆道周围组织，将磁锚定器械锚定于修肝盆壁上，通过调整磁锚定器械的锚定位置调节血管牵拉方向、角度和力度，辅助术者完成供肝脉管的修整。

方案 2：术中如果视野显露困难、肝脏周围血管解剖不清晰，则变更手术方式，增加手术人员，并辅助牵引暴露所需。

磁锚定装置

该患者使用的磁锚定装置包括一个直径为 30 mm、厚度为 10 mm 的圆形磁体外包不锈钢壳组成的磁性底座和弹性牵拉装置。磁体由 N50 烧结钕铁硼永磁材料加工而成。弹性牵拉装置由一根长度 100 mm、线径 0.4 mm、内径 4 mm、劲度系数 0.275 N/cm 的弹簧，与软组织夹连接组成。弹簧另一端与磁性底座固定牢靠。磁锚定装置实物见图 21-1。

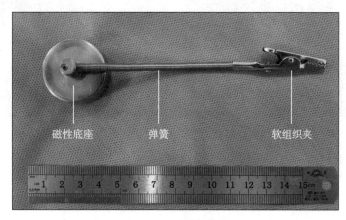

图 21-1　磁锚定装置

手术过程

患者于 2022 年 5 月在我院接受肝脏移植手术。供肝获取后转运至手术室需进一步修整。将供肝放置于特制的修肝台上，保持 4℃ 低温。对供肝再次评估后进行修整，手术操作过程如下。

1. 修整肝下下腔静脉（图 21-2A）　把磁锚定器械软组织夹钳夹于肝上、肝下下腔静脉末端，将磁性底座锚定于修肝盆侧壁上，通过调整磁锚定器械的锚定位置调节血管牵拉方向、角度和力度，辅助术者完成肝下下腔静脉的修整。

2. 修整肝上下腔静脉（图 21-2B）　调整磁锚定器械的锚定位置，充分牵拉暴露肝上下腔静脉。结扎膈静脉，剪除多余膈肌组织。

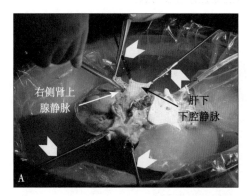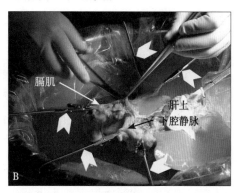

图 21-2　供肝下腔静脉修整（黄色箭头所指为磁锚定装置）

A. 修整肝下下腔静脉；B. 修整肝上下腔静脉。

3. 修整门静脉（图 21-3A） 使用磁锚定器械牵拉暴露门静脉及动脉。门静脉管路排尽气泡，在管路开关远端剪断管路，门静脉留足够长度，结扎所有分支直至肝门处。

4. 修整肝动脉（图 21-3B） 解剖游离肠系膜上动脉，在距离起始处 2 cm 左右观察有无异位的肝右动脉；解剖腹腔干，游离出胃左动脉、脾动脉和肝总动脉，直至游离出胃十二指肠动脉，动脉修整结束。

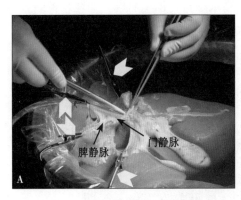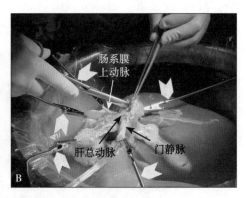

图 21-3　供肝门静脉及肝动脉修整（黄色箭头所指为磁锚定装置）
A. 修整门静脉；B. 修整肝动脉。

5. 静脉渗漏试验 若静脉壁有破损，用 5-0 Prolene 缝扎破口处直至确保无渗漏。

图 21-4 显示供肝修整完毕。磁锚定器械代替助手牵拉暴露进行供肝修整，操作简便，且使供肝修整手术视野更加清晰。受体采用常规肝移植技术完成病肝切除及新肝经典原位肝移植手术，供肝修整质量良好，血流开放后无漏血。

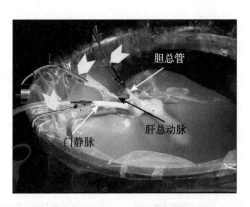

图 21-4　供肝修整完毕

术后随访

受体术后第 7 天肝功能各项指标基本恢复至正常水平。术后 20 天出院，术后 3 个月门诊复查腹部 B 超及肝功能均正常，随访至今，健康状况良好。

经典病例点评

该病例为国内开展的首例磁锚定单人供肝修整手术，目前该技术已在临床推广应用。通过对比使用磁锚定器械进行单人供肝修整和传统方式的供肝修整的各个过程，发现磁锚定器械可提供与助手相当的组织暴露质量，具备代替助手、缩短手术时间的优势，且相对传统术式未增加术中组织副损伤。

（王　越　汤　博）

参考文献 ◀◀◀

[1] 田波彦，董鼎辉，王越，等. 面向器官捐献供肝修整操作优化的磁蜘蛛人研制 [J]. 器官移植，2018，9（3）：200-204.

[2] WANG Y, CHEN H, TANG B, et al. Magnetic spiderman, a new surgical training device: study of safety and educational value in a liver transplantation surgical training program[J]. World J Surg, 2020, 44(4): 1062-1069.

[3] 任斯宇，张家辉，李益行，等. 磁锚定技术的研究现状及临床应用分析 [J]. 中华普通外科杂志，2020，35（4）：343-345.

第三篇
胃肠外科临床实践篇

03

病例介绍

患者，男性，29 岁，以"间断右下腹痛半年余"为主诉入院。半年前无明显诱因出现下腹部持续性胀痛，无恶心、呕吐，无腹泻，未予特殊处理，后疼痛固定于右下腹，自觉体温升高，遂于当地医院就诊，测体温 38.4℃，当地医院考虑"急性阑尾炎"，因患者拒绝手术治疗，遂给予抗感染、补液治疗，症状缓解。之后腹痛仍间断发作，可自行缓解。现为求手术治疗，特来我院普外科，门诊以"慢性阑尾炎"收住入院。患者身高 173 cm，体重 70 kg，BMI 23.39 kg/m²。既往史及家族史无特殊。

实验室及影像学检查

实验室检查：血尿粪常规、肝肾功能、电解质、凝血功能、传染性指标均正常。

腹部 B 超：右下腹阑尾区未见明显包块及积液。阑尾形态正常。

手术方案规划

患者有"急性阑尾炎"病史，病程中间断反复出现右下腹疼痛，历时半年，"慢性阑尾炎"诊断明确，药物治疗后仍反复发作，患者及其家属要求进一步行手术治疗，患者具备阑尾切除手术指征。向患者及其家属详细讲解磁锚定减戳孔腹腔镜阑尾切除术与常规三孔法腹腔镜阑尾切除术操作方式、优缺点及可能存在的风险和并发症后，患者及其家属选择磁锚定减戳孔腹腔镜阑尾切除手术，并签署手术知情同意书。经讨论后拟定手术方案如下。

方案 1：经脐置入戳卡及腹腔镜，于下腹部中线中点左上方置入戳卡，利用钛合金组织钳将磁锚定内置抓钳钳夹于阑尾合适部位，右下腹壁外放置锚定磁体牵拉阑尾，显露阑尾根部及其系膜，结扎夹夹闭阑尾根部及其系膜，切断阑尾，阑尾连同内置抓钳一并取出。

方案 2：术中如果视野显露困难、阑尾与周围肠管粘连严重，则变更手术方式，按照常规三孔法或开腹完成阑尾切除。

磁锚定装置

该患者使用的磁锚定装置包括锚定磁体、磁锚定内置抓钳和钛合金组织钳三部分。锚定磁体为直径 50 mm、高 140 mm 的圆柱形磁体，由 N50 烧结钕铁硼永磁材料加工而成，高度方向饱和充磁，表面电镀镍防护处理，磁体外套 5 mm 的 U 形塑料外壳。磁锚定内置抓钳头端为非顺磁材料的软组织夹，尾端为靶磁体。靶磁体由直径 10 mm、高 15 mm 的圆柱形磁体内核和壁厚 1 mm 的 U 形不锈钢外壳组成。钛合金组织钳由钛合金材料加工而成，可避免与磁体间产生磁性吸引。钛合金组织钳能够通过 12 mm 戳卡。本患者使用的磁锚定装置见图 14-1。

手术过程

患者于 2019 年 6 月 4 日在我院实施磁锚定减戳孔腹腔镜阑尾切除术，采用气管插管静吸复合麻醉，麻醉满意后取仰卧位，常规腹部消毒铺巾，沿脐下缘做长约 10 mm 的弧形切口，置入 10 mm 戳卡，建立 CO_2 气腹，维持腹腔压力 12～13 mmHg。经脐戳卡置入腹腔镜，于下腹部中线中点左上方置入 12 mm 戳卡，采取头低并向左侧倾斜体位，用电凝棒将右下腹肠管及网膜拨向左侧，显露阑尾，为盆位，大小约 6.0 cm×2.0 cm×1.0 cm，无明显充血、水肿，与周围组织无粘连。遂行磁锚定减戳孔腹腔镜阑尾切除术。钛合金组织钳夹持磁锚定内置抓钳经操作孔置入腹腔，并使内置抓钳张开并夹持阑尾近端，取出钛合金组织钳，在患者右下腹壁外放置锚定磁体。体外的锚定磁体隔着腹壁与腹腔内磁锚定内置抓钳尾端靶磁体相吸，即可提起阑尾显露阑尾根部，于阑尾根部系膜无血管区游离系膜，距根部 0.5 cm 处结扎夹夹闭阑尾，结扎夹以远切断阑尾，断端安尔碘消毒，结扎夹夹闭切断阑尾系膜，逆行切除阑尾。移除体外锚定磁体，磁锚定内置抓钳与阑尾整体取出。检查腹腔无出血，缝合腹壁戳口，消毒包扎。手术历时 30 分钟，术中出血 10 mL。术后病理报告：慢性阑尾炎。磁锚定减戳孔腹腔镜阑尾切除手术过程见图 22-1。

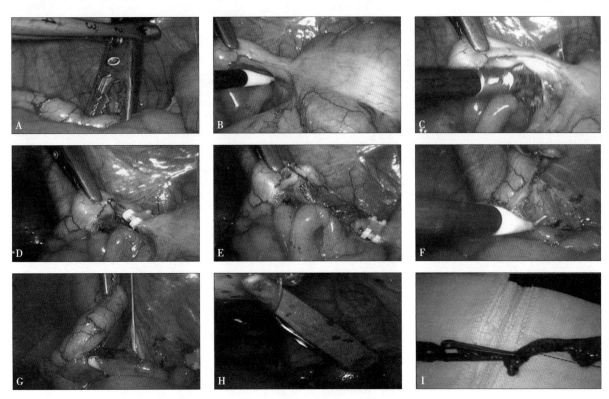

图 22-1　磁锚定减戳孔腹腔镜阑尾切除手术过程

A. 内置抓钳张开并钳夹阑尾近端；B. 电钩游离阑尾根部系膜无血管区；
C. 分离钳游离并顺利通过阑尾根部系膜无血管区；D. 结扎夹夹闭阑尾；E. 距根部 0.5 cm 处切断阑尾；
F. 电钩逆行游离阑尾系膜；G. 结扎夹夹闭阑尾动脉；H. 取出磁锚定内置抓钳；I. 切除的阑尾标本。

术后随访

患者术后 3 天出院，术后 1 个月电话随访无不适。术后 3 年健康状况良好。

经典病例点评

　　该患者在疾病诊断和治疗方式的选择上并无特殊，但该病例为国内开展的首例磁锚定减戳孔腹腔镜阑尾切除手术。三孔法腹腔镜阑尾切除手术在国内外均已广泛开展，而单孔腹腔镜手术由于操作器械间的"筷子效应"带来的操作不便使其未能普及。本例手术的开展让我们体会到借助磁锚定技术既能够减少腹壁戳孔，又能够避免操作器械间的"筷子效应"，显著提高了腔镜手术操作的灵活性。主要体会有以下几点：①磁锚定装置替代了弹簧抓钳发挥牵拉作用，使腹壁戳孔由常规的3个减少到2个，而且避免了手术器械间的"筷子效应"；②术中根据操作需要可及时调整磁锚定内置抓钳在阑尾及其系膜上的钳夹位置和体外锚定磁体的位置，从而维持满意的组织张力和术野显露效果；③患者阑尾的位置、炎症的轻重、有无腹腔粘连，是影响该手术能否顺利进行的重要因素，因此在临床实践中对病例的选择尤为重要，术中应以手术安全性为前提，如果操作困难应及时中转为术者熟悉的手术方式。

（尚亚飞）

参考文献 ◀◀◀

[1] 樊茜，咎怡，常凯曦，等. 磁锚定技术辅助腹腔镜阑尾切除术的实验研究 [J]. 医疗卫生装备，2020，41（5）：24-27.

[2] 史爱华，马思捷，付珊，等. 基于磁锚定技术的减戳孔腔镜手术内置抓钳的设计 [J]. 中国医疗器械杂志，2019，43（5）：334-336.

第二十三章

磁锚定辅助单孔腹腔镜直肠癌根治

病例介绍

患者，男性，56 岁，以"大便习惯改变 2 年，间断黏液血便 1 个月"为主诉入院。2 年前无明显诱因出现大便习惯改变，无其他明显不适，未进一步检查和治疗。1 个月前间断出现黏液血便，行结肠镜检查提示：距肛门 10 cm 直肠占位性病变，考虑直肠癌可能。病理活检报告：（直肠）中分化腺癌。现为求进一步手术治疗特来我院普外科门诊，以"直肠癌"收住入院。患者体重 70 kg，身高 172 cm，BMI 23.66 kg/m²。既往史和家族史无特殊。

实验室及影像学检查

实验室检查：血尿粪常规、肝肾功能、电解质、凝血功能、传染性指标均正常。

腹部 B 超：胆囊大小正常，胆总管未见异常；肝脏、胰腺、脾脏未见异常。

胸部 X 线检查：未见异常。

腹部 CT 平扫、增强及三维成像：直肠前壁不规则增厚，表面形成不整形溃疡并伴有境界清楚的环堤，溃疡与周围肠壁分界清楚，与邻近肠壁锐角相交。腹膜后未见增大淋巴结影。考虑直肠癌 Borrmann II 型。

结肠镜检查：距肛门 10 cm 直肠占位性病变，考虑直肠癌可能。

结肠镜活检病理检查：（直肠）中分化腺癌。

手术方案规划

患者直肠癌诊断明确，有大便习惯改变，间断黏液血便不适症状，患者一般情况较好，患者及其家属手术治疗意愿强烈，具备直肠癌根治切除手术指征。向患者及其家属详细讲解磁锚定辅助单孔腹腔镜直肠癌根治切除术与常规五孔法腹腔镜直肠癌根治切除术操作方式、优缺点及可能存在的风险和并发症后，患者及其家属选择磁锚定辅助单孔腹腔镜直肠癌根治切除术，并签署手术知情同意书。经讨论后拟定手术方案如下。

方案 1：经脐建立弧形切口后置入单孔 Port，利用钛合金组织钳将磁锚定内置抓钳钳夹于悬吊乙状结肠的细纱条合适部位及直肠膀胱交界膀胱壁侧腹膜处，下腹壁外放置锚定磁体牵拉乙状结肠及膀胱，显露肠系膜下血管、直肠膀胱间隙，完成乙状结肠、直肠游离后切除。

方案 2：术中如果牵引欠佳，视野显露困难，肠系膜下血管、直肠膀胱间隙解剖不清晰，则变更手术方式，按照常规五孔法完成直肠癌根治切除。

磁锚定装置

该患者使用的磁锚定装置包括锚定磁体、磁锚定内置抓钳和钛合金组织钳三部分。锚定磁体为直径 50 mm、高 140 mm 的圆柱形磁体，由 N50 烧结钕铁硼永磁材料加工而成，高度方向饱和充磁，表面电镀镍防护处理，磁体外套 5 mm 的 U 形塑料外壳。磁锚定内置抓钳头端为非顺磁材料的软组织夹，尾端为靶磁体。靶磁体由直径 10 mm、高 15 mm 的圆柱形磁体内核和壁厚 1 mm 的 U 形不锈钢外壳组成。钛合金组织钳由钛合金材料加工而成，可避免与磁体间产生磁性吸引。钛合金组织钳能够通过 12 mm 戳卡。磁锚定装置实物见图 23-1。

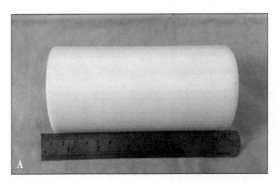 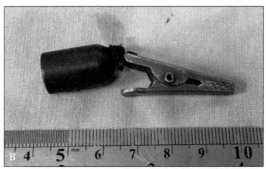

图 23-1　磁锚定装置
A. 锚定磁体；B. 磁锚定内置抓钳。

手术过程

患者于 2019 年 5 月在我院实施磁锚定辅助单孔腹腔镜直肠癌根治手术，采用气管插管静吸复合麻醉，麻醉满意后取平卧位，常规腹部消毒铺巾，沿脐上 0.5 cm 向右绕脐在脐下缘做长约 20 mm 的弧形切口，逐层进腹，置入单孔 Port，建立 CO_2 气腹，维持腹腔压力 12～13 mmHg。经单孔 Port 置入磁锚定内置抓钳，利用钛合金组织钳将 2 枚磁锚定内置抓钳分别钳夹于两处（悬吊乙状结肠的细纱条合适部位及直肠膀胱交界膀胱壁侧腹膜处）牵引，在患者腹壁外放置锚定磁体。锚定磁体与靶磁体相吸，提起乙状结肠、膀胱，显露肠系膜下血管及直肠膀胱间隙，仔细解剖肠系膜下血管及直肠膀胱间隙，血管夹夹闭肠系膜下动脉、静脉并离断，清扫淋巴结。术中根据手术操作及术野显露的需要，可随时调整磁锚定内置抓钳在乙状结肠和膀胱的钳夹位置，同时移动腹壁外锚定磁体，可改变结肠和膀胱牵拉方向及牵拉力大小，从而维持满意的组织张力，游离乙状结肠及直肠周围间隙，游离直肠至距离肿瘤下缘 5 cm。移除体外锚定磁体及靶磁体，距离肿瘤下缘约 5 cm 处切割闭合器切断直肠，将直肠近端断端及乙状结肠经脐部单孔 Port 取出，距肿瘤近端 10 cm 切断乙状结肠，预缝荷包置入钉座头收紧荷包固定。再次进镜检查创面无渗血，经肛门置入吻合器激发完成直肠 - 乙状结肠吻合，取出 Port，缝合脐部切口，术毕。切除标本描述：直肠长约 15 cm，剖开可见 3 cm×2 cm 溃疡隆起性病变，未浸润浆膜。术后病理回报：（直肠）中分化腺癌。手术时间 120 分钟，术中出血量约 50 mL。磁锚定辅助单孔腹腔镜直肠癌切除手术牵引效果见图 23-2。

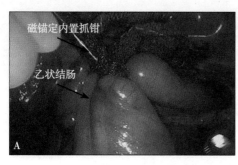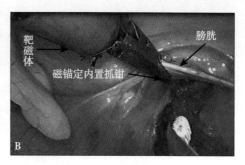

图 23-2　磁锚定辅助单孔腹腔镜直肠癌根治手术牵引效果

A. 锚定磁体牵引结肠；B. 锚定磁体牵引膀胱。

术后随访

患者术后 24 小时排气，术后第 5 天出院，术后 1 个月门诊复查腹部及盆腔 CT 正常，结肠镜检查提示吻合口光滑，未见异常。患者随访至今，目前健康状况良好。

经典病例点评

单孔腹腔镜手术（laroendoscopic single-site surgery，LESS）是在普通多孔腹腔镜（multiport laparoscopic surgery，MLS）基础上发展而来的新兴技术。2008 年 Bucher 等报道了 1 例 LESS 右半结肠切除术，其手术疗效完全达到了传统开腹结肠恶性肿瘤切除的手术标准。随着国内外医院逐步开展单孔腹腔镜手术这项技术，中国医师协会结直肠肿瘤专业委员会单孔腹腔镜专委会在 2019 年 8 月发表了《单孔腹腔镜结直肠手术专家共识（2019 版）》，它为我国开展单孔腹腔镜手术指明了方向。但在结直肠癌切除术中仍有不少问题需要解决：①器械置入通道唯一，操作时产生"筷子效应"，显露张力和视野限制较大，对术者手术操作影响大；②不同部位的结直肠手术，不同入路，牵拉幅度、方向差距也较大，若没有特殊器械不容易显露；③经脐切口辅助时，要求结肠游离度高，易损伤系膜血管，影响血运和吻合口愈合。有研究结果证明 LESS 在结直肠癌治疗方面可以获得与 MLS 相似的短期肿瘤学效果，且有损伤更小、美容效果更好的优势。但操作难度大、学习曲线长，难以在短时间适应该技术并熟练掌握。人们尝试用以下方法来解决这些问题：①使用 LESS 手术操作平台和前置可弯曲器械，让手术操作变得简单可行；②研制出了专用的经脐 LESS 镜头和手术专用器械，使手术视野更清晰和立体；③结直肠在解剖上以脐部为中心呈环形分布，从脐部到达腹腔内各个器官距离适中，松解固有粘连后结肠肠管活动度良好，有利于实施 LESS 手术。

该病例为国内开展的首例磁锚定辅助单孔腹腔镜直肠癌根治手术。在本例手术中磁锚定技术显著提高了单孔腔镜手术操作的灵活性，主要体会有以下几点：①磁锚定装置替代了抓钳的牵拉功能，使单孔 Port 里面的器械由常规的 4 个减少到 2 个，极大地消除了手术器械间的"筷子效应"；②术中根据操作需要可及时调整磁锚定内置抓钳位置和体外锚定磁体的位置，保持满意的组织张力和术野显露效果；③该病例是术者首次开展的磁锚定经脐单孔腹腔镜直肠癌根治切除手术，由于保持了类似原普通腔镜手术视野角度，术者的手术操作经验仍可发挥，随着与助手及器械护士之间的配合逐步默契，我们相信在磁锚定技术协助下，经脐单孔腹腔镜结直肠手术一定会有长足发展。

（杨　屹　柴祎超）

参考文献 ◀◀◀

[1] 邹俊伟，任双义 . 单孔腹腔镜胃癌手术的发展与现状 [J]. 实用医学杂志，2016，32（15）：2571-2573.

[2] KIM S J, RYU G O, CHOI B J, et al. The short-term outcomes of conventional and single-port laparoscopic surgery for colorectal cancer[J]. Ann Surg, 2011, 254(6): 933-940.

[3] 史爱华，马思捷，付珊，等 . 基于磁锚定技术的减戳孔腔镜手术内置抓钳的设计 [J]. 中国医疗器械杂志，2019，43（5）：334-336.

病例介绍

患者，女性，67 岁，以"间断便血 2 个月"为主诉入院。患者 2022 年 3 月开始出现便血，量不多，色鲜红，无发热、咳嗽，无恶心、呕吐，无腹泻、便秘，就诊于我院肿瘤外科，行肠镜检查提示：距肛缘 15 cm 直乙交界处见一大小约 2.0 cm × 2.0 cm 盘状隆起，表面潮红，活检质脆，余结肠未见明显异常。肠镜活检病理：（直乙交界）黏膜内见中分化腺癌；免疫组织化学：CD3（-）、CD20（-）、CDX（-）、SATB2（-）、P53（+）突变型、LCA（-）、Ki-67 指数约 60%。为求进一步治疗来我院肿瘤外科，以"直肠癌（$cT_2N_0M_0$）"收住入院。既往史：2 型糖尿病病史 3 年，口服"磷酸西格列汀 100 mg，每日 1 次；阿卡波糖 50 mg，每日 3 次"；18 年前曾因胃恶性肿瘤于我科行远端胃癌根治术，术后规律化疗 6 个周期。

实验室及影像学检查

实验室检查：血尿常规、肝肾功能、电解质、凝血功能、传染性指标、肿瘤标志物大致正常，粪便隐血试验阳性。

胸部及腹部 CT：双肺多发小结节影（定期复查）；胃呈术后改变；右肾囊肿。

心脏 B 超：左房大；左室舒张功能减低；左室收缩功能正常；未见病理性反流。

结肠镜：距肛缘 15 cm 直乙交界处见一大小约 2.0 cm × 2.0 cm 盘状隆起，表面潮红，活检质脆，余结肠未见明显异常。

肠镜活检病理：（直乙交界）黏膜内见中分化腺癌；免疫组织化学：CD3（-）、CD20（-）、CDX（-）、SATB2（-）、P53（+）突变型、LCA（-）、Ki-67 指数约 60%。

手术方案规划

患者诊断为上段直肠癌，术前临床分期 $T_2N_0M_0$，诊断明确，分期较早，根据指南推荐，可考虑行腹腔镜经腹直肠癌根治 NOSES 手术。因肿瘤分期较早，且位置相对较高，直肠指诊无法直接触及，为保证手术切缘阴性，肿瘤定位至关重要。传统定位方法包括术前纳米碳等染色剂定位、术中肠镜定位。本院曾多次实施消化道早期肿瘤磁示踪定位，相较传统方式定位更加准确、方便，无须术中肠镜，向患者及其家属告知行磁示踪直肠微小肿瘤标记定位并腹腔镜直肠癌根治 NOSES 手术方式以及可能存在的风险和并发症后，患者选择该手术方式，并签署手术知情同意书。经讨论后拟定手术方案如下。

方案 1：术前 1 天，行肠镜检查，使用和谐夹将示踪磁体固定于肿瘤下缘直肠前壁；手术时采用传统五孔法布置各操作孔，先使用分离钳沿乙状结肠口侧向肛侧探查，分离钳与示踪磁体相吸的位置即为肿瘤下缘，用生物夹于对应处肠系膜定位标记；随后按常规行腹腔镜直肠癌根治 NOSES 手术。

方案 2：如因磁体提前脱落或磁体磁力太小无法与分离钳相吸时，则改行传统术中肠镜定位方法，定位完成后继续完成腹腔镜直肠癌根治 NOSES 手术。

磁示踪装置

该患者使用的示踪磁体为直径 6 mm、高 6 mm 的带孔圆柱形磁体，由 N50 烧结钕铁硼永磁材料加工而成，高度方向饱和充磁，表面氮化钛镀层处理，示踪磁体通过手术缝线与和谐夹头端系牢，在结肠镜下可使其到达结肠病变标记部位。示踪磁体及配套器械实物见图 24-1。

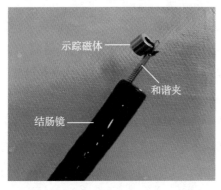

图 24-1　示踪磁体及配套的辅助器械

手术过程

患者于 2022 年 5 月 30 日在内镜室，经结肠镜将示踪磁体固定于肿瘤下缘直肠前壁。次日于我院实施磁示踪腹腔镜经腹直肠癌根治 NOSES 手术，采用气管插管静吸复合麻醉，麻醉满意后取平卧位，常规腹部消毒铺巾，沿脐下缘做长约 10 mm 的弧形切口，穿刺置入 10 mm 戳卡，建立 CO_2 气腹，维持腹腔压力 12～13 mmHg，腹腔镜探查盆、腹腔脏器未见异常，盆腔少量淡黄色积液，取头低脚高位，按传统五孔法布置戳卡，右下腹麦氏点穿刺植入 12 mm 戳卡。经 12 mm 戳卡置入分离钳，分离钳沿乙状结肠口侧向肛侧探查，于腹膜返折以上 3 cm 处与术前结肠镜下留置的示踪磁体自动吸引，据此可明确肿瘤下缘，将生物夹夹于对应系膜缘标记肿瘤下缘，探查后决定进一步行腹腔镜经腹直肠癌根治 NOSES 手术（Ⅱ式，具体手术步骤略）。手术顺利，手术历时约 150 分钟，出血约 20 mL。结肠镜下直肠肿瘤磁示踪标记及术中定位肿瘤下缘的过程见图 24-2。

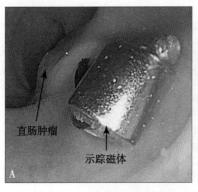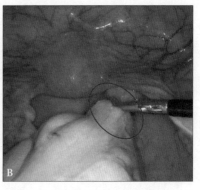

图 24-2　结肠镜下直肠肿瘤磁示踪标记及术中定位肿瘤下缘的过程

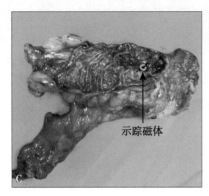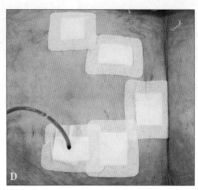

图 24-2（续）

A. 内镜下和谐夹将示踪磁体固定于肿瘤下缘；B. 分离钳与示踪磁体自动相吸确定肿瘤下缘；
C. 术后标本剖开可见直肠内的示踪磁体；D. 腹部切口。

术后随访

患者术后第 3 天通气排便，第 7 天出院，术后 3 个月复查各项指标均正常。随访至今，健康状况良好。

经典病例点评

该患者在疾病诊断和治疗方式的选择上并无特殊，但该病例将磁示踪技术与腹腔镜直肠癌 NOSES 术式相结合，是磁示踪技术在消化道微小肿瘤示踪定位的经典应用。在开展本例手术以前，本团队已多次在动物实验及临床中将磁示踪技术应用于消化道早癌的术中定位，包括食管癌、胃癌、直肠癌、结肠癌等，既有开腹手术，也有腹腔镜、胸腔镜手术，对手术流程已熟练掌握。传统染色剂定位方式由于染色剂的扩散效应，往往只能粗略定位肿瘤大体位置，而无法准确定位肿瘤切缘。术中胃肠镜定位则需要内镜医生术中配合，相较而言费时费力。磁示踪定位则更加精准方便。本团队在开展消化道早癌的磁示踪定位过程中，主要体会有以下几点：①磁示踪定位通过和谐夹能准确定位到肿瘤的上切缘或下切缘；②示踪磁体与普通金属腔镜器械之间的吸力足以定位肿瘤位置，如因磁力较小示踪磁体无法与金属器械相吸时，也可经戳孔植入另一枚寻踪磁体，通过两枚磁体之间的吸力定位位置。

（马 佳 严小鹏 李 颖 刘宇杰 闫 柯 李 程 李建辉）

参考文献 ◀◀◀

[1] 马佳，李江，樊茜，等. 磁示踪技术在食道肿瘤标记定位中的应用 [J]. 中国内镜杂志，2020，26（3）：69-72.

[2] 樊茜，齐怡，马佳，等. 磁示踪技术用于胃肿瘤标记定位的实验研究 [J]. 中华普通外科杂志，2020，35（1）：49-51.

[3] 齐怡，樊茜，马佳，等. 基于磁示踪技术标记定位结直肠肿瘤的实验研究 [J]. 中华消化内镜杂志，2020，37（7）：499-502.

第二十五章

磁吻合技术治疗难治性肠梗阻

病例介绍

患者，男性，75 岁，以"腹痛、腹胀，停止排气、排便 1 天"为主诉入院。1 天前无明显诱因出现腹痛、腹胀，腹痛以脐周为主，阵发性隐痛，后渐加重。患者 2 年前于某医院行腹部 CT 及肠镜检查确诊结肠癌（升结肠），因严重心功能不全被多家医院婉拒手术，定期行化疗。入院查体：心率 96 次 /min，腹部膨隆，未见明显胃肠型及蠕动波，腹壁静脉无曲张。双侧腹股沟区半球形包块隆起，腹软，脐周及下腹部压痛，无反跳痛及肌紧张，未扪及明显包块，肝脾肋下未及，Murphy 征阴性。腹部叩诊呈鼓音，移动性浊音阴性，肠鸣音亢进，5～6 次 /min，有气过水声。既往有风湿性心脏病、阵发性心房纤颤、股骨头坏死、慢性支气管炎、2 型糖尿病、反流性食管炎。

入院诊断：完全性肠梗阻（肿瘤性）、升结肠恶性肿瘤、风湿性心脏病、风湿性心瓣膜病、心功能不全、心房颤动、慢性阻塞性肺疾病、反流性食管炎、2 型糖尿病、脑梗死（陈旧性）、前列腺增生、股骨头缺血性坏死、双侧腹股沟直疝、缺铁性贫血（中度）。

实验室及影像学检查

实验室检查： 中度贫血，血糖升高，尿粪常规、肝肾功能、电解质、凝血功能、传染性指标无明显异常。

腹部 X 线平片检查： 急性肠梗阻。

超声心动图检查： 左室射血分数（LVEF）52%。风湿性心脏病：二尖瓣狭窄（重度）伴关闭不全（中度），主动脉瓣关闭不全（重度），三尖瓣关闭不全（中度），肺动脉高压（中度），左房明显扩大。

腹部 CT 检查： 升结肠癌并肠梗阻（图 25-1）。

肠道造影检查： 回肠预定吻合部位与结肠预定吻合部位邻近，其间无重要器官及肠管（图 25-2）。

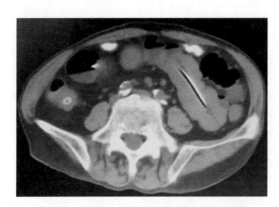

图 25-1　腹部 CT 提示升结肠癌并肠梗阻

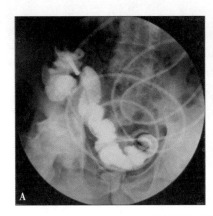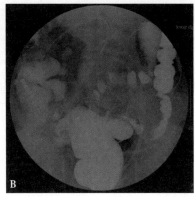

图 25-2 肠道造影检查

A. 经肠梗阻导管造影显示，梗阻部位位于升结肠，造影剂不能通过；

B. 小肠造影同时结肠造影显示，回肠预定吻合部位与结肠预定吻合部位邻近，其间无重要器官及肠管。

手术方案规划

患者入院后予以利尿，控制血糖，控制心律、心率，维持水、电解质平衡，加强营养支持等治疗。放置经鼻型肠梗阻导管，小肠减压后患者腹胀、腹痛有缓解，肠梗阻导管进管深度达 280 cm，经肠梗阻导管造影提示：梗阻部位位于升结肠，造影剂不能通过。同时经肛门结肠碘化油造影提示：远侧结肠通畅，无狭窄，梗阻位于升结肠。回肠预定吻合部位与结肠预定吻合部位邻近，其间无重要器官及肠管，患者适宜行磁吻合术。

患者住院治疗期间，频繁出现胸闷、心慌、气喘、不能平卧等心力衰竭表现。查体：心率波动于 110～140 次 /min。双肺有湿啰音。复查胸部 X 线片：两肺炎症，以右肺为著；两侧胸腔积液；心影增大。补充诊断：肺部感染。予以抗生素治疗。

患者完全性肠梗阻（肿瘤性），因有严重心功能不全、严重内科基础疾病、结肠癌（晚期），而不适宜全身麻醉及任何形式的常规外科手术，如结肠癌姑息性切除术、小肠结肠吻合术、肠造瘘术等。患者有强烈的经口进食愿望。根据术前相关检查和评估，患者有望采用磁吻合技术治疗肠梗阻。向患者及其家属告知内镜辅助下磁吻合技术治疗肠梗阻手术方式及可能存在的风险和并发症后，患者及其家属选择行磁吻合术，并签署手术知情同意书。经医院伦理委员会审查并同意。经讨论后拟定手术方案如下。

方案 1：采用"山内法 1"行回肠 - 结肠侧侧吻合术。患者清醒，无麻醉，咽下子磁体至胃内，胃镜直视下用活检钳将子磁体送入十二指肠内；数字减影血管造影（DSA）下体外磁体诱导子磁体至小肠预定吻合部位；母磁体塞入肛门，肠镜直视下用活检钳将母磁体送至乙状结肠、降结肠内，同时在 DSA 下使母磁体靠近子磁体，最终子、母磁体正面重叠吸附在一起。

方案 2：采用"山内法 2"行回肠 - 结肠侧侧吻合术。患者清醒，无麻醉，肠镜进镜至结肠脾曲，DSA 下通过肠镜活检钳管道将直径 1.143 mm 导丝留置于横结肠内，撤出肠镜。将经鼻型肠梗阻导管末端剪断，并自口腔引出断端，将另一同规格导丝插入肠梗阻导管内，在逐段拔除肠梗阻导管的同时放入导丝，并将导丝留置于小肠内。将子磁体经侧孔穿入导丝；胆管碎石网篮（lithotripsy basket catheter，LBC）外套插入胃镜活检钳管道内，自胃镜远端延伸出，再将小肠内导丝反向插入 LBC 外套内并自手柄端延伸出；用胃镜沿小肠内导丝将子磁体推送进胃内，通过幽门到达十二指肠内；用 LBC 外套继续推送子磁体到达小肠预定吻合部位。小肠内导丝置入体内前，距头端 5 cm 处已被折弯 30°，以阻挡子磁体自行从导丝上滑落。将母磁体经侧孔穿入结肠内导丝；再将结肠内导丝反向插入另一 LBC 外套内并自手柄端延伸出；用 LBC 外套沿结肠内导丝将母磁体推送至结肠预定吻合部位。母磁体逐渐靠近子磁体，子磁体、母磁体侧壁相互吸附，体外诱导磁体使磁体翻转，子磁体、母磁体正面重叠相吸。撤出胃镜，拔除小肠侧、结肠侧导丝及 LBC 外套。

方案的选择：结合患者高龄、恶性肿瘤晚期、严重心肺疾患、心功能不全，不适宜长时间手术操作，因而采用"山内法 2"，放置磁体。

▌磁吻合装置

肠道 - 肠道吻合用磁体：钐钴磁体（Samarium-Cobalt magnet，Sm-Co magnet）；梗阻近侧子磁体直径 17.5 mm、2700 Gs，梗阻远侧母磁体直径 22.5 mm、2000 Gs，两磁体均厚 5 mm，短圆柱形，圆心有一纵向贯通孔，侧壁正中有一横向贯通孔。子、母磁体实物见图 25-3。

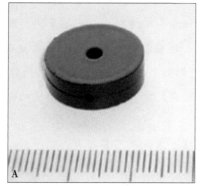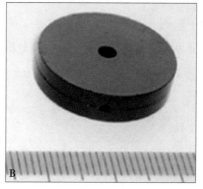

图 25-3 肠道 - 肠道吻合用磁体
A. 子磁体；B. 母磁体。

▌手术过程

手术步骤如下：①肠镜进镜至结肠脾曲，DSA 下通过肠镜活检钳管道将直径 1.143 mm 导丝留置于横结肠内（图 25-4A）；②将导丝插入肠梗阻导管内，在逐段拔除肠梗阻导管的同时放入导丝，使导丝留置于小肠内（图 25-4B、C）；③将子磁体经侧孔穿入导丝，胃镜沿小肠内导丝将子磁体推送进胃内，LBC 外套继续推送子磁体到达小肠预定吻合部位（图 25-5）；④将母磁体经侧孔

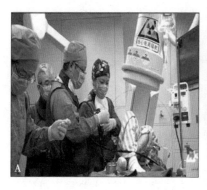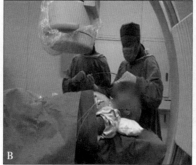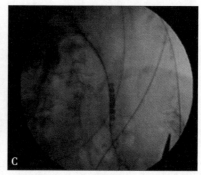

图 25-4 手术过程
A. 经结肠镜留置横结肠导丝；B. 经肠梗阻导管插入导丝；C. 拔除肠梗阻导管，留置小肠内导丝。

穿入结肠内导丝，LBC外套推送母磁体至结肠预定吻合部位，子磁体、母磁体侧壁相吸，子磁体、母磁体吻合面相吸（图25-6）；⑤撤出胃镜，拔除小肠侧导丝及LBC外套，拔除结肠侧导丝及LBC外套（图25-7）。术毕。

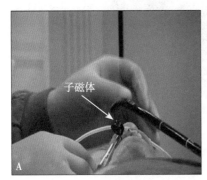
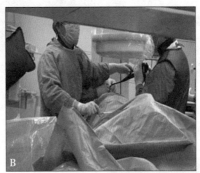
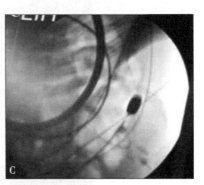

图25-5 子磁体推送过程

A.子磁体侧孔穿入导丝；B.胃镜沿导丝推送子磁体；C.子磁体到达小肠预定部位。

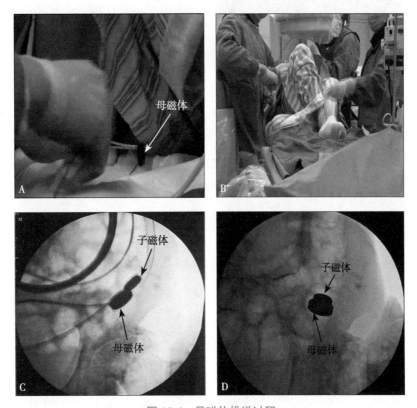

图25-6 母磁体推送过程

A.母磁体侧孔穿入导丝；B.结肠镜沿导丝推送母磁体；
C.母磁体到达结肠预定部位，与子磁体侧壁相吸；D.子磁体与母磁体吻合面相吸。

患者术后继续禁食、水，留置胃管，持续胃肠减压，静脉输液、对症治疗。术后第6天，腹部X线平片示小肠侧、结肠侧磁体对位吸合良好（图25-8A）。术后第8天，子、母磁体自肛门自行排出（图25-8B）。患者进食、排气、排便无异常。术后第25天，结肠镜检查距肛门25 cm处乙状结肠可见磁吻合口，直径约14 mm。结肠造影可见造影剂进入小肠（图25-9A），为预防磁吻合口狭窄，肠镜下用球囊将吻合口扩张至16 mm（图25-9B）。

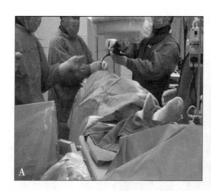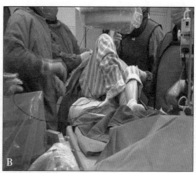

图 25-7　撤出胃镜及导丝

A.拔除胃镜；B.拔除结肠侧导丝。

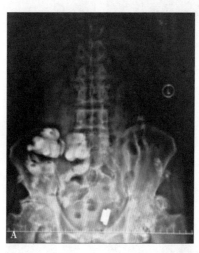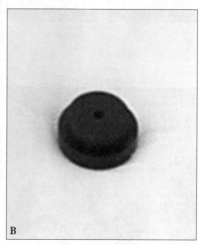

图 25-8　术后复查腹部 X 线平片

A.术后第 6 天复查腹部 X 线平片提示子、母磁体吸合良好；B.术后第 8 天子、母磁体经肛门自行排出。

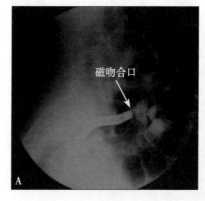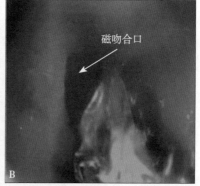

图 25-9　术后结肠镜检查

A.术后结肠镜检查造影可见小肠显影；B.内镜下球囊扩张磁吻合口。

术后随访

术后随访，患者采取少餐多次进食方式，偶有腹痛、腹胀、腹部不适，门诊对症治疗后缓解。5 个月后因肺部感染、心力衰竭死亡。

经典病例点评

回顾该患者磁吻合技术治疗过程，其特点总结如下：①患者完全性肠梗阻（肿瘤性），因严重内科基础疾病、结肠癌（晚期），而不适宜全身麻醉及任何形式的常规外科手术。磁吻合技术创伤小，不需麻醉，对于该患者来说是利大于弊的选择。最终患者肠梗阻治愈，恢复经口进食。②患者入院后立即放置经鼻型肠梗阻导管，行小肠充分减压，改善患者肠梗阻症状，同时给予利尿、控制血糖、控制心率、抗感染及其他有效治疗，使患者术前处于自身良好状态。③患者术前经肠梗阻导管小肠造影，同时行结肠造影和肠镜检查，可以精准判断肠道 - 肠道欲吻合部位。④手术方式采用山内法 2，患者在手术操作前口服盐酸利多卡因胶浆，咽喉部表面麻醉，选用直径 17.5 mm、厚 5 mm 的子磁体，用胃镜推送子磁体到胃内。这样可避免山内法 1 中患者自行吞咽磁体带来的不适。子磁体、母磁体均沿预置在小肠和结肠内的导丝被推送至预吻合部位，全部操作可控制在 1 小时内，这样最大限度地减少对患者的创伤，防止操作中发生意外情况。⑤在山内法 2 中，选用直径 1.143 mm 导丝留置于小肠内，小肠内导丝置入体内前，距头端 5 cm 处已被折弯 30°，以防止子磁体自行从导丝上滑落，这是一个容易被忽视的细节。子磁体一旦自导丝头端滑落，常需要体外磁体诱导子磁体到达小肠预定吻合部位，增加操作时间。⑥山内法 1 或山内法 2 中，子磁体放置于小肠内预定吻合部位，经肛门或人工肛门放置母磁体，母磁体循肠腔逆行进入，在靠近子磁体的过程中，一旦子磁体、母磁体空间距离小于 4 cm，瞬间即相互吸引在一起，其间夹着小肠壁、结肠壁。小肠 - 结肠（侧侧）吻合时，母磁体难以到达"理想"的结肠吻合部位。小肠 - 结肠吻合其间旷置的肠袢比较长，是磁吻合技术尚未解决的一个问题。总之，磁吻合技术治疗肠梗阻需要开展更加广泛、深入的研究。笔者认为，现阶段磁吻合技术可作为缝线吻合及钉式吻合有益的补充发挥其作用。

（侯郑生）

参考文献 ◄◄◄

侯郑生，贾淑娟，王鹏，等. 磁铁压迫吻合术治疗难治性肠梗阻 2 例报告 [J]. 中国实用外科杂志，2019，39（5）：515-517.

病例介绍

患者，男性，75 岁，以"食管早癌内镜黏膜下剥离术（ESD）术后 11 个月，吞咽困难 10 个月"为主诉入院。11 个月前因食管早癌在我院消化内科行 ESD，术后病理回报：食管中分化鳞状细胞癌，侵及黏膜固有层。10 个月前出现吞咽困难，就诊于我院消化内科，行胃镜检查提示：食管狭窄。给予"内镜下球囊扩张＋食管支架置入术"。病程进展中先后 3 次行"内镜下球囊扩张＋食管支架置入术"，但狭窄反复发生，治疗效果欠佳。再次入住我院消化内科，入院后进一步评估病情，消化内镜医生认为再次球囊扩张疗效有限，请磁外科团队会诊后建议行磁力再通术，遂转入肝胆外科进一步治疗。

实验室及影像学检查

实验室检查：血尿粪常规、凝血功能、肝肾功能、电解质及传染性指标大致正常。

胃镜检查：食管 ESD 术后狭窄，距门齿 24 cm 处可见食管狭窄，直径约 0.4 cm（图 26-1A）。

食管造影检查：食管中段狭窄，造影剂可通过狭窄段，狭窄段长度约 18 mm（图 26-1B）。

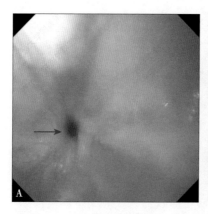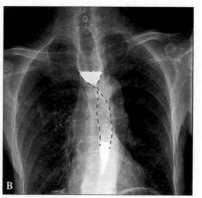

图 26-1　胃镜及食管造影检查

A. 胃镜下所见食管狭窄；B. 食管造影可见食管中段狭窄。

手术方案规划

患者食管狭窄诊断明确，因进行多次"内镜下球囊扩张＋食管支架置入术"，治疗效果欠佳。内镜医生不建议继续进行内镜下治疗，与磁外科团队讨论后，根据术前相关检查和评估，患者具备行磁力再通术指征。向患者及其家属告知食管狭窄磁力再通的手术方式、优缺点以及可能存在的风险和并发症后，患者及其家属选择该手术方式，并签署手术知情同意书。经讨论后拟定手术方案如下。

　　方案 1（图 26-2A）：腹腔镜下打开胃前壁，内镜下经口置入斑马导丝并穿过食管狭窄段进入胃内，进一步将胃内的斑马导丝头端经腹壁戳孔引出体外。将一 10 Fr 胃管头端修剪后穿过母磁体中央孔，胃管尾端给予适度修剪并留有底座，以避免母磁体从胃管尾端脱出。将修剪后的胃管连同胃管底座上的母磁体穿入腹壁外斑马导丝，并沿斑马导丝推送胃管及母磁体，胃管头端在斑马导丝引导下穿过食管狭窄段并经口引出。子磁体中央孔穿入胃管内，推送管推送子磁体至食管狭窄段近端，牵拉胃管头端，母磁体到达食管狭窄段远端。子、母磁体相吸。胃管经鼻腔引出并固定，关闭胃前壁。术毕。

　　方案 2（图 26-2B）：如果方案 1 中斑马导丝无法通过食管狭窄段，则在内镜辅助下直接将子磁体和母磁体分别经口和腹腔镜下胃造瘘口置入食管狭窄段的近端和远端，调整内镜位置使子、母磁体能够对位相吸。

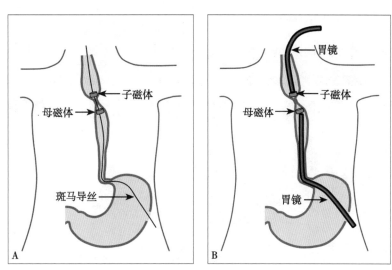

图 26-2 两种手术方案示意图

A. 内镜辅助下斑马导丝穿过食管狭窄段，子、母磁体穿入斑马导丝置入狭窄段两端；

B. 胃镜辅助下直接将子、母磁体置入狭窄段两端。

磁吻合装置

　　手术方案中使用的子、母磁体均为圆环状，尺寸及规格相同，磁体外径 18 mm，内径 4 mm，高 6 mm，均由 N45 烧结钕铁硼永磁材料加工而成，表面氮化钛镀层，高度方向饱和充磁。

手术过程

　　患者静脉麻醉后取仰卧位，常规消毒铺巾，于脐下穿刺建立 CO_2 气腹，气腹压力为 12 mmHg。进镜探查无穿刺损伤，分别于右上腹及左上腹穿刺置入穿刺器，插入相应手术器械。腹腔镜探查示各穿刺点无出血，腹腔无粘连及渗出，肝脾无异常，胃、空肠、回肠、结肠、网膜未见异常。电钩打开胃前壁长约 2 cm，经口进胃镜，距门齿 25 cm 左右可见食管狭窄，直径约 3 mm，经胃镜活检孔进斑马导丝穿过食管狭窄段进入胃内，经胃前壁切口拉出斑马导丝，自左侧腹壁戳卡引出。延长左侧腹壁戳孔切口至 20 mm，修剪 10 Fr 胃管尾端并穿入两枚直径 18 mm 的磁环后，将斑马导丝穿入 10 Fr 胃管内，推送胃管及磁环进入腹腔，经胃前壁切口继续推送，胃镜下可见胃管头端进入食管狭窄段近端并从口腔引出，适当牵拉使磁体到达食管狭窄段远端。将另外两枚直径 18 mm 的磁环套入胃管头端，胃镜推送磁体进入食管狭窄段近端。术中 X 线显示食管狭窄段两端磁体自动对位相吸，磁体间距约 5 mm。遂经口撤出胃镜及斑马导丝。可吸收倒刺线连续缝合关闭胃前壁切口，检查腹腔无活动性出血，于胃大弯侧留置腹腔引流管自左侧腹壁戳孔引出并固定，关闭气腹，排出腹腔残余气体，清点器械及纱布无误后，分别缝合各戳孔，术毕。手术操作过程见图 26-3。

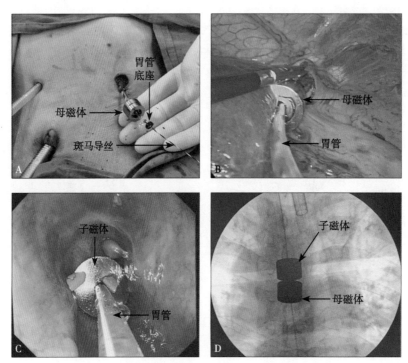

图 26-3　子、母磁体置入过程

A. 经腹壁戳孔置入母磁体至腹腔；B. 经胃壁切口置入母磁体至胃内；
C. 胃镜下置入子磁体至狭窄段近端；D. 子、母磁体相吸。

术后每周行胸部 X 线检查，观察子、母磁体位置。术后第 11 天，患者自觉胃管向下移动，遂再次行胸部 X 线检查提示，磁体从吻合口脱落。胃镜下见食管通畅性良好，胃镜下取出磁体，经导丝引导下预防性置入 80 mm×20 mm 覆硅胶膜食管支架支撑狭窄段（图 26-4）。

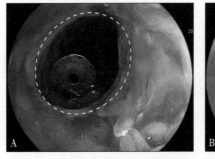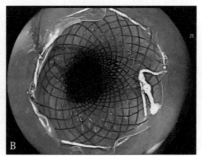

图 26-4　食管再通并预防性置入食管支架

A. 胃镜下所见食管通畅性良好；B. 预防性放置食管支架。

术后随访

食管支架置入后患者可正常经口进食，3 个月后内镜下拔除食管支架。患者随访至今，进食良好，无吞咽困难及进食哽噎感，一般状况良好。

经典病例点评

食管狭窄是食管 ESD 术后常见并发症，大多数患者给予内镜下球囊扩张后狭窄可得到明显缓解，部分严重的患者给予留置食管支架后可获得较满意的治疗效果。该患者食管早癌 ESD 术后出现严重狭窄，并且经过 3 次球囊扩张和食管支架置入后，狭窄仍旧反复发生，说明内镜下治疗对该患者来说疗效非常有限。磁体再通术帮助患者恢复了食管的通畅性，就目前而言，患者明显获益。通过对该患者的治疗，有以下几点体会：①食管狭窄患者球囊扩张治疗 3 次后效果欠佳者，建议可考虑磁力再通术；②该患者食管尚未完全闭塞，斑马导丝能够穿过狭窄段食管，这样极大地方便了磁体的置入；③此患者狭窄段长度不长，但考虑患者反复狭窄，狭窄部位瘢痕较多，因此采用组合式子、母磁体，以增加子、母磁体间压榨力；④针对该患者，在子、母磁体间穿入胃管，一方面可以对磁体进行约束，方便取出；另一方面在磁体留置食管期间，经胃管可鼻饲肠内营养制剂，解决患者肠内营养问题。

（严小鹏　张苗苗　曲　凯　薛海荣　姚博文　卢桂芳）

参考文献 ◀◀◀

[1] 叶丹，陈雯雯，高慧敏，等. 食管胃磁吻合动物实验研究 [J]. 中国医疗设备，2020，35（11）：52-54，57.

[2] 张苗苗，吉琳，刘培楠，等. 磁压榨技术用于食管吻合重建的实验研究 [J]. 中国胸心血管外科临床杂志，2022，29（1）：95-99.

[3] ZHANG M, SHI A, LIU P, et al. Magnetic compression technique for esophageal anastomosis in rats[J]. J Surg Res, 2022, 276: 283-290.

[4] 叶丹，邱明龙，高慧敏，等. 磁压榨技术治疗小儿食管闭锁和狭窄的临床应用探索 [[J]. 中华小儿外科杂志，2020，41（4）：370-374.

第二十七章

食管癌术后食管胃吻合口狭窄合并气管食管瘘磁力再通

病例介绍

患者，女性，53 岁，以"食管癌术后 2 年余，进食哽噎 10 个月加重 1 个月"为主诉入院。2 年前因食管癌在某医院行食管癌根治手术，术后恢复良好出院。10 个月前无明显诱因出现进食时伴有哽噎感，就诊于我院消化内科，行胃镜检查提示食管狭窄，活检提示食管黏膜慢性炎。遂行内镜下食管狭窄球囊扩张术。病程进展期间在我院普外科行空肠造瘘术，后均因能经口进流食后拔除了空肠造瘘管，但食管狭窄仍未能有效缓解且呈加重趋势，病程中累计在我院行球囊扩张 6 次。1 个月前再次出现进食哽噎感伴饮水后呛咳，就诊于我院消化内科，相关检查提示食管狭窄、气管食管瘘，给予禁饮食、行肠外营养治疗。现为求进一步治疗特来我院磁外科门诊，以"食管癌术后食管狭窄、气管食管瘘"收住入院。

实验室及影像学检查

实验室检查：血常规、凝血功能、肝肾功能、电解质及传染性指标大致正常。

胃镜检查：食管入口处距门齿 20 cm 处见吻合口，吻合口处黏膜充血，似闭锁，未见明确管腔（图 27-1A）。

气管镜检查：气管黏膜光滑，中段膜部偏右侧可见一瘘口，瘘口距离声门约 5.5 cm，距离隆突约 7 cm（图 27-1B）。

食管造影：系"食管癌术后"，现片示残余食管 - 胃胸廓入口处吻合，吻合口狭窄，吻合口旁气管食管瘘。

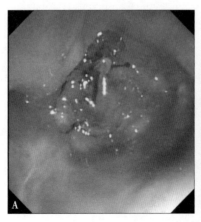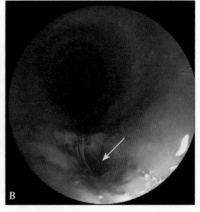

图 27-1 胃镜及气管镜检查

A. 胃镜检查可见吻合口黏膜充血，似闭锁；B. 气管镜可见中段膜部瘘口。

手术方案规划

患者食管狭窄、气管食管瘘诊断明确，患者累计行球囊扩张6次，此次合并有气管食管瘘，不适合再次行球囊扩张治疗。根据术前相关检查和评估，我院食管癌MDT团队讨论后建议患者行外科手术修补气管食管瘘、吻合口狭窄切除重建，必要时需行结肠代食管手术，但患者及其家属拒绝再行外科大手术，要求用磁外科微创技术治疗。向患者及其家属告知磁力再通手术方式、优缺点以及可能存在的风险和并发症后，患者及其家属选择行磁力再通术，并签署手术知情同意书。我院磁外科MDT团队讨论后拟定手术方案如下。

方案1：患者胃镜检查显示狭窄处未见明显管腔，若术中斑马导丝可通过食管狭窄段，可在内镜辅助下经口置入斑马导丝通过狭窄段，另一端通过胃切口引出，将子、母磁体分别穿入口侧和胃侧斑马导丝，利用推送管将子、母磁体推送至狭窄段近端与远端，并使子、母磁体相吸；同期行空肠造瘘，解决患者肠内营养问题。

方案2：如果方案1中斑马导丝无法通过食管狭窄段，则在内镜辅助下直接将子磁体和母磁体分别经口和胃切口置入食管狭窄段的近端和远端，调整内镜位置使子、母磁体能够对位相吸；同期行空肠造瘘，解决患者肠内营养问题。

方案3：如果磁体置入后因间距较大或狭窄处瘢痕较重，无法形成有效的磁力压榨，则取出磁体，仅行空肠造瘘解决患者肠内营养问题。

磁吻合装置

手术操作中使用的子、母磁体为圆环状，均由N45烧结钕铁硼永磁材料加工而成，表面氮化钛镀层，高度方向饱和充磁。母磁体外径20 mm，内径4 mm，厚度6 mm；子磁体外径15 mm，内径4 mm，厚度4 mm。磁体实物见图27-2。

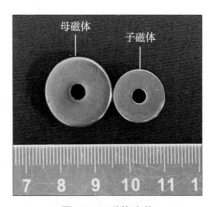

图27-2　磁体实物

手术过程

患者静吸复合麻醉后取仰卧位，常规消毒铺巾，取患者原左腹部手术切口并适当向头侧延长，切口长约10 cm，逐层进腹，钝锐结合仔细分离腹腔粘连，显露腹腔残余胃体。纵向切开胃前壁约2 cm。经胃切口进胃镜25 cm左右可见食管胃吻合口狭窄。同时经口进胃镜，距门齿20 cm处可见食管狭窄近乎闭锁。经口胃镜下置入斑马导丝，调整斑马导丝后，斑马导丝穿越食管狭窄进入胃内，经胃切口引出斑马导丝。沿斑马导丝经口于食管狭窄段近端置入直径 20 mm 的母磁体，沿斑马导丝经胃切口于食管狭窄段远端置入直径 15 mm 的子磁体（3 枚叠加），C 型臂 X 线机拍片可见子、母磁体对位相吸，磁体间距约 13 mm。拔除斑马导丝，4-0 Prolene 连续缝合关闭胃切口。磁体置入过程见图 27-3。

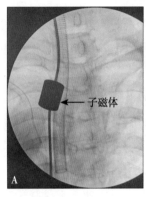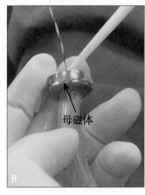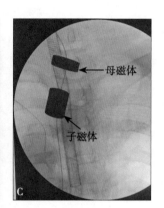

图 27-3　子、母磁体置入过程

A. 沿导丝置入子磁体至狭窄段远端；B. 经口沿导丝置入母磁体；C. 子、母磁体相吸，磁体间距约 13 mm。

空肠造瘘：自屈氏韧带 30 cm 处选定拟造瘘位置，自对系膜处肠管切开小肠，向远端置入 14 Fr 胃管约 40 cm，丝线荷包缝合固定营养管，将导管顺肠管纵轴平置于近端肠壁上，沿导管两旁以丝线做浆肌层间断缝合，将导管及荷包缝合口埋于两侧肠壁折叠内，长约 5 cm，自左上腹腹直肌外侧缘开口长约 0.5 cm，将空肠营养管自此引出，将造口肠管浆肌层和腹壁腹膜固定 6 针，营养管及皮肤缝合固定，50 mL 生理盐水自营养管推注，管腔通畅，无外渗。

检查无活动性出血，于左肝下放置引流管 1 根，自左下腹刺口引出，清点器械、敷料无误，逐层关闭腹腔，依次缝合刺孔，常规消毒包扎。将母磁体牵引导管自鼻腔引出并固定。术毕，患者麻醉苏醒后安返病房。

术后经空肠营养管给予肠内营养治疗。术后第 1 天、第 4 天行胸部 X 线检查，之后每隔 1 周进行一次胸部 X 线检查，观察子、母磁体位置。术后第 39 天磁体位置未见明显变动，遂在胃镜下将子、母磁体经口取出（图 27-4A）。胃镜下见食管通畅性建立。因患者存在气管食管瘘导致胃液反流入气管，为减轻肺部感染，在 9 天后患者行内镜下食管支架置入（图 27-4B、C）。术后患者一般状况可，进少量半流食。

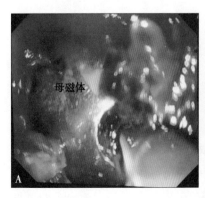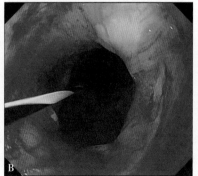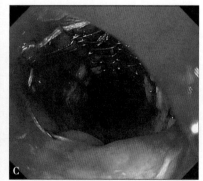

图 27-4　磁体取出及内镜下食管支架置入

A. 术后第 39 天胃镜下所见磁体；B. 内镜下所见食管通畅性良好；C. 胃镜下置入食管支架。

术后随访

患者术后随访至今已 3 个月，可经口进半流食，气管食管瘘尚未完全闭合，目前继续留置食管支架，待后续复查气管食管瘘口愈合情况后再考虑拔除食管支架。

经典病例点评

食管癌术后食管狭窄合并气管食管瘘是临床上治疗起来非常棘手的疾病，该患者因食管狭窄反复行内镜下球囊扩张，之后出现气管食管瘘，不排除瘘的形成与多次反复球囊扩张有关。患者在治疗过程中面临三个困境：第一，如何实现食管再通；第二，气管食管瘘如何干预治疗；第三，肠内营养问题如何解决。这三个问题相互关联和制约。常规治疗需要行较大的外科手术，这也是最有效的治疗方式之一，尽管手术创伤大、手术风险及围手术期并发症发生率均较高。但是，患者及其家属坚决拒绝。

在治疗该患者时，我们认为食管再通是一切治疗的核心和关键，食管通畅性问题解决了，患者的气管食管瘘就有自行愈合的可能，患者的肠内营养问题也就能得到解决。在整个治疗过程中，我们的感受和体会有以下几点：①食管狭窄在内镜治疗无效的情况下，可采用磁力再通技术，因为患者之前多次进行腹部手术，腹腔粘连严重，因此在开腹下置入狭窄远端的磁体，狭窄近端磁体在内镜辅助下经口置入。②患者食管狭窄段间距较大，子、母磁体置入后相吸状态下间距仍有 13 mm，但在术后的复查中显示子、母磁体间距迅速缩小。③该患者存在气管食管瘘，因此我们等待了较长的时间后才在内镜下拔除磁体，是为了避免过早拔除磁体的过程中撕裂组织导致瘘口增大。④拔除磁体后留置食管支架有两个目的，一是减少胃液经气管食管瘘反流入气管内；二是支撑狭窄部位，避免术后再次出现狭窄。⑤该患者目前随访时间有限，食管支架尚未拔除，因此远期效果有待进一步观察。

（严小鹏　张苗苗　和水祥　沙焕臣　吕　毅　薛海荣）

参考文献 ◀◀◀

[1] 张苗苗，吉琳，刘培楠，等 . 磁压榨技术用于食管吻合重建的实验研究 [J]. 中国胸心血管外科临床杂志，2022，29（1）：95-99.

[2] ZHANG M, SHI A, LIU P, et al. Magnetic compression technique for esophageal anastomosis in rats[J]. J Surg Res, 2022, 276: 283-290.

[3] 叶丹，邱明龙，高慧敏，等 . 磁压榨技术治疗小儿食管闭锁和狭窄的临床应用探索 [J]. 中华小儿外科杂志，2020，41（4）：370-374.

病例介绍

患者，女性，45 岁，以"直肠癌术后 16 个月，排便困难 1 年"为主诉入院。16 个月前因"直肠癌"在当地医院行腹腔镜下直肠癌根治（Dixon 术），术后恢复良好，按期行化疗（具体方案不详），1 年前出现排便困难，在当地医院行肠镜检查提示直肠吻合口狭窄，行内镜下球囊扩张治疗后排便困难的症状稍有缓解，但吻合口狭窄仍呈现出渐进性加重趋势。患者反复多次内镜下球囊扩张治疗后效果欠佳，现为求进一步治疗特来我院磁外科门诊，以"直肠狭窄"收住入院。

实验室及影像学检查

实验室检查： 血常规、凝血功能、肝肾功能、电解质及传染性指标大致正常。

结肠镜检查： 经肛门进镜，距肛门 5 cm 处可见吻合口明显狭窄，周围黏膜充血水肿，覆白苔，普通肠镜镜身无法通过（图 28-1A）。

结肠造影： 肠镜引导下将胃管穿过狭窄处，留置 14 Fr 胃管后退镜，经胃管注入适量造影剂，使狭窄处两端肠管充分显影，可见直肠狭窄（图 28-1B）。

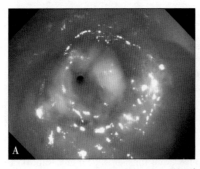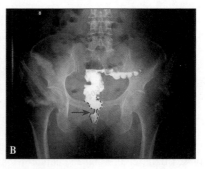

图 28-1　结肠镜及结肠造影检查
A. 结肠镜检查可见距肛门 5 cm 处管腔明显狭窄；B. 结肠造影可见直肠狭窄。

手术方案规划

患者直肠狭窄诊断明确，经多次局部扩张治疗后效果欠佳。根据术前相关检查和评估，患者具备行磁力再通手术治疗指征。向患者及其家属告知经肛单通路直肠狭窄磁力再通的手术方式、优缺点以及可能存在的风险和并发症后，患者及其家属选择行磁力再通术，并签署手术知情同意书。患者无肠造口通道，因此属于单入路型，Yan-Zhang's 分型属于 IV 型。我院磁外科 MDT 团队讨论后拟定手术方案如下：

患者肠镜及直肠造影检查显示14 Fr胃管可穿过狭窄段，因此可在腔镜监视下经肛置入S形磁环，使其以蛇形运动的方式进入狭窄段近端后，通过牵拉磁环上的控制线使其由S形变为O形，再经肛门置入O形母磁环至狭窄段远端，使两端磁环相吸。手术方案示意图见图28-2。

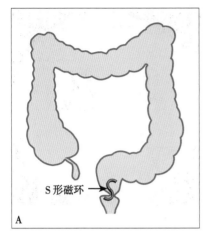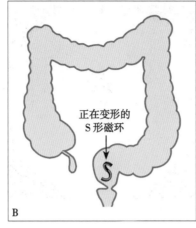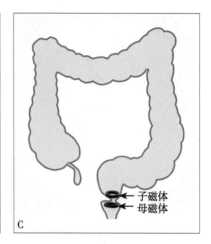

图 28-2　手术方案示意图

A. S形磁环以蛇形运动形式穿过狭窄段；B. S形磁环变形为O形；C. 子、母磁环相吸。

磁吻合装置

手术方案中使用经肛单通路磁吻合环，由两个半圆环组成，半圆环外径30 mm，内径18 mm，厚度6 mm，由N50烧结钕铁硼永磁材料加工而成，表面氮化钛镀层（图28-3）。

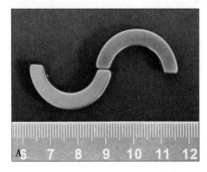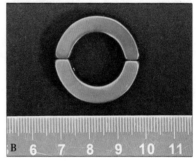

图 28-3　磁体实物

A. 磁环呈S形；B. 磁环变形为O形。

手术过程

患者静脉麻醉后取仰卧位，黏膜型安尔碘消毒直肠肠腔，经肛门置入单孔Port，向肠腔内充气，压力12 mmHg，充分暴露视野。置入腹腔镜光源，探查可见距离肛门5 cm左右存在直肠狭窄，狭窄处可见吻合钉，狭窄口3~4 mm，探查仅可通过14 Fr胃管，血管钳给予适当扩张后可勉强通过一次性肛管。腹腔镜监视下经肛门置入S形子磁环，磁环头端进入狭窄段后以蛇形运动形式前进，直至整个S形磁环进入狭窄段近端。术中C型臂X线机拍片可见磁环呈S形，牵拉磁环控制线使其发生变形，再次C型臂X线机拍片可见S形磁环顺利变形为O形。经肛门置入一次性球囊导尿管，导尿管穿过子磁环中央孔，经导尿管球囊通道注射适量碘海醇溶液，X线下可见球囊显影。牵拉导尿管，在球囊作用下磁环呈水平位状态，此时经肛门置入母磁环。X线下可见子、母磁环相吸，磁环间距约 10 mm。将导尿管继续留置于直肠内，并使球囊位于子磁环上端，术毕，患者苏醒后安返病房。手术操作过程见图 28-4。

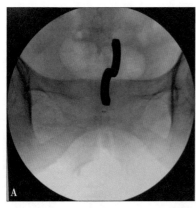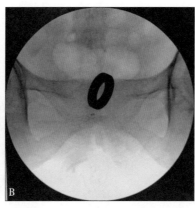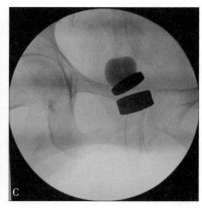

图 28-4 磁体置入及变形过程
A. S 形磁环穿过狭窄段；B. S 形磁环变形为 O 形；C. 子、母磁环对位相吸。

术后 1 周行盆腔 X 线检查，观察子、母磁环位置。术后第 8 天在肛门镜下将磁环取出，肉眼可见吻合口轻度充血及水肿，无溃疡及出血，磁吻合口直径约 16 mm。结肠镜检查提示距肛门 5 cm 左右见吻合口，覆少量白苔，普通肠镜通过顺利。行结肠造影可见吻合口通畅性可（图 28-5）。

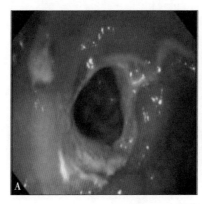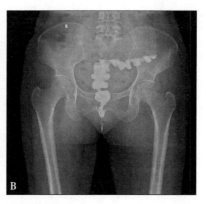

图 28-5 结肠镜及结肠造影检查
A. 结肠镜检查；B. 结肠造影检查。

术后随访

出院后嘱患者间断扩肛棒扩肛，患者随访至今，排气、排便均正常。

经典病例点评

在该病例中，患者仅有一个经肛门入路可放置磁体，且该患者的直肠狭窄部位距离肛门较近，为体外操控磁环的置入和状态的改变提供了可能。因此，我们在该病例中使用了经肛单通路的 S 形磁吻合环。其特点如下：①磁吻合环由 2 个半圆环组成，这 2 个半圆形磁环相吸后轴向旋转 180° 可变成 S 形，能够获得较小的横截面积，为蛇形运动越过狭窄段创造了可能；②在牵拉线和控制管的操作下，经肛单通路磁吻合环可由 S 形变为 O 形。S 形和蛇形运动有效解决了通过狭窄段的问题，因此在设计磁吻合环直径时，可忽略置入操作问题，而使磁吻合环直径尽可能接近直肠内径，为尽可能去除吻合口瘢痕创造了条件。

（严小鹏　张苗苗　沙焕臣　秦沅发）

参考文献 ◄◄◄

[1] BAI J, HUO X, MA J, et al. Magnetic compression technique for colonic anastomosis in rats[J]. J Surg Res, 2018, 231: 24-29.

[2] 卢桂芳，孙学军，严小鹏，等. 内镜辅助下磁压榨术治疗直肠癌术后吻合口闭锁初探 [J]. 中国消化内镜杂志，2019，12（36）：933-935.

[3] LU G, LI J, REN M, et al. Endoscopy-assisted magnetic compression anastomosis for rectal anastomotic atresia[J]. Endoscopy, 2021, 53(12): E437-E439.

[4] 张苗苗，李晨光，王娟娟，等. 经肛单通路磁吻合环治疗直肠狭窄的动物实验研究 [J]. 局解手术学杂志，2023，32（7）：637-641.

第四篇
胸外科临床实践篇

04

病例介绍

患者，男性，62岁，以"发现右肺结节3年"为主诉入院。3年前体检行胸部CT检查提示右肺结节，未进一步处理，定期门诊随访观察。5个月前复查胸部CT提示右肺结节较前增大。无发热、咳嗽、咳痰、咯血，无胸痛、胸闷、气短等不适。为求进一步诊治，就诊于我院胸外科门诊，以"右肺结节"收住入院。20年前确诊2型糖尿病，口服降糖药，日常监测血糖控制良好；3年前诊断"多发性肠息肉"，先后3次行内镜下治疗。近2年体重减轻20 kg。现患者体重70 kg，身高172 cm，BMI 23.66 kg/m^2。

实验室及影像学检查

实验室检查：血尿粪常规、肝肾功能、电解质、凝血功能、肿瘤标志物、传染性指标均正常。

胸部CT（图29-1）：右肺上叶尖段实性分叶状结节，考虑占位性病变，建议进一步检查或密切观察；右肺上叶尖段、左肺上叶尖后段、左肺下叶后基底段多发小结节影，建议随访复查；右肺中叶、下叶纤维条索；右肺上叶前段肺气囊。

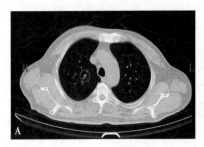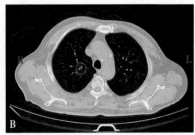

图 29-1　胸部 CT 所见病灶

手术方案规划

患者右肺上叶尖段占位，双肺多发肺结节诊断明确，无自觉症状，口服药物治疗后结节无显著变化。患者及其家属手术治疗意愿强烈，患者一般状况良好，具备肺结节切除手术指征。向患者及其家属详细讲解磁锚定辅助胸腔镜肺结节切除术的操作方式、优缺点及可能存在的风险和并发症后，患者及其家属选择磁锚定胸腔镜右肺上叶尖段切除备肺叶切除术，并签署手术知情同意书。经讨论后拟定手术方案如下。

方案1：经右侧腋中线第4肋间建立切口，利用施夹器将磁锚定内置抓钳钳夹于右肺上叶合适部位，右侧胸壁外放置锚定磁体牵拉肺叶，充分暴露视野，切除右肺上叶尖段。切除后根据术中冰冻病理结果，调整手术方案备右肺上叶切除＋淋巴结清扫。

方案2：术中如果视野显露困难、牵拉力与角度不合适、损伤正常肺组织导致术中出血等，则变更手术方式为常规单孔胸腔镜右肺上叶尖段备肺叶切除术。

磁锚定装置

磁锚定装置由体外锚定磁体、施夹器和磁锚定内置抓钳构成。体外锚定磁体为高80 mm、直径50 mm的圆柱形钕铁硼磁体，与机器人机械臂相连，可遥控实现角度及位置调整。施夹器为非顺磁性材料加工而成，磁锚定内置抓钳由钕铁硼永磁材料加工而成，表面经镀层处理，可直接与施夹器连接实现钳夹及释放。磁锚定装置见图29-2。

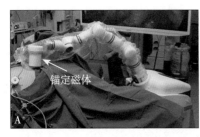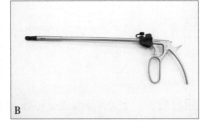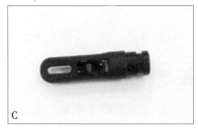

图29-2　磁锚定装置
A.搭载锚定磁体的机械臂；B.施夹器；C.磁锚定内置抓钳。

手术过程

患者于2022年11月在我院实施磁锚定辅助胸腔镜肺段切除手术。全麻双腔气管插管满意后，取左侧卧位，常规消毒铺巾。取右侧腋中线第4肋间长约4 cm小切口，置入胸腔镜探查：胸腔无明显积液，右肺上叶与胸壁轻度粘连，结节位于上叶尖段，肺表面胸膜未见凹陷，遂决定行"磁锚定胸腔镜右肺上叶尖段切除＋胸膜粘连烙断术"。于肺门前后打开纵隔胸膜后，游离肺门及下肺韧带。置入磁锚定内置抓钳，胸壁外放置机械臂锚定磁体，将肺组织牵向脚侧，游离上叶尖段肺动脉及支气管，分别以腔镜直线切割缝合器切断。打开段门，见一小支静脉进入尖段，以超声刀凝断。移除磁锚定装置，吸痰膨肺，采用膨胀萎陷法显露段间平面，以腔镜直线切割缝合器沿段间平面切开，移除上叶尖段肺组织。剖开肺组织，见结节呈错构瘤样改变，考虑良性结节，故未清扫淋巴结。胸腔注水吸痰后膨肺，右肺膨胀良好，支气管残端及肺组织残缘无漏气。胸腔止血后蒸馏水冲洗，于腋中线第4肋间留置胸腔闭式引流管1根，清点纱布、器械无误，逐层关胸。术中出血约50 mL，未输血。磁锚定辅助胸腔镜肺段切除手术过程见图29-3。

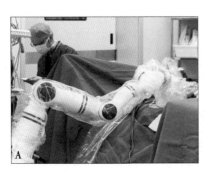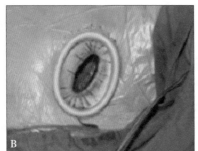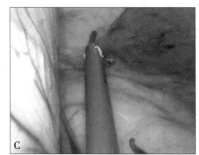

图29-3　磁锚定辅助胸腔镜肺段切除手术过程

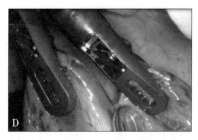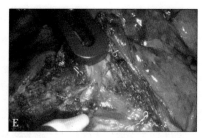

图 29-3（续）

A. 术中机械臂及锚定磁体；B. 手术切口；C. 磁锚定装置牵拉右肺下叶松解下肺韧带；
D. 术中 2 个磁锚定内置抓钳同时牵拉右肺上叶；E. 游离上叶尖段肺动脉及支气管。

术后随访

患者术后恢复良好，术后病理回报：错构瘤。患者随访至今，一般状况良好。

经典病例点评

磁锚定腔镜手术在临床上的应用已较为广泛，Gonzalez-Rivas 最早提出磁锚定技术（MAT）可以用于胸腔镜手术，术中用磁锚定内置抓钳代替腔镜抓钳，可减少戳卡处器械间的相互干扰。磁锚定内置抓钳能够灵活地钳夹靶肺组织，清楚地暴露术野，方便术者操作。该患者右肺上叶结节切除的范围选择了上叶尖段切除，术中磁锚定技术对于肺段切除术暴露术野具有独特的优势，磁锚定装置提供的牵拉力与角度适合于上叶尖段暴露段门后牵拉段支气管口，也明显降低了松解下肺韧带时暴露术野的操作难度。因此磁锚定技术是腔镜微创手术中一种安全可行的辅助手段，尤其是在单孔肺叶切除、肺段切除术中具有很大的临床应用潜力。

（张　勇　王天仁）

参考文献 ◄◄◄

[1] GONZALEZ-RIVAS D. Unisurgeon' uniportal video-assisted thoracoscopic surgery lobectomy[J]. J Vis Surg, 2017, 3: 163.

[2] 严小鹏, 李益行, 刘培楠, 等. 磁锚定技术辅助胸腔镜肺切除术的临床应用效果 [J]. 西安交通大学学报（医学版）, 2021, 42（2）: 262-266.

[3] 严小鹏, 李益行, 付军科, 等. 磁锚定技术辅助胸腔镜肺楔形切除术三例 [J]. 中国胸心血管外科临床杂志, 2020, 27（2）: 228-229.

[4] 南钉定, 张苗苗, 汪凡迪, 等. 磁锚定技术辅助胸腔镜肺切除术的手术护理配合 [J]. 中国医疗设备, 2021, 36（5）: 28-30.

[5] 李益行, 张勇, 吉琳, 等. 一种肺表面磁锚定装置的动物实验 [J]. 中华胸心血管外科杂志, 2020, 36（6）: 366-369.

[6] 史爱华, 马思捷, 付珊, 等. 基于磁锚定技术的减戳孔腔镜手术内置抓钳的设计 [J]. 中国医疗器械杂志, 2019, 43（5）: 334-336.

[7] LI Y, ZHANG M, SHI A, et al. Magnetic anchor technique-assisted thoracoscopic lobectomy in beagles[J]. Sci Rep, 2022, 12(1): 11916.

病例介绍

患者，男性，81 岁，因"胸闷、反酸、食欲减退 2 个月"入院。2 个月前无明显诱因出现胸闷、食欲减退，间断有反酸，其余无不适。1 周前行胃镜检查示：距门齿 33～36 cm 近前壁可见凹凸不平病变，镜下组织活检提示"食管鳞癌"。现为求手术治疗，特来我院胸外科门诊，门诊以"食管癌"收住入院。自发病以来，食欲下降，体重下降约 4 kg。现患者体重 67.5 kg，身高 168 cm，BMI 23.92 kg/m^2。

实验室及影像学检查

实验室检查： 血尿粪常规、肝肾功能、电解质、凝血功能、传染性指标均正常。

胃镜检查： 距门齿 33～36 cm 近前壁可见凹凸不平病变，镜下组织活检提示"食管鳞癌"。

胸部平扫： 食管颈段及胸上段管壁稍增厚，需进一步胃肠造影检查；两肺间质性改变、局限性肺气肿；纵隔未见明显肿大淋巴结。

手术方案规划

患者"食管鳞癌"诊断明确，患者及其家属手术治疗意愿强烈，相关检查未提示肿瘤远处转移，术前心肺功能评估尚可，具备食管癌根治手术指征。向患者及其家属详细讲解磁锚定辅助胸腹腔镜联合食管癌根治术与常规颈胸腹三联合食管癌根治术操作方式、优缺点及可能存在的风险和并发症后，患者及其家属选择磁锚定辅助胸腹腔镜联合食管癌根治术，并签署手术知情同意书。经讨论后拟定手术方案如下。

方案 1： 游离食管脊柱侧，然后于食管中段穿牵引带并用血管夹夹闭断端，磁锚定内置抓钳钳夹食管牵引带，将磁性组织夹移动至后胸壁内侧，于胸壁外对应位置放置锚定磁体吸引磁性组织夹，将食管牵向脊柱侧，协助游离食管心包侧，显露左、右侧喉返神经，清扫食管旁、左右侧喉返神经链淋巴结，完成胸段食管游离，其余操作同常规手术。

方案 2： 术中如果视野显露困难，磁锚定内置抓钳导致食管及周边组织损伤或牵拉效果不理想，则变更手术方式，按照常规颈胸腹联合食管癌根治切除。

磁锚定装置

磁锚定装置由体外锚定磁体、施夹器和磁锚定内置抓钳构成。体外锚定磁体为高 80 mm、直径 50 mm 的圆柱形钕铁硼磁体，与机器人机械臂相连，可遥控实现角度及位置调整。施夹器为非顺磁性材料加工而成，磁锚定内置抓钳由钕铁硼永磁材料加工而成，表面电镀镍。施夹器可直接与磁锚定内置抓钳连接实现钳夹及释放。磁锚定装置见图30-1。

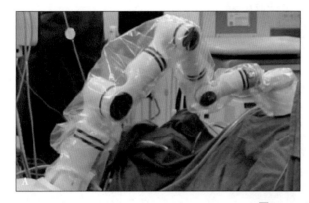
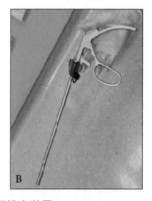
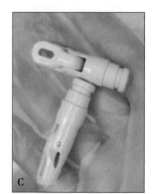

图30-1 磁锚定装置
A. 搭载锚定磁体的机械臂；B. 施夹器；C. 磁锚定内置抓钳。

手术过程

患者于2022年11月18日在我院行磁锚定辅助胸腹腔镜联合食管癌根治，采用静吸复合麻醉。左侧卧位，常规消毒铺巾，取腋中线第7肋间小切口（长约1 cm）为观察孔，腋前线第3肋间、第5肋间、肩胛线第7肋间（长约0.5 cm、1 cm、0.5 cm）为主、副操作孔，插入戳卡。进镜探查可见胸腔内无转移灶及胸腔积液，肿瘤位于食管下段心包后，范围长约3 cm，与周围组织粘连紧密，活动度尚可，根据术前检查及术中所见，遂决定行磁锚定辅助胸腹腔镜联合食管癌根治术。超声刀沿着食管床平面游离，钝锐结合游离食管肿瘤，游离奇静脉弓后切断，向上游离食管至胸顶，向下至膈肌裂孔，术中应用磁锚定装置牵引食管，整个过程注意保护气管膜部，显露并探查双侧喉返神经，清扫喉返神经旁淋巴结，清扫食管旁淋巴结。磁锚定辅助胸腹腔镜联合食管癌根治术中胸段食管游离过程见图30-2。

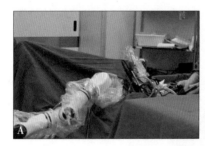
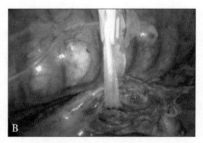
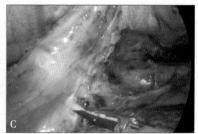

图30-2 磁锚定辅助胸腹腔镜联合食管癌根治术中胸段食管游离过程
A. 锚定磁体位置；B. 磁锚定装置牵拉显露食管；C. 游离胸段食管。

腹段食管及胃游离、肿瘤切除及管状胃吻合，按常规颈胸腹联合食管癌根治术实施。吻合建立后冲洗颈部伤口、留置引流条，逐层关闭颈部伤口，清点纱布、器械无误，固定腹腔引流管，逐层关腹。手术顺利，术中出血约20 mL，未输血。

术后随访

术后诊断为食管斑块型中分化鳞状细胞癌，TNM分期为$pT_{1b}N_0M_0$，ⅠB期。临床分期为

$cT_{1b}N_0M_0$，ⅠB 期。患者术后恢复顺利，随访至今一般状况良好。

经典病例点评

　　胸腔镜下食管切除术已成为治疗可切除食管癌的主要手术方式，相比于传统的开放性食管切除术式，胸腔镜下食管切除术缩短了手术切口、减轻了术后胸痛、更符合美学的理念，同时也减少了呼吸系统及其他相关并发症。但常规三孔或四孔胸腔镜下食管切除手术，由于腔镜器械对肋间神经的挤压，术后小切口处的疼痛依然存在。因此，减戳孔胸腔镜食管切除术引起人们更多的注意。相关研究结果显示：与三孔胸腔镜手术比较，单孔胸腔镜手术有更低的疼痛评分，体现了单孔胸腔镜手术的潜在优势。单孔胸腔镜手术由于操作孔的减少，经常出现操作器械间的相互干扰，增加了术野暴露的难度，对手术技术的要求较高，以上诸多因素阻碍了单孔胸腔镜食管切除术的推广。应用磁锚定技术进行辅助，可以将食管向背侧、腹侧等不同方向牵拉，协助显露解剖平面，无须专用的胸腔镜器械牵拉食管，也无须进行胸腔穿刺牵拉食管，减少了操作器械之间的相互干扰，也可以减少胸壁戳卡和胸腔穿刺对于胸壁的创伤。

（张　勇　王天仁）

参考文献 ◀◀◀

[1] 严小鹏，陈雯雯，付军科，等. 磁锚定牵引技术辅助胸腔镜下食管切除术三例 [J]. 中国胸心血管外科临床杂志，2022，29（6）：793-796.

[2] YIBULAYIN W, ABULIZI S, LV H, et al. Minimally invasive oesophagectomy versus open esophagectomy for resectable esophageal cancer: a meta-analysis[J]. World J Surg Oncol, 2016, 14(1): 304.

[3] YANASOOT A, YOLSURIYANWONG K, RUANGSIN S, et al. Costs and benefits of different methods of esophagectomy for esophageal cancer[J]. Asian Cardiovasc Thorac Ann, 2017, 25(7-8): 513-517.

[4] TAMURA M, SHIMIZU Y, HASHIZUME Y. Pain following thoracoscopic surgery: retrospective analysis between single-incision and three-port video-assisted thoracoscopic surgery[J]. J Cardiothorac Surg, 2013, 8: 153.

[5] ZHENG W, ZHU Y, GUO C, et al. Esophageal suspension method in scavenging peripheral lymph nodes of the left recurrent laryngeal nerve in thoracic esophageal carcinoma through semi-prone-position thoracoscopy[J]. J Cancer Res Ther, 2014, 10(4): 985-990.

[6] 郑斌，许锦鑫，吴培训，等. 密闭式单孔胸腹腔镜联合食管癌根治术的应用价值 [J]. 中华消化外科杂志，2019，18（3）：270-273.

第三十一章

磁示踪肺小结节定位

病例介绍

患者，女性，71岁，以"发现右肺上叶结节2个月余"为主诉入院。2个月前于当地医院体检时行胸部CT检查提示：右肺上叶纯磨玻璃结节，大小约6 mm×8 mm。无胸闷、气短、咳嗽、咳痰等不适，未予治疗。1周前再次于当地医院行胸部CT检查提示：右肺上叶纯磨玻璃结节较前变化不大，大小约6 mm×8 mm；双侧局限性胸膜增厚，粘连；双侧肋骨陈旧性骨折改变；主动脉及冠状动脉粥样硬化性改变。现为求手术治疗特来我院胸外科门诊，以"右肺上叶结节"收住入院。高血压病史20年，血压最高150/90 mmHg，平时口服拜新同，血压控制平稳；2型糖尿病22年，空腹血糖最高15 mmol/L，平时口服二甲双胍、格列美脲、阿卡波糖，皮下注射胰岛素，近期血糖水平控制良好。28年前因胆囊结石于当地医院行胆囊切除术。

实验室及影像学检查

实验室检查：血尿粪常规、肝肾功能、电解质、凝血功能、传染性指标、肿瘤标志物均正常。

心电图：窦性心律，64次/min，大致正常心电图。

超声心动图：升主动脉增宽，左室舒缓功能减低，射血分数（EF）66%。

肺通气功能：肺通气功能大致正常。

胸部CT：右肺上叶纯磨玻璃结节较前变化不大，大小约6 mm×8 mm；双侧局限性胸膜增厚，粘连；双侧肋骨陈旧性骨折改变；主动脉及冠状动脉粥样硬化性改变。

手术方案规划

患者右肺上叶纯磨玻璃结节，大小约6 mm×8 mm，距离肺膜约5 mm，不排除早期肺癌可能，术前相关辅助检查已完善，未见绝对手术禁忌，具有手术指征，患者及其家属手术切除意愿比较强烈，遂决定行单孔胸腔镜右肺上叶结节切除术。考虑术中探查寻找结节比较困难，需术前于CT引导下行肺结节定位，向患者及其家属详细讲解磁示踪肺小结节定位技术与传统Hook-wire肺结节定位技术的操作方式、优缺点及可能存在的风险和并发症后，患者及其家属选择磁示踪肺小结节定位方式，并签署手术知情同意书。我院磁外科MDT团队讨论后拟定手术方案如下。

方案1：局麻下行CT引导磁示踪肺小结节定位，定位成功后，转入手术室，全麻气管插管成功后，行单孔胸腔镜右肺上叶结节切除术（右肺上叶楔形切除术），术中根据病理结果，决定进一步的手术方案（或行右肺上叶切除术）。

方案2：定位过程中，如磁示踪肺小结节定位实施失败，则行Hook-wire定位，定位成功后，转入手术室，全麻气管插管成功后，行单孔胸腔镜右肺上叶结节切除术（右肺上叶楔形切除术），术中根据病理结果，决定进一步的手术方案（或行右肺上叶切除术）。

磁示踪装置

　　该患者使用的磁示踪装置包括示踪磁体、寻踪磁体和穿刺针。示踪磁体为高 7 mm、直径 1 mm 的圆柱体，由 N50 烧结钕铁硼永磁材料加工而成，派瑞林表面改性，径向充磁。寻踪磁体为高 20 mm、内径 5 mm、外径 15 mm 的带孔圆柱体，由 N50 烧结钕铁硼永磁材料加工而成，表面电镀镍，径向充磁。穿刺针由针管、针芯、限高座装配而成，使用 304 不锈钢加工而成。肺小结节磁示踪装置见图 31-1。

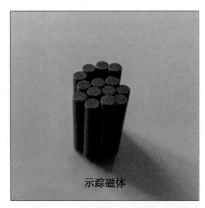
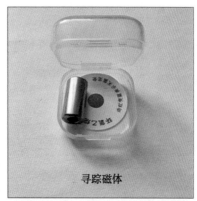

示踪磁体　　　　　　　寻踪磁体

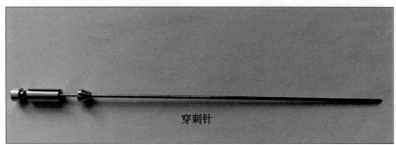

穿刺针

图 31-1　肺小结节磁示踪装置

手术过程

　　患者于 2022 年 11 月在我院行 CT 引导下磁示踪肺小结节定位并胸腔镜下肺结节切除术。

　　肺结节定位：患者取平卧位，先行局部 CT 平扫，确定肺结节位置及穿刺点，测量进针深度及角度，常规消毒铺巾，5% 利多卡因局部浸润麻醉。两根穿刺针平行穿刺进入结节周围 1 cm 范围内（注意避免直接穿刺入结节，穿刺针应适当超过结节深度，一般不超过 1 cm，以免阻挡直线切割路径），再次行 CT 扫描，确定穿刺针针尖位置合适，分别取出两个穿刺针限高座，同时轻轻按压两根穿刺针针芯，将示踪磁体推入肺组织内，拔除穿刺针，再次行 CT 扫描观察示踪磁体位置及出血、气胸等并发症的发生情况。无菌敷贴覆盖穿刺点后送手术室。

　　胸腔镜肺结节切除术：穿刺定位后送入手术室，全麻双腔气管插管满意后，取左侧卧位，常规消毒铺巾，于右侧腋前线第 4 肋间取长约 3 cm 切口，进胸腔镜，探查未见明显渗出及粘连，寻踪磁体于肺表面滑动探查确定肺结节位置，于右肺上叶前段近水平裂处，肺组织被寻踪磁体轻轻吸起，确认即为结节定位点。卵圆钳提起定位点肺组织，腔镜直线切割缝合器楔形切除右肺上叶肿物，术中送冰冻病理回报：右肺上叶原位或微浸润腺癌。遂进一步采集 2、4 组淋巴结。胸腔注水吸痰后膨肺，余肺叶膨胀良好，切缘及肺组织无漏气。胸腔止血后，蒸馏水冲洗。于腋中线第 4 肋间安置胸腔闭式引流管 1 根，清点纱布、器械无误。逐层关胸，伤口纹饰美容缝合。手术顺利，术中出血约 10 mL，未输血。磁示踪肺小结节定位并胸腔镜肺结节切除手术过程见图 31-2。

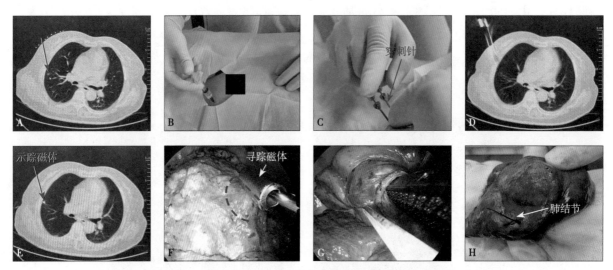

图 31-2　磁示踪肺小结节定位并胸腔镜肺结节切除手术过程

A. CT 扫描所示肺结节位置；B. 确定穿刺点，消毒铺巾及局部浸润麻醉；C. 进穿刺针；D. CT 所示穿刺针位置；
E. CT 所示示踪磁体位置；F. 胸腔镜手术中寻踪磁体与示踪磁体相吸；G. 切除肺结节；H. 切除的病变组织。

术后随访

患者术后第 2 天出院，术后 1 个月门诊复查，患者无明显胸闷、气短等不适，胸部 CT 复查右肺上叶呈术后改变，未见胸腔积液，右肺膨胀良好。患者继续门诊随访至今，健康状况良好。

经典病例点评

该病例为国内外开展的首例磁示踪肺小结节定位并胸腔镜下肺结节切除手术。肺结节定位方法包括 CT 引导下经皮肺穿刺定位技术，如 Hook-wire 定位法、微弹簧圈定位法、碘油定位法、亚甲蓝定位法、医用胶定位法、放射性同位素定位法；影像介导的定位技术，如 3D 重建定位法、术中超声定位法、红外成像定位法；其他定位技术，如电磁导航支气管镜定位法。目前外科手术中常使用 Hook-wire 法定位肺结节。Hook-wire 定位后需要根据穿刺的方向和穿刺点设计路径切除肺结节及定位线，在切除的过程中无法直接暴露切除位点。本例手术的开展让我们体会到磁示踪技术在肺结节定位应用中的优势，主要体会有以下几点：①在胸腔镜下，寻踪磁体吸引示踪磁体使肺结节的位置直接暴露于视野中，无须特别考虑切除路径与穿刺路径的关系，最大限度减少切除的正常肺组织，此为精准；②肺结节定位后，体表没有定位标记物的拖尾现象，明显减轻患者定位后胸痛，定位后肺膜及肺组织针道内无拖尾异物，可自然闭合，可减少血、气胸等并发症发生，此为安全；③定位后两个示踪磁体可相互吸引，并夹持少量肺组织，可避免因咳嗽、活动、全麻后肺塌陷引起示踪磁体的移位及脱落，此为有效；④由于患者无明显的主观不适感，标记物定位点固定，因此可不考虑定位后手术衔接问题，此为高效；⑤胸腔镜手术中，寻踪磁体可准确探及定位点，术中可快速切除肺结节，此亦为高效。由于磁示踪肺小结节定位临床开展病例数量较少，临床经验积累有限，因此在临床实践中应选择合适病例，以手术安全性为前提，如果操作困难或失败时，应及时改为常规手术方法。

（崔晓海）

参考文献 ◀◀◀

崔晓海，慕凡，覃亚周，等. 磁锚定肺结节定位装置的研制 [J]. 中国医疗器械杂志，2021，45（1）：32-36.

第三十二章

磁性括约肌增强装置治疗胃食管反流病

病例介绍

患者，男性，34岁，以"烧心、反酸20个月"为主诉于2020年11月30日收住入院。患者服用质子泵抑制剂（PPI）有效，但不能停药，同时伴有口臭，睡眠质量差。患者身高174 cm，体重71 kg，BMI 23.45 kg/m²。

实验室及影像学检查

实验室检查： 血尿粪常规、肝肾功能、电解质、凝血功能、传染性指标正常。

食管造影： 钡剂通过上消化道通畅。

胃镜检查： 慢性浅表性胃炎。

高分辨率食管测酸测压： 远端收缩积分（DCI）：652 mmHg·S·cm；DeMeester评分：23.04分；24小时酸暴露总时间为5.1%；提示有异常胃食管反流存在。

手术方案规划

患者胃食管反流病诊断明确，根据食管测酸测压结果，24小时酸暴露时间以及食管动力指数符合磁性括约肌增强装置安装标准，无排除标准内任何选项。向患者及其家属告知腹腔镜下磁性括约肌增强装置安装临床试验的潜在风险和并发症后，患者及其家属同意手术并签署手术知情同意书。经讨论拟定手术方案如下：腹腔镜辅助下行磁性括约肌增强装置的安装，安装部位为胃食管交接区。

磁性括约肌增强装置

磁性括约肌增强装置是由若干颗互相连接的"磁性珠子"组成。珠子包含内部磁体和外部钛合金两部分，磁体被钛合金内外全密闭封装。两颗磁性珠子之间由一根钛合金丝连接。钛丝从珠子两端的小孔穿过，整串珠子首尾相连由搭扣固定连接后形成环形，如图32-1所示。图32-2所示为食管测量工具。使用时将食管测量工具头端软管缩回，使器械穿过先前建立的通道，然后向前推把手，使软管伸出成环形，当软管末端的头端连接管内磁体吸住套管头时，停止前推动作。缓慢后拉把手，当软管组成的环形与食管外径相切时，停止后拉动作。读取后推杆上露出的刻度数。根据读数，选择对应规格的磁性括约肌增强装置。

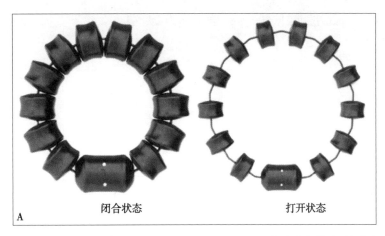

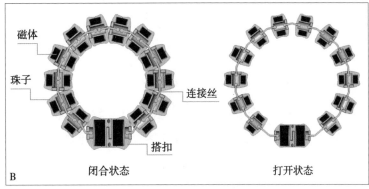

图 32-1　磁性括约肌增强装置结构原理图
A. 整体结构图；B. 剖面结构图。

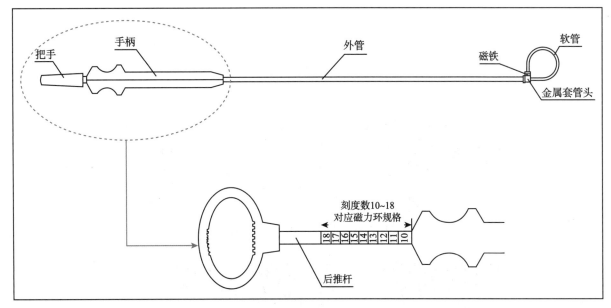

图 32-2　食管测量工具结构示意图

手术过程

　　静吸复合麻醉满意后，患者取平卧位，头高脚低位呈 15°，身体左侧稍抬高，术者站在患者右侧；10 mm 戳卡置于脐左旁 2 cm 作为观察孔，腹部右上象限分别置两个 10 mm、5 mm 戳卡作为主操作孔和副操作孔，腹部左上象限置 5 mm 戳卡作为助手孔，剑突下置入 5 mm 戳卡作为挡肝孔。腹壁戳孔布局见图 32-3。

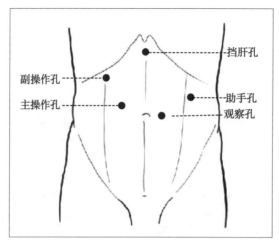

图 32-3　腹壁戳孔布局

给予人工气腹，压力 14 mmHg，气体流量 14 L/min，打开胃小弯侧网膜，注意保留迷走神经肝支，充分显露食管裂孔右侧缘，仔细分离食管裂孔右侧缘与食管侧壁组织，暴露食管迷走神经后干，谨防误伤。游离食管裂孔左侧缘及相应区域食管，显露胃食管左侧胃食管交接区（图 32-4A）。食管后壁、迷走神经后干前打开食管筋膜并打隧道贯穿，套带将食管提起，游离食管后壁组织，观察裂孔发育情况；如裂孔较大，予以不可吸收线修补，测量器由副操作孔导入测量食管外径，根据测量数值决定选取磁性括约肌增强装置的大小（图 32-4B、图 32-4C）。装置由主操作孔送入，通过食管后壁与迷走神经后干的隧道包绕食管，该装置扣环在磁力作用下可自行锁紧（图 32-4D），去除牵引线、套带，食管下段回复原位，腹腔放置引流管后去除戳卡，术毕。该例患者手术时间 66 分钟，术中使用 SI150-16 号磁性括约肌增强装置。术中关键点在于：保留迷走神经肝支、食管裂孔的显露、迷走神经后干显露、裂孔重建、磁力环选择、磁力环包绕食管后的锁紧。

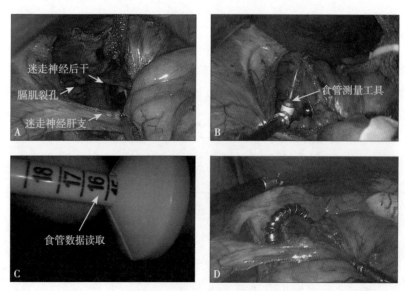

图 32-4　手术操作过程
A. 解剖暴露膈肌裂孔、迷走神经后干及迷走神经肝支；B. 测量食管外径；C. 读取数据，选择装置型号；D. 装置安装完毕。

术后随访

患者术后每 3 个月随访一次。术后早期有吞咽不适感，约 2 周后逐渐减轻，后逐渐消失。反酸、烧心症状基本消失，饮食、两便、睡眠均正常，正常从事社交活动。GERD-HRQL 评分术前 11 分，术后 12 个月降为 1 分（表 32-1），目前已经停用 PPI 药物。术后 1 年复查胸部 X 线片装置位置固定良好，胃镜复查装置无压痕、无腐蚀等征象。

表 32-1　患者术前、术后 12 个月测酸测压结果对比

监测指标	术前	术后 1 年
酸暴露总时间 /%	5.1	0.4
直立位反流总时长 /%	0.8	0.4
平躺位反流总时长 /%	9.4	0.4
反流总次数 / 次	40	22
大于 5 分钟的反流次数 / 次	4	0
最长反流时长 / 分钟	22.6	0.6
DeMeester 评分 / 分	23.04	1.5
食管下括约肌（LES）静息压 /mmHg	6.7	15

经典病例点评

回顾该患者治疗过程，其特点我们可以总结如下：①该手术由腹腔镜经腹腔暴露胃食管交接区，仅需游离食管下端，手术过程中注意迷走神经肝支及迷走神经前后干的保护即可。因此操作简单，不需游离胃底，降低了出血等手术风险。②该手术保持了消化道结构完整，降低了上消化道后续诊断、治疗的风险。③该装置置入后早期会对食管外膜产生损伤和侵蚀，术后早期会有吞咽不适或吞咽困难等，正常吞咽动作可扩开磁环使食物顺利通过，不必过于焦虑，90% 以上患者 2～3 个月后随着纤维囊形成，症状逐渐消失。④该装置对食管动力有一定要求，因此术前需做食管压力测定，以保证手术成功。⑤该装置为磁性结构，强磁场会对该装置产生一定影响，因此无法完成高场强磁共振检查。⑥该装置安装好后，虽显著改善症状，但仍需注意饮食习惯和结构，谨防胃食管反流复发。

（孙益峰　李志刚）

参考文献 ◀◀◀

[1] 孙益峰，杨煜，顾海勇，等. 磁力环治疗胃食管反流病的临床技术应用 [J]. 中华胸心血管外科杂志，2019，35（12）：755-758.

[2] 孙益峰，姜皓耀，顾海勇，等. 磁性括约肌增强器治疗胃食管反流病 19 例初步临床结果分析 [J]. 中华外科杂志，2020，58（9）：691-696.

第五篇
妇产科临床实践篇

05

病例介绍

患者，女性，38岁，以"阴道排气、排便2年余"为主诉入院。2年前因阴道松弛在当地医院行"阴道紧缩术"，术后第18天发现阴道排气、排便。在当地医院完善检查后明确诊断"直肠阴道瘘"，患者拒绝行肠造瘘，并在当地医院先后实施了3次经阴道直肠阴道瘘修补术，术后短期内直肠阴道瘘均复发。现为求进一步治疗特来我院妇科门诊，以"直肠阴道瘘"收住入院。既往史无特殊。专科查体：截石位阴道内置入一次性窥阴器后于7点钟方向距离阴道口2 cm处可见直径2 mm左右瘘口，少量粪渣样物质，周围组织轻度水肿，肉芽组织增生，未见明显渗出。

实验室及影像学检查

实验室检查：血尿粪常规、凝血功能、肝肾功能、电解质及传染性指标大致正常。

结肠镜检查：经肛进镜，距肛门4 cm处直肠前壁可见直径约5 mm大小瘘管，肛门充气可见阴道排气。

手术方案规划

患者直肠阴道瘘诊断明确，因拒绝行肠造瘘术，前后经历3次经阴道直肠阴道瘘修补术，术后均短期内复发。向患者及其家属告知磁压榨直肠阴道瘘闭合修补手术方式的优缺点以及可能存在的风险和并发症后，患者及其家属选择该手术方式，并签署手术知情同意书。我院磁外科团队与妇产科共同制订手术方案。

方案1：患者取截石位，阴道侧充分显露瘘口，沿瘘口边缘一周全层挂线，将瘘口向阴道侧提拉。在瘘口基底部两侧纵行放置弧形磁体，两边磁体自动相吸，完全压榨瘘口基底部，妥善固定磁体，避免移位。手术方案见图33-1A。

方案2：如果在磁压榨方案实施过程中发现磁体无法完全压榨闭合瘘口基底部，则该方法将导致瘘口修补失败，应调整手术方案为常规修补方法。

磁吻合装置

手术方案中使用的磁体呈弧形，弦长50 mm、弦高12 mm，宽度及厚度均为4 mm，由N45烧结钕铁硼永磁材料加工而成，表面氮化钛镀层，厚度方向饱和充磁。磁体实物见图33-1B。

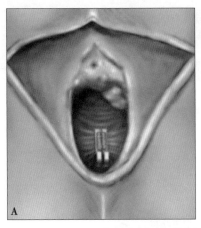
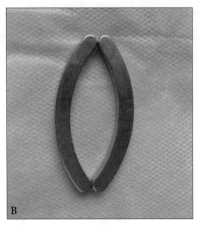

图 33-1 磁压榨直肠阴道瘘闭合修补手术模式图及磁体实物

A.磁压榨直肠阴道瘘闭合修补手术模式图；B.磁体实物图。

手术过程

2014 年 6 月，患者硬膜外麻醉满意后取截石位，常规消毒铺巾，拉钩暴露阴道侧，直肠内进血管钳探查瘘口，电刀切除瘘口周围较硬的瘢痕组织。2-0 丝线沿瘘口边缘全层挂线，并向阴道侧牵拉瘘口，艾丽斯钳试夹闭瘘口组织并预估组织厚度。为达到足够的组织压榨力，瘘口两侧各采用两枚磁体叠加的方式，沿阴道纵行方向置于阴道侧瘘口基底部，瘘口两侧磁体自动对位相吸。为妥善固定磁体避免滑脱移位，将一段橡胶管用牵拉线捆绑固定于磁体中央，术毕。手术操作过程见图 33-2。

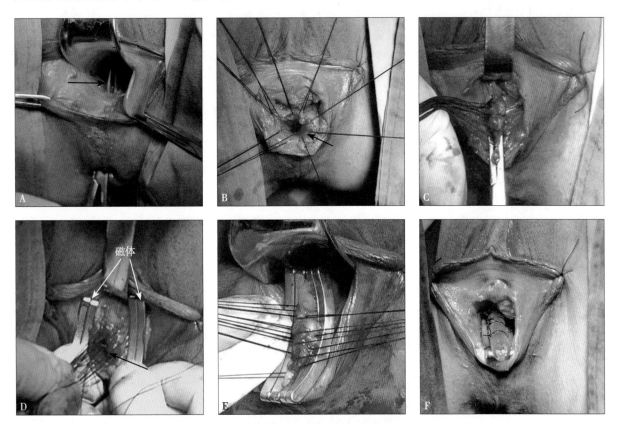

图 33-2 磁压榨直肠阴道瘘闭合修补手术操作过程

A.血管钳探查瘘口；B.瘘口边缘挂线；C.艾丽斯钳试夹闭并探查组织厚度；
D.瘘口两侧基底部放置磁体；E.磁体对位相吸，夹闭瘘口；F.橡胶管固定磁体。

为避免磁体移位，术后48小时内建议患者卧床减少活动，每日行外阴区清洁护理，早期进无渣流食，保持大便通畅，磁体脱落前避免因用力排便导致直肠压力增高。术后16天，磁体自患者阴道自行排出体外。妇科检查见瘘口愈合。磁体脱落后1周复查结肠镜见直肠侧瘘口已愈合（图33-3）。

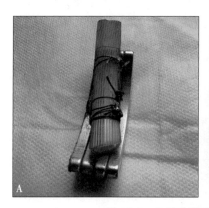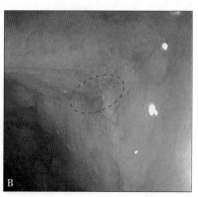

图 33-3　自行排出的磁体及结肠镜检查
A. 自行排出的磁体；B. 结肠镜见直肠侧瘘口愈合良好。

术后随访

患者随访至今，瘘口未再复发。

经典病例点评

直肠阴道瘘发病率不高，但治疗起来较为棘手。对于较难修复的瘘口，患者一般需要行肠造瘘术，而这一点恰恰是绝大多数患者难以接受的。非肠造瘘下直接进行直肠阴道瘘修补，复发概率极高。磁压榨直肠阴道瘘闭合修补属于临床创新手术方式，而该病例为国际首例接受磁外科技术治疗的直肠阴道瘘患者，并且一次修补成功，具有重要临床价值。该手术在实施过程中要注意以下几点：①瘘口边缘挂线后向阴道侧充分提拉瘘口，确保两侧磁体完全夹闭瘘口基底部，这是手术能够成功的关键；②瘘口与宫颈之间的距离关系到操作的难易程度，除了影响术野的显露外，当瘘口与宫颈距离较短时，磁体在放置过程中一端可能会顶到宫颈处，导致磁体放置不稳；③磁体留置阴道内后容易滑脱，而过早的滑脱会导致手术失败，在该病例中我们采用一段橡胶管协助固定磁体，当然针对磁体结构的优化设计还有很大空间，针孔结构的设计或将能够有效固定磁体避免滑脱；④目前该手术临床病例数非常有限，其临床效果评价有待更多病例的开展与分析总结。

（严小鹏　张苗苗　邹余粮）

参考文献 ◄◄◄

[1] 严小鹏，高燕凤，邹余粮，等. 基于磁压榨技术的直肠阴道瘘一期修补装置 [J]. 生物医学工程学杂志，2015，32（5）：1096-1099.

[2] YAN X, ZOU Y, SHE Z, et al. Magnet compression technique: a novel method for rectovaginal fistula repair[J]. Int J Colorectal Dis, 2016, 31(4): 937-938.

[3] 付珊，马佳，赵广宾，等. 磁压榨直肠阴道瘘闭合修补装置的改良设计 [J]. 中国医疗设备，2018，33（4）：46-49.

[4] SHE Z, YAN X, MA F, et al. Treatment of rectovaginal fistula by magnetic compression[J]. Int Urogynecol J, 2017, 28(2): 241-247.

病例介绍

患者，女性，47岁，以"右乳腺癌根治术后2个月余"为主诉入院。2018年9月因右乳腺肿物就诊于我院肿瘤外科。乳腺肿物穿刺活检提示（右乳）浸润性癌，非特殊型。免疫组织化学提示ER（+，中80%）、PR（+，中70%）、AR（+，中50%）、Her-2（++）、Ki-67指数10%。DISH结果提示 Her-2 基因无扩增。行新辅助化疗6个周期，2019年1月17日于我院肿瘤外科行右乳腺癌改良根治术，手术顺利，术后恢复良好出院。术后病理提示：（右乳）非特殊型浸润性癌（组织学分级2级），肿瘤最大径1.5 cm，伴导管原位癌（约占30%），乳头、皮肤真皮浅层见癌组织，基底及侧切缘未见癌组织；腋窝淋巴结5/21枚、右前哨淋巴结3/3枚、右侧胸肌间淋巴结1/1枚见癌组织转移。乳腺癌化疗后评估（MP系统）：G1。免疫组织化学：ER（+，强90%）、PR（+，强30%）、AR（+，强60%）、Her-2（++）。DISH结果提示 Her-2 基因无扩增。术后行基因检测结果提示：PIK3CA 基因突变。术后行辅助化疗2个周期。患者目前诊断为右乳腺癌根治术后，乳腺癌化疗后，Luminal A型，术后分期ⅢB期，分期较晚，建议局部放疗+内分泌治疗，内分泌药物选用芳香化酶抑制剂，因患者目前未绝经，可先行卵巢功能抑制或卵巢切除，与患者及其家属沟通后其选择卵巢切除，现拟行腹腔镜卵巢切除术，以"右乳癌根治术后"收住入院。既往史无特殊。

实验室及影像学检查

实验室检查： 血尿粪常规、肝肾功能、电解质、凝血功能、传染性指标大致正常。
胸部CT： 系右乳腺癌术后改变；左侧腋窝小淋巴结；扫及双肾上极囊性病变可能。
上腹部B超： 胆囊壁稍毛糙；肝、胰、脾声像图未见明显异常。
妇科B超： 子宫及双侧附件未见明显异常。

手术方案规划

患者右乳腺癌根治术后，乳腺癌化疗后，Luminal A型，术后分期ⅢB期，分期较晚，建议局部放疗+内分泌治疗，内分泌药物选用芳香化酶抑制剂，因患者目前未绝经，可先行卵巢功能抑制或卵巢切除，与患者及其家属沟通后选择卵巢切除，因患者对微创及腹壁美观有强烈意愿。根据术前相关检查和评估，患者有望采用磁锚定减戳孔腹腔镜卵巢切除术，相较传统三孔法腹腔镜卵巢切除术，该方法仅需2个腹壁戳孔。向患者及其家属告知磁锚定减戳孔腹腔镜卵巢切除术的手术方式以及可能存在的风险和并发症后，患者及其家属选择该手术方式，并签署手术知情同意书。经讨论后拟定手术方案如下。

方案 1：经脐建立弧形切口后置入 10 mm 戳卡，建立气腹并作为观察孔，于右下腹麦氏点置入 12 mm 戳卡，利用钛合金组织钳将磁锚定内置抓钳钳夹于卵巢根部，腹壁外放置锚定磁体牵拉卵巢，显露卵巢根部，完成卵巢切除。

方案 2：术中如果盆腔粘连严重，卵巢根部不易显露，则变更手术方式，按照常规三孔法完成腹腔镜卵巢切除。

磁锚定装置

该患者使用的磁锚定装置包括锚定磁体、磁锚定内置抓钳和钛合金组织钳三部分。锚定磁体为直径 50 mm、高 40 mm 的圆柱形磁体，由 N50 烧结钕铁硼永磁材料加工而成，高度方向饱和充磁，表面电镀镍防护处理，外加塑料壳封闭。磁锚定内置抓钳头端为非顺磁材料的软组织夹，尾端为靶磁体。靶磁体由直径 10 mm、高 15 mm 的圆柱形磁体内核和壁厚 1 mm 的 U 形不锈钢外壳组成。钛合金组织钳由钛合金材料加工而成，可避免与磁体间产生磁性吸引。磁锚定内置抓钳及钛合金组织钳能够通过 12 mm 戳卡。

手术过程

患者于 2019 年 4 月 2 日在我院实施磁锚定减戳孔腹腔镜卵巢切除手术，采用气管插管静吸复合麻醉，麻醉满意后取平卧位，常规腹部消毒铺巾，沿脐下缘做长约 10 mm 的弧形切口，穿刺置入 10 mm 戳卡，建立 CO_2 气腹，维持腹腔压力 12～13 mmHg，腹腔镜探查盆、腹腔脏器未见异常，盆腔少量淡黄色积液，取头低脚高位，右下腹麦氏点穿刺置入 12 mm 戳卡。经 12 mm 戳卡置入磁锚定内置抓钳，利用钛合金组织钳将磁锚定内置抓钳钳夹于卵巢根部系膜，下腹壁外放置锚定磁体，锚定磁体吸引靶磁体，提起卵巢，显露卵巢根部，并维持一定张力，双极电凝依次凝闭并切断骨盆漏斗韧带、阔韧带达卵巢内侧，切断卵巢及输卵管伞部。同法完成对侧卵巢切除。移除锚定磁体，将磁锚定内置抓钳连同卵巢一并从 12 mm 戳孔取出。再次进镜检查各创面无出血，腹壁软组织无损伤，盆腔留置橡胶引流管 1 根经 12 mm 戳孔引出，拔除各戳卡，缝合关闭穿刺孔，术毕。切除标本描述：双侧卵巢大小约 2 cm×3 cm，形态无异常。术后病理回报：双侧卵巢。手术时间 20 分钟，术中出血量约 10 mL。磁锚定减戳孔腹腔镜卵巢切除手术过程见图 34-1。

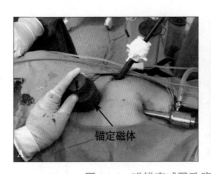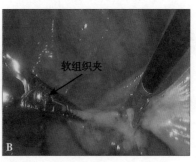

图 34-1　磁锚定减戳孔腹腔镜卵巢切除手术过程

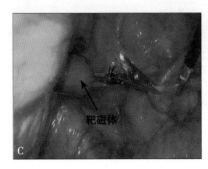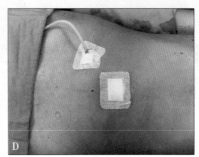

图 34-1（续）

A. 腹壁戳卡及锚定磁体位置；B. 牵拉卵巢并双极电凝凝闭卵巢根部韧带；
C. 离断韧带，切除卵巢；D. 腹壁刺孔。

术后随访

患者术后 48 小时出院，术后 1 个月门诊复查盆腔 B 超及肝功能均正常，随访至今，健康状况良好。

经典病例点评

该病例为国内开展的首例磁锚定减戳孔腹腔镜卵巢切除术，在开展临床手术之前，本团队已在动物实验中进行了可行性和安全性验证。除传统三孔法腹腔镜卵巢切除术，经脐单孔腹腔镜卵巢切除手术在国内外均已开展。单孔腹腔镜手术的最大问题是操作器械间的"筷子效应"，其影响镜下操作的灵活性。本例手术的开展让我们体会到借助磁锚定技术能够减少腹壁戳孔，并避免传统单孔腹腔镜的"筷子效应"，主要体会有以下几点：①磁锚定装置替代了弹簧抓钳的牵拉功能，使腹壁戳孔由 3 个减少至 2 个；②术中根据操作需要可及时调整磁锚定内置抓钳在卵巢上的钳夹位置和体外锚定磁体的位置，从而维持满意的组织张力和术野显露效果；③根据本例手术操作经验，我们认为未来借助磁锚定技术完全可实施单孔腹腔镜下子宫或附件切除手术，并且操作体验要明显优于常规单孔腹腔镜手术。

（马　佳　严小鹏　张苗苗　李建辉）

参考文献 ◀◀◀

[1] 史爱华，马思捷，付珊，等. 基于磁锚定技术的减戳孔腔镜手术内置抓钳的设计 [J]. 中国医疗器械杂志，2019，43（5）：334-336.

[2] 马佳，康诗然，李益行，等. 磁锚定技术辅助减戳孔腹腔镜附件切除的实验研究 [J]. 中国医学装备，2021，18（1）：149-152.

病例介绍

患者，女性，42 岁，以"月经紊乱 1 年"为主诉入院。1 年前无明显诱因出现月经推迟 2 个月，就诊于当地医院给予口服黄体酮后月经来潮，后每 2 个月需口服黄体酮致月经来潮。2 个月前月经持续 20 天淋漓不尽，于当地医院行子宫内膜诊刮术，病理结果提示"宫腔局部子宫内膜简单 - 复杂性增生，个别腺体轻度不典型增生"。现为求进一步治疗就诊于我院妇科门诊，以"子宫内膜恶变和不典型增生所致异常子宫出血、左侧卵巢囊肿"收住入院。月经史：初潮 14 岁，经期 4 天，周期 1~2 个月，月经量中等，无痛经。生产史：1-0-0-1（剖宫产一男活婴，现体健）。既往史无特殊。患者身高 155 cm，体重 55 kg，BMI 22.90 kg/m^2。

实验室及影像学检查

实验室检查： 血尿粪常规、肝肾功能、电解质、凝血功能、传染性指标均正常。

腹部 B 超： 子宫及附件超声提示子宫内膜厚度 1.3 cm（双层），回声不均匀，左侧卵巢可见大小约 3.2 cm × 2.5 cm 囊性包块，边界清，外形尚规则，未见血流信号，右侧附件未见明显异常。

病理切片会诊结果： 会诊诊刮病理切片提示子宫内膜复杂性增生。

手术方案规划

患者中年女性，近 1 年月经紊乱，反复药物治疗后效果不佳。告知患者及其家属内膜复杂性增生为良性子宫内膜病变，可保守治疗；内膜不典型增生为癌前病变，因诊刮组织较少，不能完全排除癌变可能，无生育要求可行手术治疗。且超声提示左侧卵巢囊肿，可同时手术切除，以明确诊断。综合以上检查结果，与患者及其家属沟通后患者手术意愿强烈。因患者尚未绝经，可保留卵巢内分泌功能，手术切除范围拟为全子宫切除术＋双侧输卵管切除术＋患侧卵巢囊肿切除术。考虑到微创及腹壁手术切口的美观需求，患者要求行腹腔镜手术。向患者及其家属详细讲解磁锚定经脐单孔腹腔镜全子宫切除术＋双侧输卵管切除术＋患侧卵巢囊肿切除术与常规三孔法腹腔镜手术操作方式、优缺点及可能存在的风险和并发症后，患者及其家属选择磁锚定经脐单孔腹腔镜手术，并签署手术知情同意书。我院磁外科 MDT 团队讨论后拟定手术方案如下。

方案 1： 经脐上缘建立弧形切口后置入单孔 Port，利用钛合金组织钳将磁锚定内置抓钳钳夹于子宫韧带及患侧卵巢合适部位，下腹壁外放置锚定磁体牵拉，显露盆腔结构，完成切除。

方案 2：术中如果视野显露困难、盆腔解剖不清晰，则变更手术方式，分别按照常规三孔法完成手术。

磁锚定装置

该患者使用的磁锚定装置包括锚定磁体、磁锚定内置抓钳和钛合金组织钳。锚定磁体为直径 50 mm、高 140 mm 的圆柱形磁体，由 N50 烧结钕铁硼永磁材料加工而成，高度方向饱和充磁，表面电镀镍防护处理，磁体外套 5 mm 的 U 形塑料外壳。磁锚定内置抓钳头端为非顺磁材料的软组织夹，尾端为靶磁体。靶磁体由直径 10 mm、高 15 mm 的圆柱形磁体内核和壁厚 1 mm 的 U 形不锈钢外壳组成。钛合金组织钳由钛合金材料加工而成，可避免与磁体间产生吸引。钛合金组织钳及磁锚定内置抓钳均可通过 12 mm 戳卡。

手术过程

患者于 2019 年 6 月在我院实施磁锚定经脐单孔腹腔镜全子宫切除术 + 双侧输卵管切除术 + 患侧卵巢囊肿切除术。采用气管插管静吸复合麻醉，麻醉满意后取仰卧位，常规腹部消毒铺巾，沿脐轮上缘做长约 15 mm 的弧形切口，逐层进腹，置入单孔 Port，建立 CO_2 气腹，维持腹腔压力 12～13 mmHg。经单孔 Port 置入腹腔镜，探查见子宫如孕 8 周大小，表面光滑，左侧卵巢囊肿直径约 3 cm，左侧输卵管及右侧附件外观未见异常。手术全程根据操作及术野显露的需要，调整磁锚定内置抓钳的钳夹位置，同时移动腹壁外锚定磁体可改变子宫及韧带牵拉方向及牵拉力大小，从而维持满意的组织张力。钝性分离卵巢囊肿，将囊肿完全分离出来，包膜边缘修剪，缝合。举宫器上举子宫，偏向左侧，超声刀距右侧圆韧带子宫附着处 4 cm 钳夹右侧圆韧带，电凝切断，同法处理对侧。双极钳钳夹右侧输卵管峡部和卵巢固有韧带，电凝，超声刀切断，同法处理对侧。超声刀切开膀胱子宫腹膜返折，紧贴宫颈下推膀胱达宫颈外口水平以下。锐性分离左侧宫旁组织，暴露子宫血管，双极垂直钳钳夹左侧子宫血管，电凝，超声刀离断左侧子宫血管，同法处理对侧。将子宫拉向右侧，紧贴子宫颈超声刀离断左侧主韧带，同法处理对侧。将子宫向耻骨方向牵拉，超声刀电凝切断骶韧带。沿阴道穹隆超声刀电切开穹隆，暴露宫颈后抓钳钳夹宫颈，暴露宫颈阴道部，沿举宫杯口用超声刀剪开，游离子宫。钳夹宫颈将子宫从阴道内取出。此时 2-0 可吸收线连续锁边缝合阴道残端，查无出血，重新充入 CO_2，检查各断端及创面无出血，0.9% 生理盐水冲洗腹腔，清点器械、纱布无误后拔除腹腔镜器械，留置腹腔引流管 1 根，缝合穿刺口。磁锚定经脐单孔腹腔镜全子宫切除术 + 双侧输卵管切除术 + 患侧卵巢囊肿切除术过程见图 35-1。

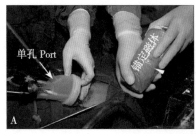 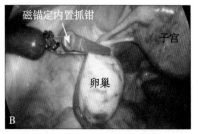

图 35-1　手术过程

A. 单孔 Port 及锚定磁体位置；B. 钳夹并牵拉输卵管峡部和卵巢固有韧带。

术后病理和随访

术后病理结果回报：全子宫切除标本；子宫内膜呈单纯性囊性增生伴子宫内膜息肉形成；宫颈慢性炎；双侧输卵管组织；左侧卵巢滤泡囊肿。患者于术后 48 小时出院，术后 1 个月门诊复查腹部 B 超正常，随访至今，健康状况良好。

经典病例点评

该患者在疾病诊断和治疗方式上并无特殊，但该例手术是磁锚定技术在妇产科单孔腹腔镜手术中的首次应用，其最突出的优势是磁锚定装置作为辅助工具牵拉组织，克服了器械拥挤，避免碰撞和失去人体工学的"操作三角"，为磁锚定技术在良性妇科疾病中的应用积累了初步数据和经验。主要体会有：①在全子宫切除术中利用磁锚定内置抓钳钳夹阴道残端，在附件手术中固定子宫卵巢韧带，可进行更快更方便的缝合和切除。既往有医生通过子宫卵巢韧带或阴道残端缝合，将缝线缝合于腹壁从而在子宫切除术中实现牵拉，但该方法难以实现自由回缩和术野调整，而且缝线可能会破坏腹壁和组织或引起意外出血。②该患者总手术时间约为 140 分钟，与传统三孔腹腔镜在良性妇科手术相比，手术时间未明显延长。在本例手术中通过调节外锚定磁体位置可改变磁力，且灵活性好。③该装置对患者的腹壁厚度有一定的要求，该患者 BMI 为 22.90 kg/m²，锚定磁体和靶磁体之间的磁力完全满足患者手术需求。但后续系列病例研究中，患者过大的 BMI 往往伴随着腹壁过厚，磁力能否满足手术需求尚需验证。④对于美学要求高的妇产科手术，磁锚定装置辅助单孔腹腔镜并不影响脐轮切口，但对于医生来说，优化了手术操作和视野。⑤在后续系列病例研究中，我们发现磁锚定手术平均出血量与常规妇科腹腔镜手术相似，锚定部位腹壁皮肤也未出现异常，这进一步证实了磁锚定技术的安全性，且系列病例的术后疼痛评分和住院天数与本科室同类型手术的其他患者相比，更具优势。

（李奇灵　汪　蕾）

参考文献

[1] ZHANG L, WANG L, ZHAO L, et al. Internal grasper and magnetic anchoring guidance system in gynecologic laparoendoscopic single-site surgery: a case series[J]. J Minim Invasive Gynecol, 2021, 28(5): 1066-1071.

[2] 史爱华，马思捷，付珊，等. 基于磁锚定技术的减戳孔腔镜手术内置抓钳的设计 [J]. 中国医疗器械杂志，2019，43（5）：334-336.

病例介绍

患者，女性，72岁，以"外阴肿物6年，加重伴阴道流液4个月"为主诉就诊。6年前自觉阴道外口肿物，需用手还纳，不伴大小便异常，未予治疗。4个月前无诱因出现症状加重，外阴脱出肿物如鸡蛋大小，站位时还纳困难，走路或运动时摩擦不适。同时，伴阴道流液，量不多，色清亮，偶有淡粉色血性分泌物，需垫护垫，无异味。为求进一步治疗来我院妇产科门诊，诊断"子宫脱垂（Ⅱ度）"。行阴道检查：外阴：已婚经产式；阴道：通畅，光滑，前壁膨出，分泌物不多；宫颈：光滑，萎缩；宫体：绝经后子宫；附件：未触及明显包块。既往史：17年前于外院行附件区囊肿切除手术史（良性），余无特殊；生产史：2-0-0-2，足月顺产2胎，无巨大儿史，无助产史，无雌激素药物服用史；月经史：既往月经规律，20年前自然绝经，绝经后无异常阴道出血。患者体重50 kg，身高149 cm，BMI 22.52 kg/m²。

实验室及影像学检查

实验室检查：阴道分泌物、液基薄层细胞学检测（TCT）未见异常。

腹部B超：宫腔内少量积液，余无异常。

诊断性刮宫：自诉无异常（外院）。

盆底表面肌电评估：盆底肌功能下降（图36-1）。

治疗方案规划

患者有阴道肿物脱出伴摩擦不适症状，根据盆腔器官脱垂定量分期法（pelvic organ prolapse quantitative staging，POP-Q）为Ⅱ度，诊断明确。鉴于患者年龄较大，手术存在麻醉风险及术后并发症，患者及其家属保守治疗意愿强烈，实验室及影像学检查排除其他妇科疾病，具备子宫托佩戴保守治疗指征。向患者及其家属详细讲解磁悬浮子宫托优缺点及可能存在的风险和并发症后，患者及其家属选择试戴磁悬浮子宫托，并签署知情同意书。我院磁外科MDT团队讨论后拟定治疗方案如下：

方案1：予以佩戴磁悬浮子宫托，固定于内裤内侧的外磁体与阴道内磁体通过磁体之间磁性排斥力的作用，使内磁体克服自身重力并托举起盆腔脱垂器官，从而改善脱垂症状。

方案2：若试戴磁悬浮子宫托易脱落，或效果不佳，拟调整磁悬浮子宫托直径，选择适合该患者的磁悬浮子宫托型号。

盆底表面肌电评估报告 – 妇产

用户：　　　　　性别：　　　　　年龄：　　　　　训练日期：
诊断：盆底肌功能下降　　　　　　　　　　　　　训练时间：

活动	步骤	指标	结果	参考值
前静息阶段	步骤1：测试前基线	平均值	7.93　↑	2～4 μV
		变异性	0.13	<0.2
快速收缩阶段	步骤2：快速收缩	最大值	67.29　↑	35～45 μV
	步骤3：放松	放松时间	0.42	<0.5 s
紧张收缩阶段	步骤2：收缩	平均值	30.08	30～40 μV
		变异性	0.53　↑	<0.2
	步骤3：放松	放松时间	0.28	<1 s
耐力收缩阶段	步骤3：耐受测试	平均值	26.21	25～35 μV
		变异性	0.56　↑	<0.2
后静息阶段	步骤1：测试后基线	平均值	7.70　↑	2～4 μV
		变异性	0.38　↑	<0.2

简要报告解读：

1. 前静息阶段：测试静息状态下的肌肉状态。大于4 μV且变异性大于参考值，提示可能存在肌肉过度活跃。

2. 快速收缩阶段：测试快肌的功能。最大值过小，提示肌力不足；放松时间异常，提示可能存在肌肉过度活跃。

3. 紧张收缩阶段：测试慢肌的肌力。平均值过小，提示肌力不足；变异性异常，提示肌肉稳定性差。

4. 耐力收缩阶段：测试慢肌的耐力。平均值过小，提示慢肌耐力较差。

5. 后静息阶段：测试一系列动作后，肌肉是否恢复正常状态。大于4 μV且变异性大于参考值，提示可能存在肌肉过度活跃。

备注：

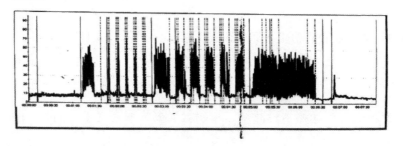

图 36-1　盆底表面肌电评估报告

磁悬浮装置

该患者使用的磁悬浮装置包括内磁体子宫托和外磁体两部分。内磁体：放置在阴道内，通过外磁体的排斥力挤压向上，承托脱垂器官。其体积较传统子宫托小，从而改善了患者的异物感和不适感。内磁体尺寸为直径30 mm，高10 mm，由医用硅胶包裹钕铁硼磁体加工而成，医用硅胶对组织刺激小且亲和力高，钕铁硼磁体具有磁性强、质量轻的优点。外磁体：固定在内裤外阴部，由一个磁块外部包裹硅胶及棉质材料构成，棉布可拆卸清洗。磁悬浮子宫托设计图及实物见图36-2。

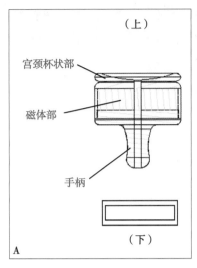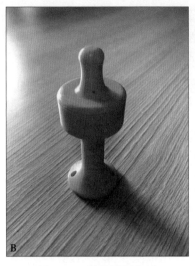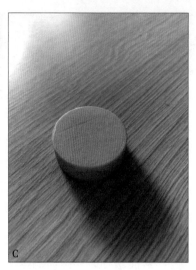

图 36-2　磁悬浮子宫托

A.磁悬浮子宫托设计图；B.内磁体实物图；C.外磁体实物图。

试戴过程

佩戴方法：首先确定外磁体的方向，使外磁体置于内磁体下方时，为排斥状态（外磁体标记为"上"的一面接触外阴）。清洗双手，平卧于床上，两腿屈起分开，先将脱垂子宫推入阴道内。一手将大小阴唇分开，另一手握住子宫托手柄（可在顶部涂抹少量石蜡油），杯状部向内，以斜位缓慢将子宫托塞入阴道内。当杯状部顶到阴道顶端阴道穹隆处后，松开手柄，阴道内子宫托已戴好。然后，将阴道外磁体装入特制固定袋，横向缠绕内裤，调节松紧度，使穿好内裤后阴道外磁体固定在内裤里侧，同时外磁体磁排斥的上表面接触外阴侧。随后，患者站起或蹲下，并用力增加腹压，以试验子宫托效果。

取托方法：姿势可取蹲位或侧坐位。脱下内裤，清洗双手后，用示指和中指伸入阴道，捏住手柄，随即轻柔地取出。放入专用容器中清洗、消毒即可。

佩戴随访

患者在试戴过程中，子宫托于运动中自行掉落出阴道，患者消毒后重新佩戴；子宫托由于放置得太深无法取出，自行用力抠出，引起少量阴道出血，经门诊检查后嘱涂抹雌激素软膏、莫匹罗星软膏，暂停佩戴半个月。当患者习惯佩戴后，能自行取放子宫托，随访至今，患者坚持佩戴磁悬浮子宫托，子宫脱垂症状得到有效改善。

经典病例点评

该患者为临床上常见的典型盆腔器官脱垂病例，在患者治疗、随访过程中磁悬浮子宫托展现出一些优势和劣势，主要体会有以下几点：①通过磁力辅助的子宫托，借助内、外磁体之间磁性排斥力悬浮并支撑起盆腔脱垂器官，改变了以往子宫托需依靠其与阴道壁黏膜的摩擦力而固定和承托的方式，能显著减小子宫托的直径。现有子宫托最大的问题是为了固定在阴道内其直径普遍比阴道更大，不易取放，有异物感，且常常造成阴道壁溃疡、糜烂，影响了子宫托使用的持续时间和患者对其的日常管理，严重的甚至会造成瘘管。该患者系首次试戴磁悬浮子宫托，无明显异物感和不适感，有效避免阴道壁糜烂、溃疡等并发症的发生，患者依从性良好，随访多次，坚持佩戴。②目前盆腔器官脱垂的治疗方式主要是手术和保守治疗。前者效果好，但对术者要求高，创伤大，并发症发生率高，术后复发率高，且盆腔器官脱垂好发于老年人，难以耐受手术。保守治疗中最主要的方式为使用子宫托，其简便、经济、微创，尤其适合体弱、年老、脱垂程度轻等不宜手术者。子宫托在发达国家如美国等有较广泛的应用，美国建议将子宫托作为子宫脱垂妇女的一线治疗方案。该病例系高龄女性，保守治疗意愿强烈，采用磁悬浮子宫托治疗并通过随访，取得了较好的疗效。③在保守治疗过程中，对患者进行随访，教会患者正确使用磁悬浮子宫托，并及时指导和处理内磁体掉落等事件，当患者佩戴习惯后，也应定期进行盆腔检查。④该患者为首例佩戴磁悬浮子宫托治疗盆腔器官脱垂的患者，内外磁体的结构设计还有改善空间，如通过加大外磁体的面积、减少外磁体的厚度，从而增加内外磁体的排斥力作用范围，减少内磁体掉落等不良事件的发生。另外，外磁体为一扁圆柱体，患者反映外磁体导致在日常行走、坐位中舒适度欠佳。本团队正纳入更多患者试戴和改进磁悬浮子宫托，以期有更好的效果。

（李奇灵　张思怡）

第三十七章

磁力血流阻断技术用于子宫切除术中控血

病例介绍

患者，女性，66 岁，以"绝经 8 年，阴道不规则出血 20 余天"为主诉入院。患者自然绝经 8 年，20 天前无明显诱因偶发阴道出血，量少，色鲜红，可自行停止；伴下腹部持续性隐痛，向腰骶部放射，无发热、畏寒，无头晕、乏力，无食欲减退，无咳嗽、咳痰，无腹胀、腹泻、便秘，无尿频、尿急、尿痛、血尿，无双下肢肿胀、疼痛。于当地医院就诊，行宫颈 TCT 提示：高级别鳞状上皮内病变（high-grade squamous intraepithelial lesions，HSIL），不排除鳞状细胞癌，建议活检。行人乳头瘤病毒检测提示：52（+）。建议于上级医院就诊，遂来我院妇产科门诊，查体：外阴为已婚经产式，阴毛呈女性分布；阴道通畅，分泌物不多，穹隆消失；宫颈萎缩，宫颈外口呈火山状，质硬，触之出血；宫体中位，萎缩，外形规则，表面光滑，质中，活动度可，无压痛；双侧附件未及明显包块，无压痛；三合诊触骶、主韧带无增厚。门诊以"宫颈癌ⅡA1 期"收住入院。既往史：20 年前因乳腺增生在外院行手术治疗，具体不详。月经婚育史：初潮 13 岁，经期 3～7 天，周期 32 天，经量中等，无痛经。18 岁结婚，生产史 3-0-0-3。

实验室及影像学检查

实验室检查：血尿粪常规、肝肾功能、电解质、凝血功能、传染性指标大致正常。甲胎蛋白 9.52 ng/mL，糖类抗原 125 60.7 U/mL。

经阴道 B 超：子宫体大小 3.6 cm × 3.5 cm × 2.3 cm。子宫内膜厚 0.3 cm（双层）。宫颈大小约 2.9 cm × 2.9 cm，回声不均匀，前唇内可见 2.1 cm × 1.7 cm 的低回声团，边界欠清，形态尚规则，可见较丰富血流信号，血流阻力指数（RI）0.64（图 37-1A）。

盆腔 MRI：子宫颈信号欠均匀，可见斑片状异常 T_2WI 稍高信号影，宫旁脂肪稍模糊。阴道内团块状短 T_1 短 T_2 信号影。盆腔未见肿大淋巴结（图 37-1B）。

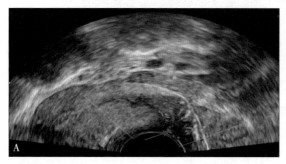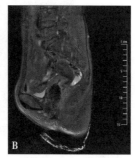

图 37-1　B 超及盆腔 MRI

A. B 超可见宫颈前唇血流信号丰富（红色箭头所指）；B. T_2WI 显示宫颈稍高信号影。

　　阴道镜活检病理："宫颈活检"提示低分化癌，倾向低分化鳞状细胞癌；"阴道壁活检"提示鳞状细胞乳头状瘤，另见游离鳞状上皮条索，呈高级别鳞状上皮内病变。

手术方案规划

　　患者目前宫颈癌诊断明确，暂无盆腔淋巴结转移征象，但影像学提示宫旁存在转移可能，目前分期为ⅡA1期，手术指征明确。根据术前检查与评估，拟限期行经腹广泛性全子宫切除术＋双附件切除术＋盆腔淋巴结清扫术。患者系老年患者，手术范围广，术中出血风险高，使用磁力血流阻断技术可减少术中出血。向患者及其家属告知磁压迫腹腔血流阻断床在使用过程中可能出现的相关风险，患者及其家属同意使用并签署知情同意书。我院磁外科MDT团队讨论后拟定手术方案如下。

　　方案1：术中行广泛性全子宫＋双附件切除前，调节压迫腹主动脉分叉处两个磁块间的磁力大小，使腹主动脉压迫处搏动消失（主要表现为搏动不可视），再行后续操作。待全子宫＋双附件切除完毕，去除磁块，开放血流。

　　方案2：若术中出现大出血，随时将磁块压迫于腹主动脉分叉处上缘，阻断血流，减少出血量。

　　方案3：若单一磁块不能完全压迫腹主动脉，则采用组合磁块增强磁力。

磁压迫装置

　　手术中使用的磁压迫腹腔血流阻断床包含两部分：外磁体和内磁体。外磁体固定于传统手术床中（图37-2），其磁力可遥控调节。通过步进电机驱动同步轮，同步轮带动丝杆螺母并配合线性滑轨实现移动。其水平和垂直位置可由踏板调节，当移动到极限位置时自动停止。外磁体侧面有指示灯，可辅助提示位置。外磁体周围有屏蔽壳，防止对周围器械造成干扰。控制系统采用STM23嵌入式单片机软件系统，通过控制步进电机的参数控制磁体的位置移动。外磁体设备上预留了与传统手术床相连接的架构件，通过螺丝连接可以挂载在普通电动综合手术床上。电控系统通过航空插头与手术床电控系统整合，实现同步供电及控制。外磁体上方有一抽拉式磁屏蔽板，该屏蔽板材料为高导磁材料，对磁场有较强屏蔽作用，在设备不使用时用于屏蔽磁场。外磁体设备重约60 kg。

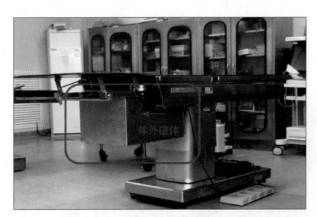

图 37-2　磁压迫腹腔血流阻断床

　　内磁体为一直径4 cm，高1 cm的圆柱形磁体。其外表面由桥形硅胶包裹（图37-3A），其桥形结构与脊柱弧度相符，以实现均匀压迫腹主动脉。内磁体压迫腹主动脉模式图见图37-3B。

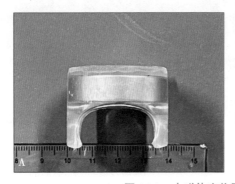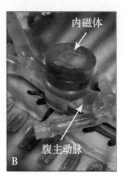

图 37-3　内磁体实物图
A. 内磁体；B. 内磁体压迫腹主动脉模式图。

手术过程

患者于 2022 年 6 月 27 日在我院行广泛性全子宫切除术 + 双附件切除术 + 盆腔淋巴结清扫术。术前调节外磁体至与骨盆大致平齐，并使用内磁体（未拆包装）大致调节磁力大小（图 37-4A）。静吸复合麻醉满意后取仰卧位，常规消毒、铺巾，取下腹左旁正中切口，下起耻骨联合至脐上 3 cm 的纵行切口，逐层入腹，探查各盆腔组织结构。暴露腹主动脉及双侧髂总动脉。将内磁体放置于腹主动脉分叉处上缘（图 37-4B），通过踏板微调磁块位置，至腹主动脉搏动不可见后，行广泛性全子宫切除术 + 双附件切除术 + 盆腔淋巴结清扫术。手术顺利，切除全子宫、双附件、盆腔淋巴结（8 组）。术毕，将内磁体取出，观察无活动性出血，放置腹膜后引流管 2 根自阴道引出，常规关腹。子宫及双附件大体：子宫萎缩，表面光滑，形态规则，剖视宫颈可见一大小约 2 cm × 1.5 cm 菜花样病灶，双侧附件未见明显异常（图 37-4C）。手术时间 145 分钟，总出血量 10 mL，患者术后生命体征平稳。

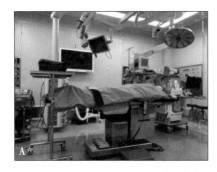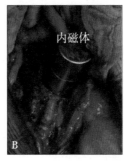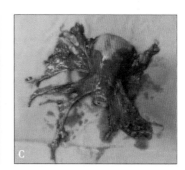

图 37-4　磁压迫腹腔血流阻断床使用过程
A. 预调整磁体位置；B. 内磁体压迫腹主动脉分叉处上缘；C. 切除的手术标本。

术后随访

术后病理：宫颈内生浸润性低分化鳞状细胞癌，侵及宫颈壁深 1/3 层伴肌间脉管癌栓形成，未侵及子宫峡部及阴道；"左髂外"纤维脂肪组织、"左闭孔"（1 个）、"左股深"（1 个）、"右髂内"（1 个）、"右髂外"（1 个）、"右髂总"脂肪组织、"右闭孔"（2 个）、"右股深"（2 个）淋巴结未见癌转移；阴道切缘未见癌组织；子宫及囊性萎缩性子宫内膜；双输卵管及卵巢组织。

患者术后恢复良好，术后给予同步放化疗并规律随访，于 2023 年 3 月 17 日行 PET-CT 提示：

宫颈癌术后放化疗后，术区未见葡萄糖代谢异常增高灶，盆腔少量积液。患者排气、排便均正常，双下肢活动正常，无特殊不适。

经典病例点评

回顾该患者整个磁压迫技术治疗过程，体会如下：①该患者系老年女性患者，"绝经 8 年，阴道不规则出血 20 余天"为主诉入院。目前宫颈癌ⅡA1 期的治疗，手术仍是首选方案。术中需切除全子宫＋双附件，并行盆腔淋巴结清扫。该类手术范围广，术中出血多，术中用于止血的时间长，且出血阻碍手术视野，使总体手术时间延长，患者术后恢复时间长，并发症多。应用磁压迫腹主动脉血流阻断技术，可有效降低术中出血量，缩短手术时间，有望缩短患者住院时间，提高患者生活质量。②腹主动脉阻断技术最早用于创伤急救止血，相关文献主要关注血流阻断导致的组织缺血、坏死。本例手术中使用的磁压迫腹主动脉血流阻断技术，可以根据术中出血情况灵活调节磁力大小，有效避免因长时间缺血导致组织坏死或发生缺血再灌注损伤。③目前针对术中大出血患者，主要治疗措施为球囊放置。该操作需在术前行介入操作将球囊置入血管对应位置，根据术中具体情况再判断是否扩张球囊，操作复杂，增加围手术期管理难度。磁压迫腹主动脉血流阻断技术在术前准备阶段无须有创操作，且可以根据术中出血情况控制压迫程度，减少了发生围手术期并发症的风险；磁压迫腹主动脉血流阻断床可以有效降低术中出血及输血率，但手术时间并无优势，可归结于目前临床实践病例较少，术者及器械护士操作和配合方面不熟练。有关压迫是否能够有效止血仍需大量临床数据验证。④临床中，由于患者个体差异，内磁体的弧度并不能与脊柱弧度重合，导致无法完全阻断。但考虑到完全阻断会导致盆腔组织及下肢缺血，该特点的利弊尚无法定论。Linz 等人发表的有关复苏性主动脉球囊阻断术的综述中提到，大出血情况下，阻断主动脉 60% 的血流，既可以缓解出血性休克症状，又可以避免组织严重缺血。目前有关部分血流阻断的研究仍在进展中。

（李奇灵　赵蓝波）

参考文献 ◄◄◄

[1] 严小鹏，吕毅，马锋，等. 磁性压迫腹部大血管血流阻断系统的研制 [J]. 中国医疗器械杂志，2014，38（2）：107-109.

[2] WEBSTER L A, LITTLE O, VILLALOBOS A, et al. REBOA: expanding applications from traumatic hemorrhage to obstetrics and cardiopulmonary resuscitation, from the AJR special series on emergency radiology[J]. AJR Am J Roentgenol, 2023, 220(1): 16-22.

[3] MCCRACKEN B M, TIBA M H, COLMENERO MAHMOOD C I, et al. Gastroesophageal resuscitative occlusion of the aorta prolongs survival in a lethal liver laceration model[J]. J Trauma Acute Care Surg, 2022, 92(5): 880-889.

第六篇
泌尿外科临床实践篇

06

肾移植术后输尿管狭窄磁力再通

　　患者，女性，36岁，以"肾移植术后1年，移植肾造瘘术后10个月"为主诉入院。患者2019年8月25日因慢性肾功能不全、尿毒症期行同种异体肾移植术，术后口服他克莫司胶囊、吗替麦考酚酯胶囊及甲泼尼龙片抗排斥药物。术后2个月拔除输尿管支架，拔管后1周出现尿量减少、移植肾区疼痛、肌酐升高。行超声检查提示移植肾集合系统扩张，输尿管全段扩张，考虑移植肾输尿管狭窄。经膀胱镜检查并逆行输尿管支架置入失败。遂在局麻下行移植肾经皮穿刺造瘘术。此后患者定时更换移植肾造瘘管，病程中反复出现泌尿系感染。患者因考虑开放手术风险大，且有移植肾出血导致肾脏切除可能，为求腔内微创治疗来院，门诊以"移植肾输尿管狭窄"收住入院。

实验室及影像学检查

　　实验室检查：血尿粪常规、肝肾功能、电解质、凝血功能、传染性指标大致正常。

　　移植肾及膀胱造影：经移植肾造瘘管及膀胱内导尿管注入造影剂，可见移植肾集合系统积水。移植肾全段输尿管扩张，输尿管远端近膀胱壁段闭锁（图38-1A）。

　　肾镜及膀胱镜检查：经移植肾造瘘通道，置8 Fr输尿管镜入集合系统，可见输尿管位于移植肾集合系统内侧，近端可见约5 cm输尿管管腔，远端仅可见一孔隙状通道，导丝可置入。膀胱镜检查可见膀胱左侧顶前壁输尿管再植吻合口（图38-1B），可见自输尿管端置入的导丝。因狭窄严重，经导丝引导亦无法置入4.8 Fr输尿管支架。

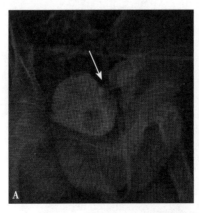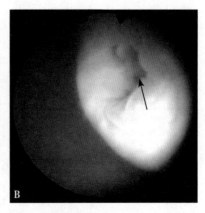

图38-1　移植肾输尿管膀胱造影及膀胱镜检查

A.移植肾输尿管膀胱造影；B.膀胱镜检查。

手术方案规划

患者移植肾输尿管膀胱吻合口狭窄诊断明确，患者无法接受开放手术处理移植肾输尿管狭窄相关风险，且考虑长期留置造瘘管可能导致移植肾感染等风险，要求通过腔内微创技术复通移植肾尿路。根据术前相关检查和评估，患者输尿管狭窄长度较短，且导丝可通过狭窄处，采用磁力再通技术实现输尿管再通的成功率较高。向患者及其家属告知经皮肾镜输尿管狭窄磁力再通的手术方式以及可能存在的风险和并发症后，患者及其家属表示选择该治疗方式，并签署手术知情同意书。经磁外科 MDT 团队讨论后拟定手术方案如下：

扩张原有移植肾造瘘通道，置入 18 Fr 肾穿刺鞘管，在经皮肾镜辅助下将导丝经移植肾造瘘通道置入并使其穿过狭窄段进入膀胱，膀胱镜下将导丝头端牵出尿道口。然后，将带有中央孔的子磁体和母磁体分别经导丝两端穿入，导管推送子磁体和母磁体，分别到达狭窄部位的近端和远端，子、母磁体相吸压榨狭窄部位组织。当子、母磁体间受压组织缺血坏死后将连同子、母磁体脱落进入膀胱，狭窄部位实现再通，留置输尿管支架给予支撑，术后定期随诊，择机拔除输尿管支架。手术规划模式图见图 38-2。

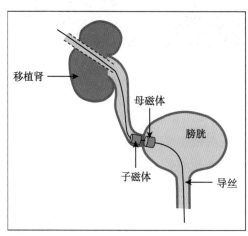

图 38-2　输尿管狭窄磁力再通手术规划模式图

磁吻合装置

手术方案中使用的子、母磁体均为带孔圆柱体，子磁体（daughter magnet，DM）外径 6 mm、高 8 mm、中央孔直径 1.5 mm；母磁体（parent magnet，PM）外径 7 mm、高 10 mm、中央孔直径 1.5 mm，子、母磁体均由 N45 烧结钕铁硼永磁材料加工而成，表面氮化钛镀层，高度方向饱和充磁。磁吻合装置子、母磁体实物见图 38-3。

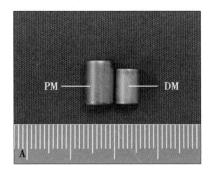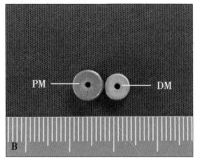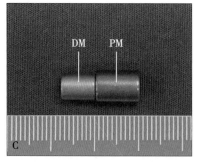

图 38-3　磁吻合装置
A. 子、母磁体侧面观；B. 子、母磁体正面观；C. 子、母磁体相吸状态。

手术过程

患者全身麻醉满意后，取截石位，经移植肾 18 Fr 造瘘管口进 8 Fr 输尿管镜，将导丝置入输尿管狭窄近端孔隙内，膀胱镜观察见导丝远端并牵出尿道，在导丝引导下将子、母磁体送至狭窄段两端，使其对位相吸（图 38-4A、B）。3 天后复查腹部 X 线可见子、母磁体对位吸合良好（图 38-4C）。

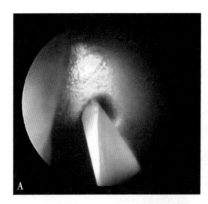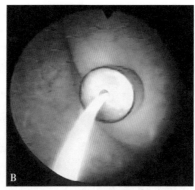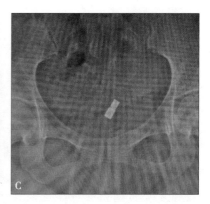

图 38-4　手术操作过程
A. 输尿管远端置入子磁体；B. 膀胱内置入母磁体；C. X 线显示子、母磁体对位吸合良好。

2 周后患者出现经尿道排尿，移植肾造瘘引流尿液明显减少，来院行膀胱镜检查确认子、母磁体脱落至膀胱，移植肾输尿管膀胱再通，膀胱镜下取出磁体后给予留置 6 Fr 输尿管支架并拔除移植肾造瘘管（图 38-5）。术后 6 个月拔除输尿管支架。

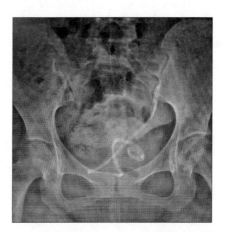

图 38-5　膀胱镜下取出磁体，留置输尿管支架

术后随访

患者随访至今，排尿正常，因再通输尿管口无抗反流功能存在轻度移植肾积水，肾功能保持基本正常。

经典病例点评

输尿管狭窄是肾移植术后常见并发症，相关研究报道显示其发生率为 1%～10%，输尿管支架置入是常用的治疗方式，但部分患者输尿管狭窄严重导致输尿管支架置入困难，因此需要长期留置肾造瘘管，严重降低患者生活质量。磁力再通技术已被用于肝移植术后胆道狭窄的微创治疗，成为严重胆道狭窄甚至闭塞患者最有效的胆道再通治疗方式。在前期大量磁外科临床经验积累下，我们提出了将磁力再通技术用于治疗肾移植术后输尿管严重狭窄的设想，在经过大量反复的动物实验验证后，我们在临床上开展了世界首例肾移植术后输尿管狭窄磁力再通手术，并获得成功。针对该病例，有以下几点体会：①患者输尿管狭窄，导丝能够通过狭窄段，因此在手术中，我们先从移植肾造瘘通道置入导丝，并从尿道引出，然后子、母磁体穿入导丝，导管沿导丝推送磁体即可，操作相对容易。②患者术后 2 周左右出现经尿道排尿，提示输尿管再通，此时应及时给予留置输尿管支架，预防再狭窄可能；对于输尿管支架留置时间，目前尚未临床经验积累，但建议至少留置 6 个月以上。③肾移植术后输尿管狭窄磁力再通中使用的母磁体直径较子磁体稍大，因此当输尿管实现再通后，磁体能且仅能脱落入膀胱内，便于取出。④本例患者术后 2 周实现了再通，但实际上在临床中，不同患者输尿管狭窄段长度不一样、瘢痕化程度也不一样，因此磁力再通时间存在较大差异，相信随着临床病例的不断积累，我们能够获得更多的临床数据，总结出相应的规律。

（严小鹏　高　龙　张苗苗　李　涛　席鑫博　吕　毅）

参考文献 ◄◄◄

[1] 邓博，徐庶钦，王方舟，等. 磁压榨技术治疗输尿管远端梗阻的实验研究 [J]. 中国临床解剖学杂志，2021，39（3）：319-322.

[2] 张苗苗，吉琳，邓博，等. 用于肾移植术后输尿管狭窄再通的磁吻合器的设计及实验验证 [J]. 中国医疗设备，2021，36（8）：51-53，62.

[3] 严小鹏，史爱华，王善佩，等. 磁压榨技术治疗复杂性胆道狭窄的临床应用探索 [J]. 中华肝胆外科杂志，2019，25（3）：237-240.

[4] AN Y, ZHANG M, XU S, et al. An experimental study of magnetic compression technique for ureterovesical anastomosis in rabbits[J]. Sci Rep, 2023, 13(1): 1708.

第三十九章

肾移植术后输尿管闭锁肾盏膀胱磁吻合

病例介绍

患者，女性，29岁，以"肾移植术后5年，移植肾造瘘术后4年6个月"为主诉入院。患者于2017年4月21日因慢性肾功能不全、尿毒症期行同种异体肾移植术，术后口服他克莫司胶囊、吗替麦考酚酯胶囊及甲泼尼龙片三联抗排斥药物。术后1个月拔除输尿管支架，拔管后2周出现右下腹移植肾区疼痛伴发热、少尿。行超声检查提示移植肾下极液性暗区，考虑输尿管尿瘘。急诊在局麻下行移植肾周积液穿刺引流术。经引流3个月，观察尿瘘无愈合可能，行移植肾周探查手术。术中因周围组织粘连出血，无法行输尿管膀胱再植手术，当即给予移植肾造瘘管置入。此后4年余，患者均规律更换移植肾造瘘管。当地医院无有效移植肾输尿管狭窄复通方案，为求进一步治疗来院，以"移植肾输尿管狭窄"收住入院。

实验室及影像学检查

实验室检查： 血尿粪常规、肝肾功能、电解质、凝血功能、传染性指标大致正常。

移植肾及膀胱造影： 经移植肾造瘘管注入造影剂，可见移植肾集合系统积水。部分扩张的肾盏紧邻膀胱顶壁。输尿管走行向盆壁方向，输尿管远端有较长段无显影，考虑输尿管远端闭锁（图39-1）。

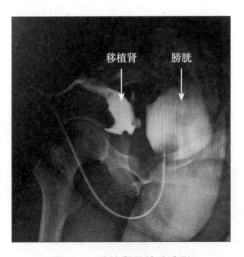

图 39-1　移植肾及膀胱造影

肾镜及膀胱镜检查： 经移植肾造瘘通道，置8 Fr输尿管镜入集合系统，可见输尿管位于移植肾集合系统外侧，仅见近端约2 cm输尿管管腔，远端闭锁。膀胱镜可见膀胱右侧顶前壁输尿管再植吻合口，导丝无法置入吻合口内。证实为输尿管远端长段闭锁。

手术方案规划

　　患者移植肾输尿管远端闭锁状态诊断明确，患者在多家医院就诊后建议永久留置移植肾造瘘管，但患者强烈要求复通移植肾尿路，拔除造瘘管。根据术前相关检查和评估，患者输尿管狭窄长度过长，无法经原输尿管管腔复通，但有望采用磁吻合技术在肾盏和膀胱之间建立内瘘通道。向患者及其家属告知移植肾肾盏膀胱磁吻合的手术方式以及可能存在的风险和并发症后，患者及其家属选择该手术方式，并签署手术知情同意书。经磁外科 MDT 团队讨论后拟定手术方案如下：

　　术中扩张原有移植肾造瘘通道并置入 18 Fr 肾穿刺鞘管，经此鞘管使用输尿管镜探查集合系统，同时经尿道置入膀胱镜装置。在双镜联合下通过透光法，寻及扩张肾盏与膀胱壁最薄处为磁吻合目标位置。内镜辅助下将子磁体和母磁体分别经肾造瘘通道和尿道置入扩张肾盏及膀胱内目标位置，调整磁体位置使子、母磁体能够对位相吸。手术方案规划见图 39-2。

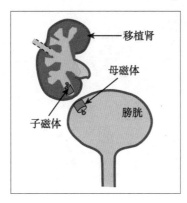

图 39-2　手术方案规划

磁吻合装置

　　手术方案中使用的子、母磁体均为带孔圆柱体，子磁体（daughter magnet，DM）外径 6 mm、高 8 mm、中央孔直径 1.5 mm；母磁体（parent magnet，PM）外径 7 mm、高 10 mm、中央孔直径 1.5 mm，子、母磁体均由 N45 烧结钕铁硼永磁材料加工而成，表面氮化钛镀层，高度方向饱和充磁。本病例中使用的子、母磁体与图 38-3 中子、母磁体大小及形状相同，不同之处在于子、母磁体一端固定有尾挂结构，方便磁体置入过程中器械对其夹持。磁吻合装置实物见图 39-3。

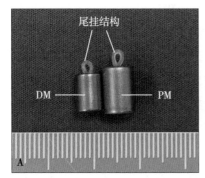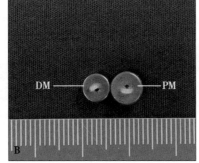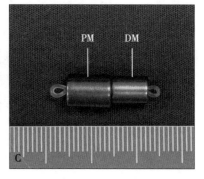

图 39-3　磁吻合装置
A. 子、母磁体侧面观；B. 子、母磁体正面观；C. 子、母磁体相吸状态。

▍手术过程

患者全身麻醉满意后，取截石位，经移植肾 18 Fr 造瘘管口进 8 Fr 输尿管镜，将子磁体送至目标肾盏内，同时用膀胱镜经尿道将母磁体送至膀胱壁目标位置处，术中反复调整两端磁体位置，X 线透视下确认子、母磁体吸附面对位相吸。术后第 3 天复查腹部 X 线，在造影剂对比下可见肾盏、膀胱两端的子、母磁体对位吸合良好（图 39-4）。

术后 4 周患者出现经尿道排尿，来院行膀胱镜检查确认子、母磁体脱落至膀胱，肾盏膀胱通道建立成功，同期吻合口给予留置 6 Fr 输尿管支架（图 39-5）。

3 个月后试行拔除输尿管支架，因重建肾盏膀胱内瘘通道表面缺乏黏膜上皮组织被覆，拔除输尿管支架后，周围瘢痕组织出现塌陷，导致通道再次梗阻，但导丝能够通过吻合口。术后 6 个月，在患者要求下置入 10 Fr 镍钛合金记忆金属支架（图 39-6），并拔除移植肾造瘘管。

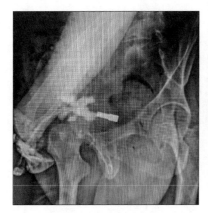
图 39-4　术后第 3 天 X 线检查

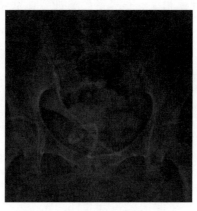
图 39-5　肾盏膀胱吻合口留置输尿管支架

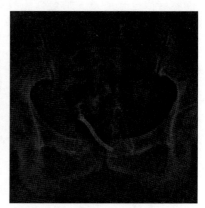
图 39-6　肾盏膀胱吻合口留置金属支架

▍术后随访

患者随访至今，尿量正常，因留置金属支架，存在轻度移植肾积水，肾功能保持基本正常。

▍经典病例点评

在第三十八章中介绍了世界首例肾移植术后输尿管狭窄磁力再通的成功病例，本章介绍的病例输尿管闭锁、闭锁段较长，磁力再通术无法实施。但因该患者移植肾下极的肾盏扩张，同时与膀胱之间的距离较短，因此我们实施了肾盏膀胱磁吻合术。该手术操作难度不大，但是肾盏膀胱磁吻合建立的通道是否能作为尿液的流出道是有待商榷的，其并发症如尿液反流、肾盂感染、肾功能损害等需要长期观察后才能得知。就该患者而言，术后 1 年多时间的随访并未出现严重并发症，因此我们认为，这种非常规手术方式有可能成为部分输尿管闭锁且闭锁段较长患者"迫不得已"情况下可能的选择方式之一。接下来我们将继续密切随访该患者，争取获得完整的随访资料，积累更多的临床经验和教训。

（高　龙　严小鹏　张苗苗　李　涛　席鑫博　吕　毅）

参考文献 ◂◂◂

[1] 邓博，徐庶钦，王方舟，等. 磁压榨技术治疗输尿管远端梗阻的实验研究 [J]. 中国临床解剖学杂志，2021，39（3）：319-322.

[2] 张苗苗，吉琳，邓博，等. 用于肾移植术后输尿管狭窄再通的磁吻合器的设计及实验验证 [J]. 中国医疗设备，2021，36（8）：51-53，62.

[3] 严小鹏，史爱华，王善佩，等. 磁压榨技术治疗复杂性胆道狭窄的临床应用探索 [J]. 中华肝胆外科杂志，2019，25（3）：237-240.

第七篇
小儿外科临床实践篇

07

第四十章

腐蚀性食管狭窄磁力再通

病例介绍

患儿，男，3.5岁，以"误食强碱后吞咽困难1年"为主诉入院。1年前误食少量强碱后出现口腔、胸骨后疼痛伴烧灼感，口腔充血、糜烂，于当地医院诊断为"食管烧伤"。经"洗胃"等处理后好转，3天后正常进食，15天后逐渐出现吞咽不畅，进食以后有胸骨后憋胀感，偶伴呕吐。外院胃镜（直径8 mm）无法通过。在我院行食管扩张术（小儿胃镜直径4.3 mm、扩张压力2~3个大气压、每次扩张时间30秒、扩张6次），扩张后7~10天内可进半流食，之后再出现吞咽困难，仅可进全流食。入院诊断为：腐蚀性食管狭窄伴Ⅰ度营养不良。查体心、肺、腹部未见其他异常。

实验室及影像学检查

实验室检查： 血尿粪常规、肝肾功能、电解质、凝血功能、传染性指标大致正常。

影像学检查： 胸部CT、MRI提示食管中段管腔狭窄，与主动脉弓关系密切，分界不清；食管造影显示钡剂到达食管主动脉弓下缘（第4、5胸椎间隙处）局限性狭窄，最窄处距左侧支气管开口约1.0 cm（图40-1A、B）；胃镜证实食管狭窄距门齿约20 cm，内镜无法通过，镜下见狭窄段仅残留直径为数毫米的孔洞（图40-1C）。

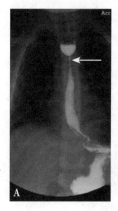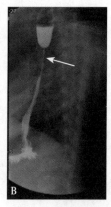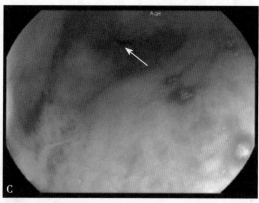

图40-1 食管造影及胃镜检查
A.食管造影正位片；B.食管造影侧位片；C.胃镜检查。

手术方案规划

鉴于多次扩张无效及常规胃或结肠食管替代手术风险较大，且难以保留自己的食管，向患儿家长初步告知食管狭窄磁力再通术的可行性。结合患儿病情、影像学检查资料，邀请消化内科、影像科、麻醉科、重症监护科等相关科室和磁外科 MDT 团队，深入讨论磁力再通术的有效性和安全性，并就后续潜在的长、短期多种风险 [如磁环磁力不适、磁环间移位成角、邻近器官（主动脉弓、支气管等）医源性损伤、组织再狭窄、癌变等] 制订针对性的挽救性和预防性措施。向患儿家长反复交代患儿目前病情、常规手术疑难点，以及磁力再通手术方式潜在风险和并发症、常规手术与磁外科手术优缺点对比，患儿家长同意实施磁力再通术并签署手术知情同意书。该创新手术报我院医务部备案，并通过医学伦理委员会审查批准。初步拟定手术方案、风险分析和预置措施如下：

风险点 1：磁体磁力不适。磁体磁力不足导致磁体压榨力度不够，不能发挥有效的治疗效能；磁体磁力过强致使短时间内快速切割，吻合口不能完整愈合。因此，术前我们通过测量食管狭窄段长度、管径等相关参数定制专门的磁体，反复体外模拟筛选适宜的磁体。另外，我们还定制了数个备用磁体以加强磁力。

风险点 2：磁环间移位成角。考虑到该例患儿狭窄段较长，间距过长的磁体之间可能存在移位成角的风险。除增加备用磁体加强磁力、套置塑料管推顶固定狭窄段下端磁体之外，我们还拟留置磁压榨专用导管，穿过狭窄段上、下端磁环进行限位，在术中 X 线透视和胃镜直视下避免吻合口狭窄或扭曲，起到轴向固定作用，防止磁体间发生移位成角。另外，术后每天行胸部透视及彩超检查，如有主动脉弓或左主支气管受压，则随时取出磁体。此外，必要时行胸腔镜下游离食管狭窄段。最后，嘱患儿术后尽量远离磁性、金属物质，避免外源性磁场干扰。

风险点 3：邻近器官（主动脉弓、支气管等）医源性损伤。因狭窄段毗邻主动脉弓、支气管等重要器官，规避相关医源性损伤显得尤为重要。为此，我们术前专门定制非对称性磁环，即狭窄段上、下端子、母磁体之间存在尺寸差异，可在一定程度上避免子、母磁体之间发生误夹，造成医源性损伤。另外，术后严密观察心肺功能以尽早发现心肺功能异常；此外，定期复查相关影像学检查，评估磁体与毗邻主动脉弓、支气管等重要器官位置关系。

风险点 4：组织再狭窄、功能丧失。尽管通过"非接触性"磁力使子、母磁体之间压榨组织"缺血—坏死—脱落"，但部分残留和再生的纤维瘢痕可能仍然存在，导致再狭窄发生。但基于大部分纤维瘢痕可在磁压榨过程中去除，再次通过食管扩张或许可取得较为满意的治疗效果。另外，由于术前狭窄段食管括约肌受损程度尚缺乏有效评估手段，加之实施的磁力再通可能损失狭窄段食管括约肌，均可能影响术后食管功能。我们通过术前准确测量狭窄段上、下端食管管径定制适宜的磁环可能会降低相关风险。此外，术前也向家长交代磁力再通术后效果欠佳时可采取食管狭窄段切除、重建等替代方案。

风险点 5：癌变。磁力再通食管重建术后残留或新生的纤维组织存在潜在的癌变风险。对此，我们制订了长期的复诊、随访计划。

磁吻合装置

子、母磁体为带孔圆柱体，由 N45 烧结钕铁硼永磁材料加工而成，表面氮化钛镀层处理，厚度方向饱和充磁。子磁体外径 12 mm、内径 4 mm、厚度 6 mm；母磁体外径 14 mm、内径 4 mm、厚度 6 mm。磁吻合装置实物见图 40-2。

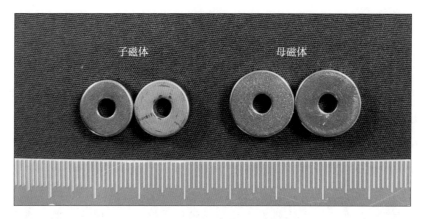

图 40-2　磁吻合装置实物图

手术过程

第一阶段：磁体置入。术前行腹腔镜胃造瘘口术纠正营养不良，同时造瘘口可作为母磁体置入通路，患儿恢复排气、排便后给予肠内营养。于 2015 年 11 月 25 日施行食管狭窄磁力再通手术，手术过程如下：静吸复合麻醉满意后，患儿取仰卧位，常规消毒铺巾；经口插入小儿胃镜至食管狭窄部位上方，经胃镜活检孔插入导丝至胃内，退出胃镜。自胃造瘘口插入小儿胃镜，将导丝拉出。沿导丝口腔端插入专用导管，经口腔、食管、胃造瘘口拉出。将子磁体套入专用导管腹壁端，经胃造瘘口进入胃内，插入胃镜，将磁体经贲门推送至食管狭窄段下方，不退出胃镜。将母磁体套入专用导管口腔端，用另一小儿胃镜将磁体经口腔推送至食管狭窄段上方，不退出胃镜。X 线监视下，同时推送食管狭窄段上、下方胃镜，直至两磁环靠近至 1.5 cm，胃镜观察狭窄部位下方磁环稍向下移位，遂于狭窄部位下方同法再置 1 枚子磁环增强磁力。松开胃镜，磁体自动吸引完成对合，狭窄段两端磁环对位吸合。转动患儿体位，X 线监视下确认左主支气管与磁体有一定间距。经胃造瘘口拉出专用导管，退出导丝，沿导管经胃造瘘口插入一直径 1 cm 塑胶导管，向口侧推压磁体并施加外力，妥善固定经胃造瘘口引出的导管和塑胶导管，无菌敷料覆盖伤口固定。退出口端胃镜，经鼻插入一细尿管至咽腔，经鼻经尿管引出导管后妥善固定，手术顺利。手术时长约 60 分钟，术中无意外损伤。术后患儿安返病房，生命体征平稳。

术后给予吸氧、心电监护、禁饮食、静脉输液抗感染、止血、化痰、支持等治疗，嘱保护好导管及导丝。上述操作过程及术后胃镜复查均在全身麻醉条件下完成。术后 3 天内每天定期行胸部 X 线平片监测磁环位置。术后镇痛管理。加强局部胃造瘘口护理，保持干燥清洁。

术后视疼痛性质给予阵痛泵阵痛管理；术后 3 天内自口、鼻溢出较多唾液，伴胸部疼痛，经胃管上端注入庆大霉素、丁卡因胶浆后上述症状逐渐缓解。术后第 1 天排气，第 2 天排便。术后 3 天内每天复查胸部 X 线平片发现磁环位置正常，未发现磁环移位、成角，且磁环间距逐渐缩小，至术后第 3 天磁环间距不足 1 mm（图 40-3）。术后第 10 天行胃镜检查观察磁环对合压缩良好，夹闭的磁环未完全自行脱落；术后 2 周行胃镜检查，镜下观察食管内磁环对合良好，活动度大。

第二阶段：取出磁体。术后第 18 天经口腔端置镜缓慢推移磁环进入胃腔，自胃造瘘口处取出磁体。胃镜检查可见食管吻合处通畅，黏膜光滑，无明显渗血、出血、食管破裂或狭窄等；磁环间见直径约 1.0 cm 圆环状脱落坏死组织，病理检查为坏死组织。磁体取出过程见图 40-4。

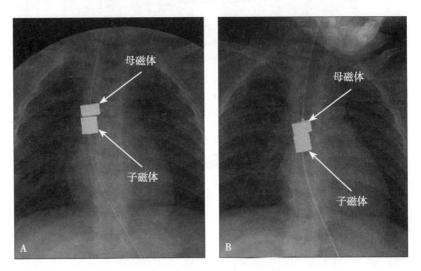

图 40-3　术后复查 X 线片

A. 术后第 2 天胸部 X 线正位片；B. 术后第 3 天胸部 X 线正位片。

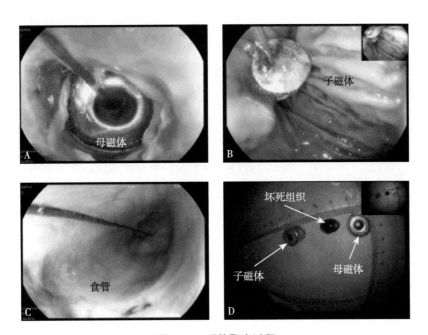

图 40-4　磁体取出过程

A. 食管内磁体；B. 磁体进入胃内；

C. 取出磁体后的食管；D. 子、母磁体及磁体间脱落的坏死组织。

术后随访

术后每月随访，间隔 1 个月行食管扩张术 2 次预防再狭窄。术后半年患儿进食正常，术后 3 年消化道造影显示食管通畅性良好（图 40-5）。患者随访至今，生长发育及进食均同正常同龄儿无差异。

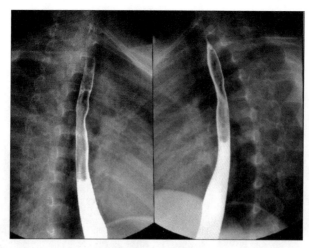

图 40-5　术后 3 年食管造影

经典病例点评

　　磁压榨吻合食管重建能够充分利用自身食管并降低食管替代手术风险，具有操作简单、创伤小、无缝线吻合、吻合口瘘及瘢痕形成少、无缝线线隙产生以及定向组织扩张等优点，临床上可用于空腔脏器间的吻合而实现重建。本病例实施磁力再通术治疗腐蚀性食管狭窄的体会总结如下：①加强对强碱等腐蚀物的管理。②提高基层医疗单位食管化学损伤规范救治能力。③腐蚀性食管狭窄的位置、长度及深度是选择治疗手段的决定因素之一；全面准确评估狭窄位置、长度及深度不仅能够明确需要干预的范围并选择合适的干预方法，而且有助于预估毗邻重要组织器官的潜在医源性损伤，提前采取针对性有效措施规避上述风险。④对于反复食管扩张无效和 / 或手术风险较大的短段未完全闭锁的腐蚀性食管狭窄患儿可尝试采用磁压榨技术治疗。⑤采取积极措施如胃造瘘，不仅改善患儿营养状况提高手术耐受，也便于后续利用造瘘口放置定向导丝及子磁体；另外，为后续胃食管重建等替代方案留有选择余地，我们建议行小弯侧造瘘。⑥术后管理，如严密观察心肺功能，并发症处理、子母磁体的固定等尤为重要，良好的术后管理不仅有助于减轻术后患儿的不适感，而且能够有效地避免术后并发症的发生。⑦基于延长磁体取出时间可能会增加安全性，我们建议对化学腐蚀性慢性狭窄，施行磁力再通术后 2 周取出磁体是安全可行的。⑧术后食管扩张术对预防食管再狭窄有着重要的作用，但术后食管扩张的次数以及时间间隔尚未统一，多数推荐术后食管扩张时间间隔为 2～4 周，术后每周食管扩张是否获益尚不清楚。⑨有文献报道，腐蚀后的食管发生恶性肿瘤的风险较高，也需要进一步关注。

（余　辉　郑百俊　高　亚）

参考文献 <<<

[1] 余辉，郑百俊，高亚，等. 经消化道腔内磁压榨吻合术治疗短段未完全闭锁小儿腐蚀性食管狭窄 [J]. 中华小儿外科杂志，2018，39（1）：35-39.

[2] 叶丹，邱明龙，高慧敏，等. 磁压榨技术治疗小儿食管闭锁和狭窄的临床应用探索 [J]. 中华小儿外科杂志，2020，41（4）：370-374.

[3] ZHANG M, SHI A, LIU P, et al. Magnetic Compression Technique for Esophageal Anastomosis in Rats[J]. J Surg Res, 2022, 276: 283-290.

第四十一章

新生儿先天性食管闭锁磁吻合

病例介绍

患儿，女，以"生后反复呕吐1天"转入我院新生儿重症医学科。系第4胎第2产，产前检查发现羊水增多，因母亲患有瘢痕子宫孕37周经剖宫产娩出，Apgar10-10-10，出生体重3200g，羊水清，约2000mL。生后患儿随即口吐大量白色黏液泡沫样物，喂水时呛咳。入院后经口腔置入8 Fr胃管约6 cm，间隔15分钟吸痰，给予无创呼吸机辅助通气、抗炎治疗等抢救措施后病情渐平稳。X线检查证实"先天性食管闭锁Ⅲ型合并新生儿肺炎"，食管盲袋底缘位于第2胸椎前，体格检查发现双手六指畸形，肛门外生殖器外观正常。心脏彩超提示：先天性心脏病，房间隔缺损1.8 mm；卵圆孔未闭。

实验室及影像学检查

实验室检查：血尿粪常规、肝肾功能、电解质、凝血功能、传染性指标大致正常。

食管造影：X线检查证实"先天性食管闭锁Ⅲ型合并新生儿肺炎"，食管盲袋底缘位于第2胸椎上缘（图41-1）。

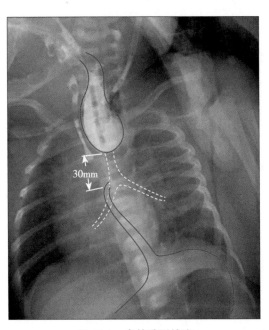

图41-1 食管造影检查

手术方案规划

根据病史、临床症状与辅助检查，患儿术前高位食管闭锁伴气管食管瘘（食管闭锁Ⅲ型）诊断明确。

　　传统手术方法需要开胸后经胸膜外分离至后纵隔，或采用胸腔镜手术，术中根据远、近端食管距离决定是否行一期食管吻合手术，经游离远、近端食管壁后，自然松弛距离如≤2 cm（Ⅲb 型），则吻合成功概率较大，但如果经充分游离食管壁后，距离仍 >2 cm（Ⅲa 型），此时采用浆肌层螺旋样切开的方法延长食管亦有限，由于组织回缩产生的巨大张力和缝线切割效应，使针线缝合后极易发生吻合口裂开，导致吻合失败，术后发生严重胸腔感染等并发症。由于新生儿机体抵抗力弱，此后的治疗过程漫长而痛苦，死亡率高。目前国内外亦有一期仅结扎和修补气管食管瘘，数周后食管生长并延长后再行二期食管吻合手术，但需要长时间的静脉营养支持，且二期手术仍存在缝合失败和并发症多的问题。根据术前相关检查和评估，对于盲端距离在 2~3 cm 的长段型Ⅲa 型食管闭锁，通过磁吻合的方法有望实现食管一期吻合。

　　向家属告知术中可能出现因吻合口张力太大而难以缝合的情况，患儿有望采用磁吻合技术治疗食管闭锁疾病。手术中在近、远端食管腔内分别置入磁吻合器，通过磁力牵引完成食管吻合，避免缝线切割造成的组织撕裂损伤，提高一期食管吻合成功率。告知家属磁吻合的手术方式以及可能存在的风险和并发症后，患者家属选择磁吻合术，并签署手术知情同意书。通过我院伦理委员会审批后，在磁外科 MDT 团队的支持下，经认真讨论和分析，针对患儿消化道发育畸形情况，拟定手术方案见图 41-2。

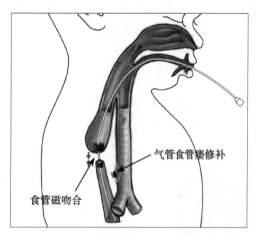

　　步骤 1：修补气管食管瘘。 术中按常规经胸开放手术，取右腋下横切口，经胸膜外入路分离胸膜下层间隙，结扎并离断奇静脉，于后纵隔内第 2 胸椎上缘找到远侧食管汇入支气管处，结扎并修补气管食管瘘，此时气管与食管间异常结构得以阻断并纠正，患儿全身血氧饱和度将明显改善。适当游离远端残留食管，测量远端食管腔直径，由于远端食管发育滞后，故与近端食管相比明显细小。

图 41-2　先天性食管闭锁磁吻合手术规划示意图

　　步骤 2：近端食管盲端置入磁吻合器。 充分游离近端食管盲端与周围组织间纤维束膜，尽可能延长近端食管以利于减小吻合口张力。预置的磁吻合器中央孔穿过 6 Fr 胃管，在消化内镜直视下由口腔将磁体置入头侧食管盲袋内，胃管经由食管盲袋最底部中央穿出。

　　步骤 3：远端食管磁吻合器置入，完成食管吻合。 将近端食管盲端底部伸出的胃管穿过配对的磁吻合环中央孔，并在磁吻合环下方水平于胃管表面，利用 7 号丝线环形打结以避免磁环顺着胃管滑向远端并脱落，将磁吻合环置入远端食管腔内，食管断端采用 5-0 可吸收线行荷包缝合固定于胃管表面，沿胃管缓慢相向推移远、近端食管腔内磁吻合环互相靠近相吸，完成食管吻合。

磁吻合装置

　　手术方案中使用的配对磁吻合器均为圆环状，由 N45 烧结钕铁硼永磁材料加工而成，表面采用真空物理氮化钛镀膜，饱和充磁。因先天性食管闭锁畸形患儿的远端食管发育细小，故配对磁体大小不一致，近端食管盲端膨大，故欲置入外径 9 mm 的磁吻合环；远端食管内置入外径为 5 mm 的磁吻合环，磁环中央孔内径为 2 mm，与胃管外径相适应（图 41-3）。

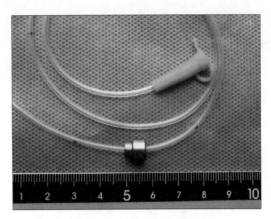

图 41-3　先天性食管闭锁磁吻合装置

手术过程

患儿静吸复合麻醉（气管插管时预留消化内镜操作空间）满意后，患儿取左侧卧位，左肋下放置腰垫。取右肩胛下角水平右肋下横行切口长约 5 cm，分离胸壁各层肌组织，电刀分离第 5 肋间肌，至壁层胸膜表面时采用手法钝性剥离胸膜，经胸膜外分离至脊柱右侧，分离奇静脉结扎并切断奇静脉，脊柱右前方至气管壁之间向下寻找气管食管瘘管，缝扎修补瘘管后电刀离断远端食管，适当游离远端食管周围纤维组织。

近端食管盲端位置较高，故需要参考术前造影显示的近端食管盲端水平进行寻找，近端食管壁血供丰富，很少发生缺血，故可充分游离近端食管盲端与周围组织间纤维束膜，尽可能延长近端食管以利于减小吻合口张力。在消化内镜辅助下将预置的磁吻合器中央孔穿过 6 Fr 胃管，在消化内镜直视下由口腔将磁体置入头侧食管盲袋内（图 41-4A）。胃管经由食管盲袋最底部顶点处穿出进入术野内。

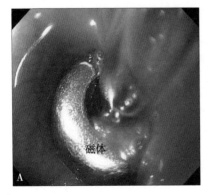
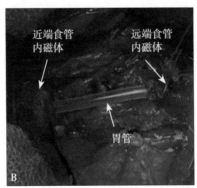
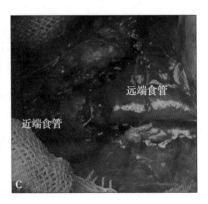

图 41-4　手术操作过程

A. 内镜下置入磁体；B. 于闭锁食管两端置入磁体；C. 磁体实现自动对位相吸。

将近端食管盲端底部伸出的胃管穿过配对的较小磁吻合环中央孔，并在磁吻合环下方水平于胃管表面，利用 7 号丝线环形打结以避免磁环顺着胃管滑向远端并脱落，将配对的磁吻合环置入远端食管腔内，食管断端采用 5-0 可吸收线行荷包缝合并固定于胃管表面（图 41-4B），沿胃管缓慢相向推移，远、近端食管腔内磁吻合环互相靠近相吸，完成食管吻合（图 41-4C）。这时可行术中 X 线摄片确认磁环对位情况（图 41-5A）。

　　胃管体外部分需仔细固定于面颊部，避免过度牵拉和松脱。胃管的作用除了在术中引导磁吻合装置外，也方便术后供给肠内营养。术毕，患儿麻醉苏醒后安返病房。

　　术后 1 周采用泛影葡胺行食管造影检查，发现吻合口右侧局部少量造影剂溢出（图 41-5B），说明有吻合口瘘，系因吻合口仍存在张力所致；术后 4 周复查食管造影，食管恢复通畅，吻合口瘘自行愈合（图 41-5C）。

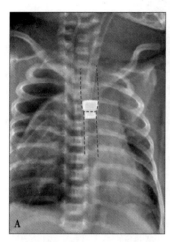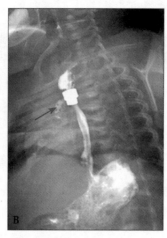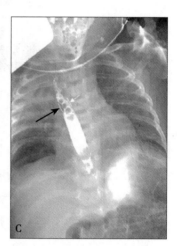

图 41-5　术后复查

A. 术中 X 线显示磁体对位吸合良好；B. 术后 1 周食管造影；C. 术后 4 周食管造影。

术后随访

　　患儿术后出现吻合口狭窄，经内镜下球囊扩张后缓解，随访至今，正常进食，生长发育正常。

经典病例点评

　　先天性食管闭锁伴或不伴有气管食管瘘发病率约为 1∶3000，占新生儿消化道发育畸形第 2 位，常合并其他器官发育畸形，是初生婴儿重要死亡原因之一。本例先天性食管闭锁患儿术前影像学诊断为Ⅲ型食管闭锁，近端食管盲端位置高，术中解剖分离过程中发现远端食管汇入右主支气管，与近端盲端距离达到 3 cm，确认Ⅲa 型食管闭锁，一期食管吻合困难。由于食管吻合口张力大产生缝线切割效应，采用传统缝合方法术后容易发生食管吻合口断裂、严重吻合口瘘，导致胸腔严重感染、脓毒血症等并发症，治疗周期长。尤其是对于盲端距离较远的食管闭锁患儿，需分期进行食管延长术或结肠代食管、胃代食管等手术，疗程长且并发症多，严重影响患儿生长发育，传统手术方法已不能满足病情复杂的远距离食管闭锁畸形的治疗。

　　采用磁力牵引并延长食管盲端治疗长段型先天性食管闭锁患儿成为临床探索的一个可选方法。2001—2004 年间，Mario 为 3 例伴有气管食管瘘的食管闭锁婴儿结扎瘘管，连同另外 2 例未伴有气管食管瘘患儿，均采用 Nd-Fe-P 磁性装置实现食管一期吻合，平均吻合时间 4.8 天，术后随访两年余，未发现吻合口狭窄并发症。亦有报道利用磁吻合技术治疗食管吻合术后吻合口严重狭窄取得良好治疗效果。通过消化道内镜置入磁体为治疗远距离食管闭锁畸形提供了一种微创治疗方法，不仅可以避免传统手术造成的巨大创伤，而且可明显减少术中术后并发症。

　　回顾本例患儿磁吻合治疗过程，具有以下特点：①术前根据上消化道造影结果判断食管远、近端距离较远，且存在气管食管瘘，术中解剖证实盲端距离达 3 cm，属于典型食管闭锁，临床治疗难度很大，采用传统缝合技术极易发生吻合口撕裂等并发症，后果极其严重，除了控制胸腔感染外，需行胃造瘘才能维持患儿肠内营养，待患儿生长发育数周后再择期行食管吻合术，治疗过程十分艰难。这种分期手术疗程长，护理难度很大，患儿痛苦。②根据食管闭锁疾病的食管远端细小、近端盲端扩张的畸形发育特点，故设计远端食管采用外径 5 mm 磁体，近端采用外径 9 mm 磁体，一是为了适应食管闭锁部位远、近端食管直径不同，二是为了尽可能增强磁力作用；对于个别远端食管盲端发育较好、直径稍大的情况，可采用配对的相同大小磁吻合器完成食管重建。③采用磁力吻合方式为了避免分期手术给患儿带来的多次创伤和喂养困难等问题，术中常规结扎并修补气管食管瘘后，尝试利用磁力牵引的方式使食管两盲端互相靠近，通过分别位于近、远端食管内磁体对盲端食管壁的压迫作用，吻合口为食管盲端面与面的接触，虽然局部存在一定张力，但有效避免了缝线切割效应，降低了吻合口撕裂的风险，不仅实现了黏膜 - 黏膜食管壁的理想吻合，而且在完成吻合任务后磁体经胃管牵引即可取出体外，操作简单易行。④对于盲端距离超过 2 cm 但未超过 3 cm 的食管闭锁，采用磁吻合技术可作为长段型食管闭锁疾病治疗方法的重要补充，提高了长段型食管闭锁一期吻合成功率。虽然磁吻合术后仍然有吻合口瘘的情况，但却如期完成了一期食管吻合，未发生吻合口撕裂和严重胸腔感染等并发症，这种吻合口瘘在传统缝合技术完成食管吻合术后更加常见，且多可在保持通畅引流的条件下采取保守治疗治愈。⑤此患儿术后恢复顺利，虽然远期出现了吻合口狭窄，但通过球囊扩张技术治愈。

此例新生儿长段型食管闭锁伴气管食管瘘利用磁吻合技术实现一期食管吻合获得成功，为探索磁外科在儿童先天性消化道畸形疾病救治中的应用起到良好作用，但目前已完成 3 例，长期疗效有待继续观察，其临床应用需要在长期实践中不断摸索和积累经验，为更多患有类似严重先天性消化道闭锁畸形的患儿提供更好的治疗方法，有望具有较好的应用前景。

（刘仕琪　吕　毅）

参考文献 ◀◀◀

[1] 刘仕琪，吕毅，赵静儒，等. 磁吻合技术治疗新生儿远距离食管闭锁一例并文献复习 [J]. 中华小儿外科杂志，2018，39（8）：594-596.

[2] 刘仕琪，吕毅，骆瑞雪. 外科钕铁硼永磁材料表面处理与生物安全性探讨 [J]. 医疗卫生装备，2020，41（11）：74-77，89.

[3] 叶丹，邱明龙，高慧敏，等. 磁压榨技术治疗小儿食管闭锁和狭窄的临床应用探索 [J]. 中华小儿外科杂志，2020，41（4）：370-374.

[4] ZHANG M, SHI A, LIU P, et al. Magnetic compression technique for esophageal anastomosis in rats[J]. J Surg Res, 2022, 276: 283-290.

病例介绍

患儿，双胎之一，体外人工授精、胚胎移植术后 30^{+6} 周早产，出生后因"早产、极低体重（1660 g）、新生儿呼吸窘迫"收住我院新生儿科，住院治疗。出生后第 10 天出现血便，腹立位 X 线检查示肠管广泛扩张，门静脉与肠壁积气，提示"新生儿坏死性小肠结肠炎（necrotizing enterocolitis，NEC）"，遂急诊手术探查发现回肠远端（距回盲部 15 cm 范围内）与全结肠呈缺血坏死样改变，并伴广泛肠壁浆膜下积气，尚未穿孔，遂行回肠双腔造瘘。出院后予以造瘘口护理。术后 3 个月，按治疗计划拟行肠造瘘还纳手术。术前经肛门注入造影剂发现距离肛缘 29.83 mm 处直肠闭锁伴狭窄，经远端造瘘口造影检查结肠未显影。遵医嘱每日经肛门灌肠 20 余天后，再次入院拟行二期手术，术前造影显示直肠闭锁并狭窄位置位于盆腔最低位。

实验室及影像学检查

实验室检查：血尿粪常规、肝肾功能、电解质、凝血功能、传染性指标大致正常。

结肠造影：经直肠造影显示距肛门约 29.83 mm 处造影剂无法通过直肠，近端闭锁伴狭窄（图 42-1）。

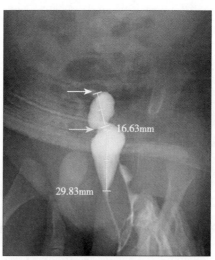

图 42-1　结肠造影检查

直肠闭锁距离肛缘 29.83 mm（白色箭头），狭窄部位距离盲端 16.63 mm（黄色箭头）。

手术方案规划

患儿直肠闭锁位于盆底腹膜返折水平，且其下方直肠腔内存在炎症消退后的瘢痕性狭窄。近端结肠呈节段性闭锁或狭窄，仅回盲部（长约 15 mm）直径接近正常范围。由于回盲瓣结构对于儿童尤其是婴幼儿肠道功能完整性非常重要，故手术治疗的关键在于切除无功能病变结肠外，需尽可能保留仅存的回盲部结构与回盲瓣功能。根据术前相关检查和评估，此患儿情况非常特殊，患儿直肠闭锁和狭窄继发于新生儿坏死性小肠结肠炎，腹腔脏器广泛粘连，直肠闭锁位于腹膜返折水平，位置低，手术难度大。一方面临床尚没有适用于婴幼儿的消化道吻合器械，另一方面婴幼儿盆底视野严重受限，所以经腹手术在盆底实施直肠 - 结肠缝合非常困难，术中与术后并发症发生率高。与此同时，严重腹腔粘连排除了腹腔镜手术的可行性。

拟采用的手术方案有 3 种。

方案 1：后矢状入路肛门直肠成形术（Péna 术式）。后矢状切口自尾骨尖上方到肛凹处，针形电刀切开各层组织，全部手术操作过程保持在正中线上进行。进入盆腔找到正常结肠盲端，充分游离、松解，使其能无张力地拖至直肠闭锁水平，切除闭锁与狭窄组织，再进行结肠与直肠缝合，此种方法创伤大，对盆底肌神经组织损伤较大。

方案 2：经肛门行结肠拖出直肠吻合。此种方法主要适用于先天性巨结肠患者，同时也是国内外治疗直肠闭锁的传统方法之一。手术中需距齿状线上 5～10 mm 处剥离直肠壁进入盆腔，将结肠经肛门拖出，与残留直肠壁进行缝合，缝合完成后，再将肠管推入直肠腔内。此患儿为 NEC 导致的结肠与直肠闭锁，盆底肌、神经丛与肛门括约肌发育均正常，采用经肛门拖出的方式进行结肠 - 直肠缝合，此种方法难免造成直肠周围括约肌与神经医源性损伤，创伤大且并发症多。

方案 3：结肠 - 直肠磁吻合。经腹手术（原切口），术中切除病变结肠后，于残留结肠腔内置入 1 枚磁吻合器，结肠断端行荷包缝合，远端直肠腔内经肛门置入另一配对磁吻合器，两个磁吻合器相互吸引，即可牵引结肠 - 直肠对合，最终达到吻合目的。手术方案规划见图 42-2。

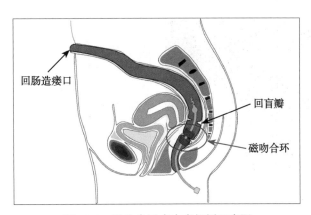

图 42-2 磁吻合手术方案规划示意图

向患儿家属告知三种手术方案的难度、风险，患儿家属选择接受方案 3 磁吻合术，经我院伦理委员会讨论通过，并征得家长签字同意后决定采用磁吻合技术尝试进行直肠吻合。

磁吻合装置

手术方案中肠管两端吻合用的磁体均为圆环状，形状及尺寸相同，磁体外径 12 mm，中央孔直径 4 mm，高 5 mm，由 N45 烧结钕铁硼永磁材料加工而成，表面氮化钛镀层，高度方向饱和充磁。磁体中央孔可穿过 8 Fr 胃管。磁吻合装置实物见图 42-3。

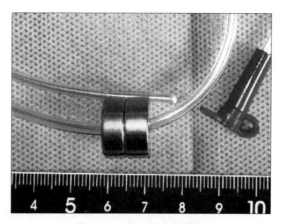

图 42-3　直肠磁吻合装置

手术过程

取原腹部切口入路切除陈旧手术切口瘢痕，入腹后分离腹腔纤维粘连，见远端小肠瘘口回缩入切口下方并与腹壁紧密粘连，游离远端造瘘口及相应肠管，见远端小肠长约 18 cm，呈轻度废用性萎缩状态，距回盲部约 6 cm 处有狭窄，除近回盲瓣部约 2 cm 范围内盲肠尚可外，阑尾细小，其余结肠呈"藕节样"节段性狭窄（共 5 处狭窄），狭窄处为质硬瘢痕，未狭窄处亦呈废用性萎缩状态。盆底腹膜返折水平可见乙状结肠远端与直肠交界处细小，局部呈瘢痕性闭锁。为保留回盲瓣功能及远段小肠，行小肠狭窄段成形术并切除除盲肠外其余病变结肠。直肠闭锁与狭窄段切除后以 5-0 可吸收线行荷包缝合残端，两只配对磁吻合器（12 mm×5 mm）沿 8 Fr 胃管滑动，相互吸引并靠近，实现盲肠与直肠端-端吻合（图 42-4A），远端小肠重新造瘘，手术过程顺利，患儿安返 ICU 监护治疗。

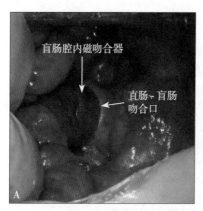
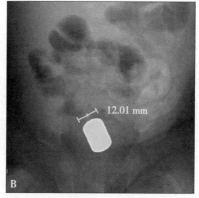

图 42-4　术中置入磁体与术后 X 线检查
A. 术中盲肠腔和直肠腔内磁体对位吸合；B. 术后 X 线检查提示磁体吸合状态良好。

术后按常规给予静脉营养、抗感染等治疗，术后 24 小时 X 线检查示两个磁体对位吸合良好（图 42-4B）。术后第 3 天始经口给予肠内营养。术后第 9 天磁环与胃管自行排出体外，无吻合口出血及腹痛、发热症状，肠液可经肛门顺利排出。3 个月后再次经远端造瘘口造影检查发现吻合口通畅情况良好（图 42-5A），术中探查保留的远段小肠长约 3 cm，回盲瓣通畅情况良好，直肠-盲肠吻合口局部质软，未见明显瘢痕形成，愈合良好（图 42-5B）。术后随访 3 个月肛诊直肠吻合口无狭窄。患者术后恢复顺利，食欲正常，排便规律，未出现稀水便及排便困难，证实磁吻合手术在完成直肠吻合的同时，成功保留了回盲瓣结构与功能，体重增长与正常儿相比无明显迟缓，无粘连性肠梗阻等术后并发症。

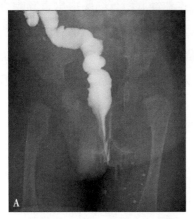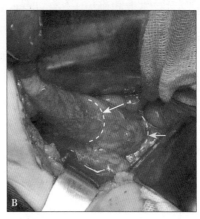

图 42-5　造瘘还纳前结肠造影及造口还纳术中探查所见磁吻合口情况

A.造瘘还纳前经造瘘口造影检查证实吻合口通畅性良好；B.造口还纳术中探查直肠-盲肠磁吻合口位于腹膜返折处（黄色虚线与箭头），局部肠管柔软无明显瘢痕，回盲瓣结构完整保留（白色虚线与箭头）。

术后随访

患者随访至今，无肛门、直肠狭窄，无粪污，排气、排便均正常，体重与身长符合同龄儿童生长发育范围。

经典病例点评

NEC 好发于早产儿和低出生体重儿，是新生儿期最常见的一种急腹症，发病迅速且病死率高。近年来随着新生儿外科技术的发展，大多数患儿经过急性期积极治疗后病死率明显下降，但 NEC 患儿经保守治疗后肠狭窄仍较常见。肠闭锁或狭窄作为 NEC 患儿最常见的并发症且多发生于结肠和回盲部，主要由于炎症反应及系膜血管内血栓形成或受纤维索带压迫导致局部肠壁缺血坏死和瘢痕性修复所致。肠闭锁或狭窄部位主要表现为肠管细小，管壁增厚、僵硬甚至实变，缺乏蠕动和生理功能并导致机械性肠梗阻。外科手术是 NEC 后肠闭锁或肠狭窄唯一有效的治疗手段。

本例患儿在新生儿期第一次行急诊肠造瘘手术时，即发现肠道病变以回肠远端至结肠全程炎症表现为主，二期手术中探查发现结肠全程与相邻组织粘连严重，多达 5 处严重狭窄，最低处达直肠腹膜返折水平并导致直肠闭锁，仅留回盲部约 1.5 cm 通过尚好。婴幼儿直肠较细，目前临床上没有适用于婴幼儿的直肠吻合器械，故盆底腹膜返折水平行直肠-盲肠吻合非常困难，如果采用后矢状入路或将直肠经肛门拖出的方法进行吻合，必将造成盆底和直肠周围神经丛及肛周括约肌功能受损，术后并发症多，严重影响患儿生活质量。

为了避免影响患儿正常排便功能，我们与家属充分沟通后最终决定采用磁吻合技术，术中所使用的磁体部分参照国外经验，结合磁外科团队的前期研究成果，我们设计并制作出适用于婴幼儿消化道吻合的磁性吻合器械，表面覆氮化钛膜，具有良好的组织相容性与生物安全性，在人体内是安全的。通过分别位于近、远端盲肠与直肠腔内磁体对盲端肠壁的压榨作用，不仅实现了黏膜-黏膜肠管壁的理想吻合，完整保留了远端回盲瓣与残余直肠功能，而且在完成吻合任务后于第 9 天磁体自行排出体外，达到消化道缝合手术愈合时间要求，术后造影显示吻合口通畅无狭窄，排便功能正常，随访 5 年余未出现任何并发症，效果显著。

此患儿利用磁吻合技术成功避免了传统 Péna 术式和经肛门行结肠拖出直肠吻合手术副损伤的弊端，实现婴幼儿直肠闭锁畸形微创治疗，再次证明了磁外科技术在儿童消化道闭锁或狭窄畸形治疗中的实用性与可行性，尤其是疑难复杂病例的精准治疗效果，较传统缝合手术创伤小、恢复快，并可最大限度保护消化道原有结构与功能，为儿童此类疾病治疗探索了一种新的技术方法，同时亦可缓解临床缺乏儿童专用消化道吻合手术器械的窘境。

更多的临床经验和相关数据需要在长期实践中不断摸索和积累，随着磁外科学的日趋成熟，创新的外科技术将为更多患儿早日摆脱病痛带来福音。

（刘仕琪　吕　毅）

参考文献 ◄◄◄

[1] 刘仕琪，吕毅，赵静儒，等. 磁吻合技术治疗新生儿远距离食管闭锁一例并文献复习 [J]. 中华小儿外科杂志，2018，39（8）：594-596.

[2] 刘仕琪，吕毅，骆瑞雪. 外科钕铁硼永磁材料表面处理与生物安全性探讨 [J]. 医疗卫生装备，2020，41（11）：74-77，89.

胸腔镜下新生儿食管闭锁磁吻合

病例介绍

患儿，男，3天龄，以"生后阵发性呼吸急促、口吐泡沫、吐奶3天"为主诉入院。系G4P2，胎龄40^{+6}周，单胎，于2023年5月因母亲试产失败在当地县医院剖宫产分娩，产前胎心正常，出生体重3500 g，无胎膜早破，脐带、胎盘情况不详，产时羊水量多，具体不详。生后Apgar评分不详。进奶后奶液从口中溢出，伴口吐泡沫及阵发性呼吸急促，入住当地县医院儿科1天，完善上消化道造影提示食管闭锁，为进一步治疗，转入我院。入院查体：T 36.7 ℃，P 136次/min，R 48次/min，BP 65/38 mmHg，足月儿貌，留置胃管，连接负压吸引，无口吐泡沫。皮肤红润，黄染达胸腹部，前囟1 cm×1 cm，平坦，张力不高，听诊双肺呼吸音清，未闻及干、湿啰音。心率136次/min，心律齐，心音有力，未闻及病理性杂音。腹平坦，无腹壁静脉曲张，脐带未脱落，无压痛，无反跳痛，腹部无包块。肝脏未触及，脾脏未触及，肠鸣音正常，4次/min。四肢肌张力正常，双侧睾丸已降。吞咽反射正常，竖颈可，觅食反射正常，吸吮反射正常，握持反射正常，拥抱反射减弱。

实验室及影像学检查

实验室检查： 血尿粪常规、肝肾功能、电解质、凝血功能、传染性指标均正常。

上消化道造影： 食管闭锁。

胸部CT： 食管置管影，下端位于气管分叉水平，食管心后段未见明确管腔显影；食管下段横膈水平可见食管腔内气体影（图43-1）。

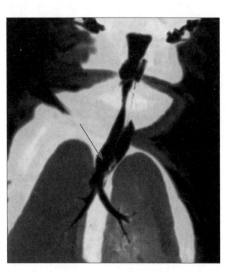

图43-1　胸部CT所示食管闭锁

红色箭头所指为近端盲端。

手术方案规划

先天性食管闭锁以食管连续性中断，伴或不伴气管食管瘘为特征。患儿生后生存能力极低，对手术耐受力差；手术治疗是改善预后的唯一措施。常规手术为经胸膜外入路开放手术，对肺脏损伤小，术后肺部感染恢复快，但是术后影响胸廓及脊柱发育，容易并发脊柱侧弯、胸廓畸形等并发症。胸腔镜手术近年来成为微创治疗食管闭锁的探索方向，但该技术对术者腔镜手术技巧及经验要求极高，且需要熟练的助手配合。并且不论开放或胸腔镜手术，食管连续性重建都以缝合为主要手段，术后吻合口瘘、吻合口狭窄发生率极高。近年有零星个案报道使用磁吻合技术联合内镜下多期手术治疗食管闭锁，但是其手术周期长、长期随访效果不理想而没有推广。我院磁外科MDT团队根据多年磁外科研究经验，结合患儿病情制订胸腔镜下食管闭锁磁吻合的手术方案。与患儿家属沟通后，患儿家属选择行胸腔镜下食管闭锁磁吻合并签署手术知情同意书。

方案1：患儿为Gross C型食管闭锁，手术拟胸腔镜下游离食管残端，然后经口置入喂养管连通食管；经口和经胃造瘘口置入磁环至食管的两个残端，吸合实现食管连续性重建。

方案2：替代方案采用传统开胸路径食管手工缝线吻合。

磁吻合装置

磁吻合装置由一对磁环、一根喂养管及数根不同内径的鞘管组成。鞘管用于测量远端食管残端内径及推送磁环；喂养管用于导引磁环及在吻合口形成前维持食管通畅性（胃肠减压及喂养）；近端磁环外径9 mm，内径3 mm；远端磁环外径7 mm（鞘管测量食管内径后确定磁环外径大小），内径3 mm。磁吻合装置实物见图43-2。

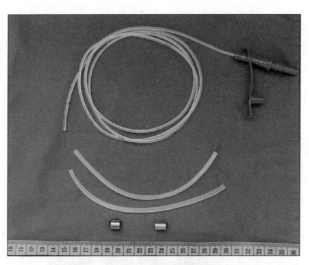

图43-2 磁吻合装置

手术过程

患儿静吸复合麻醉满意后取左侧卧位。常规胸腔镜戳卡置入器械。探查发现远端气管食管瘘位置与近端残端粘连，属Gross C型，具有行胸腔镜下食管闭锁磁吻合的条件。遂按既定方案实施手术。离断奇静脉显露远端食管残端，结扎并离断气管食管瘘管。将携带近端磁环的喂养管经口置入，由近端食管残端戳口引出，经由远端食管残端引入胃内；近端及远端食管残端分别荷包缝合收紧。经上腹切口行胃造口术，经胃前壁引出喂养管；用鞘管逆行测量远端食管内径；测量远端食管内径最大值为 7 mm 后确定远端磁环最大外径为 7 mm。用鞘管将远端磁环以喂养管为导引逆行推送至残端，再将近端磁环由口腔顺行推送至近端残端。近端及远端磁环自动吸合完成吻合（图 43-3）。

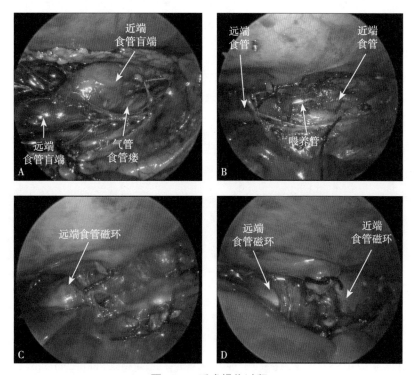

图 43-3　手术操作过程

A. 解剖显露食管；B. 在食管内置入喂养管；C. 经胃造瘘口置入磁环至远端食管；
D. 经口置入磁环至近端食管，食管两端磁体相吸。

术后第 1 天胸部平片显示磁环对位良好（图 43-4A）；术后第 15 天行上消化道造影提示吻合口形成，造影剂可进入胃内，同时发现小的吻合口瘘，予以保守治疗（图 43-4B）。术后第 23 天去除磁环，吻合口通畅，造影显示无吻合口瘘、吻合口狭窄（图 43-4C）。

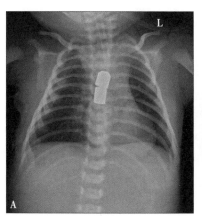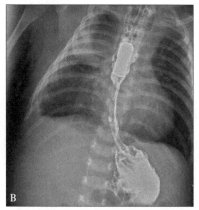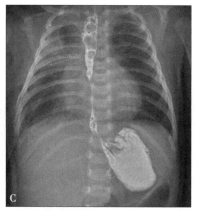

图 43-4　术后影像学检查

A. 术后第 1 天胸部正位片；B. 术后第 15 天食管造影；C. 术后第 23 天取出磁体后食管造影。

术后随访

患者术后随访至今，进食无异常。

经典病例点评

先天性食管闭锁的经典手术方法是经右侧胸膜外开胸修复食管闭锁，具有创伤大、并发症多等缺点。而胸腔镜下手术修复食管闭锁技术难度极高，导致其中转开胸率较高。Zaritzky 等人发表过多例利用磁吻合技术治疗食管闭锁的报道。

在本病例中首次实现了胸腔镜下磁吻合技术治疗食管闭锁。这种新方法既保留了胸腔镜的微创特点，又避免了手工缝合的技术困难。同时，喂养管通过吸合磁环连通食管并进入胃部，用于术后进食和取出磁环。同时，通过不同直径的鞘管测量食管远端内径，可使远端置入的磁环最大化，有助于实现更大的吻合口从而预防吻合口狭窄。既往文献已证实，对于食管闭锁修复术后小的吻合口瘘均可保守治愈。因此，虽然术后本病例也发现了轻微的吻合口瘘，但造影剂并未进入胸膜腔，经过保守治疗后达到痊愈。另一个有趣的现象是，术前检查发现食管近端盲袋位于第 4 胸椎，而术后吻合口位于第 6 胸椎。这一现象表明食管近端具有很强的伸展性。这提示了应用磁吻合技术治疗长间隙型食管闭锁的可能性。因此，我们认为本方法也可以扩展到修复其他亚型食管闭锁。

（张洪科　周熙惠　吕　毅　曹振杰）

📖 参考文献 ◀◀◀

[1] ZARITZKY M, BEN R, JOHNSTON K. Magnetic gastrointestinal anastomosis in pediatric patients[J]. J Pediatr Surg, 2014, 49(7): 1131-1137.

[2] 叶丹，邱明龙，高慧敏，等. 磁压榨技术治疗小儿食管闭锁和狭窄的临床应用探索 [J]. 中华小儿外科杂志，2020，41（4）：370-374.

[3] ZHANG M, SHI A, LIU P, et al. Magnetic compression technique for esophageal anastomosis in rats[J]. J Surg Res, 2022, 276: 283-290.

第八篇
消化内科临床实践篇

08

第四十四章　磁控胶囊胃镜用于胃癌筛查

病例介绍

患者，女性，51 岁，要求行胃部检查。患者无消化道疾病相关症状，既往体健，未服用阿司匹林等抗凝药物。心肺查体未见明显阳性体征。家族史：其外祖父因胃癌去世、母亲因结肠癌去世、舅舅因胃癌去世。

实验室及影像学检查

实验室检查：血尿粪常规、肝肾功能、电解质、凝血功能、肿瘤标志物及传染性指标均未见异常。

上腹部 CT 检查：胃角见一浸润性病变至浆膜层，未见淋巴结及胸腹腔远处转移。

体检方案规划

患者为无症状体检者，家族中多人因患消化道恶性肿瘤去世，患者具备内镜检查指征。患者拒绝行普通电子胃镜检查。

方案 1：根据患者意愿可行磁控胶囊胃镜检查。

方案 2：如果磁控胶囊胃镜发现有异常病变可能需要在普通电子胃镜下进一步检查并取活检。

磁控胶囊胃镜设备

磁控胶囊胃镜设备（图 44-1）由胶囊内镜、胶囊探测器、胶囊内镜控制设备及便携记录器组成。

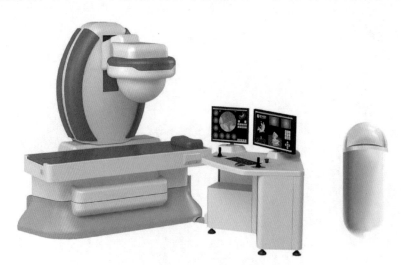

图 44-1　磁控胶囊胃镜设备

其中胶囊内镜控制设备由操作控制台、平移旋转台及系统软件组成。操作控制台通过体外磁体控制体内胶囊的运动及胶囊自身微角度的旋转实现上下、左右、前后移动和水平、垂直旋转的五自由度及毫米级小步长平移，交替反复观察及拍摄病灶，完成系统化、全方位的胃部检查。

磁控胶囊胃镜检查过程

检查开始前签署知情同意书，穿检查服，服用清水至有饱腹感。为了让胶囊胃镜有更清晰的检查视野，患者检查前40分钟服用二甲硅油，左侧卧位躺于检查床上，小口吞服胶囊后开始检查，在胃内按照胃底、贲门、胃体、胃角、胃窦、幽门的顺序进行检查。当磁控胶囊胃镜检查至胃角时发现一凹陷性病变，覆白苔，呈虫蚀样改变，周围黏膜粗糙、略僵硬（图44-2），胶囊胃镜下高度怀疑为胃角癌，建议患者进一步行电子胃镜检查，活检明确诊断。

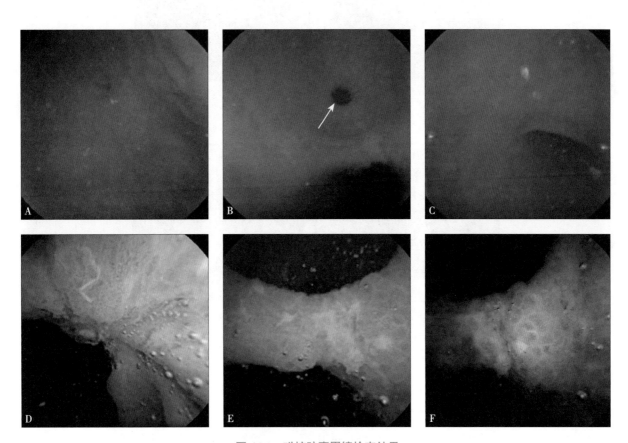

图44-2 磁控胶囊胃镜检查结果
A.胃底及贲门；B.远景观察胃角见一凹陷性病变；
C.胃窦；D～F.近景观察胃角见凹陷性病变呈虫蚀样改变。

电子胃镜检查：食管通畅，黏膜光滑完整，齿状线清晰，血管纹理清晰，蠕动扩张正常。胃结构正常，胃角前壁见一凹陷性病变，周围黏膜皱襞不规则聚集、中断，胃底黏液池清亮，胃液适中。胃体小弯、胃角、胃窦黏膜花斑样，红白相间、以白为主。幽门圆形，开闭自然（图44-3）。胃角活检，病理提示印戒细胞癌（图44-4）。

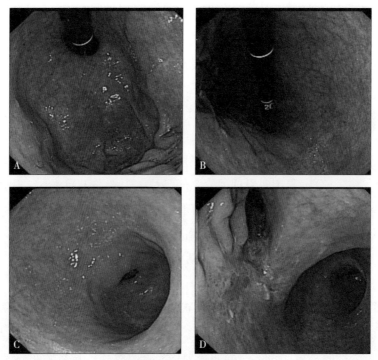

图 44-3 · 电子胃镜检查
A. 胃底；B. 胃体；C. 胃窦；D. 胃角。

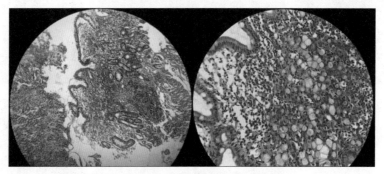

图 44-4　电子胃镜活检病理提示印戒细胞癌

术后随访

　　患者随后于我院普外科行腹腔镜下远端胃切除＋大网膜、淋巴结清扫。术后病理诊断：胃角局限浸润性印戒细胞癌，侵及胃壁达浆膜下纤维脂肪组织，淋巴结未见癌转移（图 44-5）；分期：$pT_3N_0M_0$。出院后在当地医院接受了 6 个周期的化疗（XELOX 方案）。术后 1 年来我院行胃镜检查

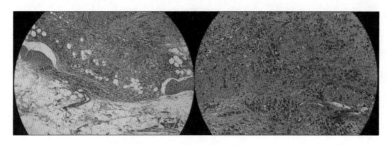

图 44-5　术后病理检查
胃角局限浸润性印戒细胞癌，侵及胃壁达浆膜下纤维脂肪组织

提示残胃胆汁反流，吻合口愈合良好，未见复发（图44-6）。复查胸及全腹CT未见异常。患者一般状况良好。

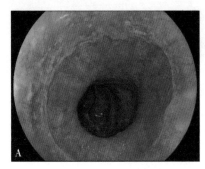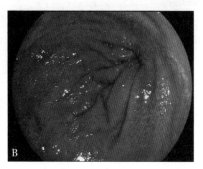

图 44-6 术后 1 年复查胃镜
A. 贲门齿状线；B. 残胃。

经典病例点评

回顾该患者就诊及治疗过程，其特点我们可以总结如下：①磁控胶囊胃镜是一种无创、无痛、无麻醉、无交叉感染的胃镜检查新方式，让过去不能用、不敢用胃镜的患者有了新选择，有效提高消化道疾病的筛查率。特别是在疫情期间，一次性检查结合5G远程技术，真正实现了"无接触式胃镜检查"，避免了交叉感染的风险。②患者因惧怕电子胃镜而选择了磁控胶囊胃镜进行胃部体检，发现了胃角肿瘤性病变，电子胃镜检查活检后证实磁控胶囊胃镜下的发现，且病变在磁控胶囊胃镜及电子胃镜下表现高度一致，再次证实了磁控胶囊胃镜对胃部疾病诊断的可靠性及有效性。③该患者所采用的磁控胶囊胃镜已经证实在纯检查方面可替代电子胃镜。④该患者无任何消化道不适症状，通过体检发现了胃部肿瘤并及时进行了后续有效的治疗，真正做到了肿瘤的"早发现、早治疗"，从而获得了良好的预后。再次提示消化道肿瘤早筛早诊早治的必要性，建议40岁以上或有胃癌家族史者需进行胃癌筛查。⑤磁控胶囊胃镜目前仍存在不能活检、食管内无法控制等问题，随着线控胶囊的问世，食管检查将更加全面、准确。我们也期待将来可研发出自动活检的胶囊机器人从而满足临床的更多需求。

（和水祥 卢桂芳 任牡丹 严小鹏 廖 专）

参考文献 ◀◀◀

LI J, REN M, YANG J, et al. Screening value for gastrointestinal lesions of magnetic-controlled capsule endoscopy in asymptomatic individuals[J]. J Gastroenterol Hepatol, 2021, 36(5): 1267-1275.

病例介绍

患者，女性，65 岁，以"吞咽困难 6 个月余"为主诉入院。患者于 2019 年 9 月下旬无明显诱因出现吞咽困难，尤以进食干硬食物后明显，偶有反酸、烧心，无恶心、呕吐、腹痛、腹胀、便血等症状。2020 年 3 月 4 日就诊于某医院行胃镜检查示：食管黏膜粗糙，碘染后距门齿 22～24 cm 食管后壁 2～4 点位可见淡染区，予以活检。病理回报示：鳞状上皮增生，局灶高级别上皮内瘤变。为求进一步内镜下治疗来我院，以"食管高级别上皮内瘤变"收住入院。

实验室及影像学检查

实验室检查： 血尿粪常规、肝肾功能、电解质、凝血功能、传染性指标大致正常。

胸部 CT 平扫+增强： 右肺中叶胸膜下良性小结节；左肺上叶舌段及右肺中叶局限性支气管扩张。

胃镜检查： 食管黏膜粗糙，碘染后距门齿 22～24 cm 食管后壁 2～4 点位可见淡染区，予以活检；胃、十二指肠未见明显异常。

内镜下食管活检病理结果： 鳞状上皮增生，局灶高级别上皮内瘤变。

手术方案规划

患者食管高级别上皮内瘤变诊断明确，属于食管癌前病变，建议患者行内镜黏膜下剥离术（endoscopic submucosal dissection，ESD）完整切除病变送检，同时为了充分暴露视野、便于手术操作，术中拟采用磁锚定技术（magnetic anchor technique，MAT）进行牵引辅助。向患者及其家属详细讲解磁锚定牵引辅助 ESD 与常规 ESD 操作方式、优缺点及可能存在的风险和并发症后，患者及其家属选择磁锚定牵引辅助 ESD，并签署手术知情同意书。我院消化内镜诊疗团队讨论后拟定手术方案如下。

方案 1： 病变环周切开后，应用软组织夹将靶磁体固定于病变边缘，通过体外锚定磁体来调控靶磁体的方向，牵引提拉病变，充分暴露黏膜下层后，进行黏膜下剥离病变。

方案 2： 术中如果存在病变黏膜下粘连，磁锚定提拉效果欠佳，黏膜下层暴露困难，难以完整剥离病变，则给予分片圈套切除病变。

磁锚定装置

磁锚定装置主要包括体外锚定磁体（anchor magnet，AM）和体内靶磁体（target magnet，TM），锚定磁体为直径 135 mm、高度 110 mm 的圆柱形磁体，外加金属壳便于握持；靶磁体为直径 6 mm、高度 6 mm 的圆柱形磁体，磁体一端固定有金属环用于穿线固定软组织夹。锚定磁体和靶磁体均由 N52 烧结钕铁硼材料加工而成，高度方向饱和充磁，表面电镀镍。磁锚定装置实物见图 45-1。

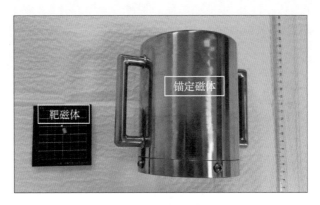

图 45-1　磁锚定装置

手术过程

患者静吸复合麻醉满意后，取左侧卧位。经口进镜，距门齿 21～26 cm 处食管可见黏膜粗糙发红，部分角化；窄带成像放大内镜（ME-NBI）观察见病变边界清楚，病变区背景色为茶色，IPCL 以 B1 型为主；碘染色后局部拒染，粉色征（+），银色征（+）。沿病变区外侧缘环周标记后，给予黏膜下注射，病变抬举良好，在标记点外使用 Dual 刀环周切开黏膜；退镜，体外将软组织夹送入内镜活检孔道后，软组织夹前段钳夹 TM 尾挂结构上的牙线，再次进镜，将 TM 送入食管腔内；软组织夹及 TM 固定于已经切开的病变边缘口侧；根据术中需求，通过 AM 体外调控食管腔内 TM 方向，从而提拉牵引病变，使得黏膜下层充分暴露，边注射边黏膜下剥离病变；创面止血后，将病变完整取出体外，标本送病理检查。测量标本大小 2 cm×2.5 cm。术中无穿孔，术后无迟发性出血、穿孔及发热等。手术操作过程见图 45-2。

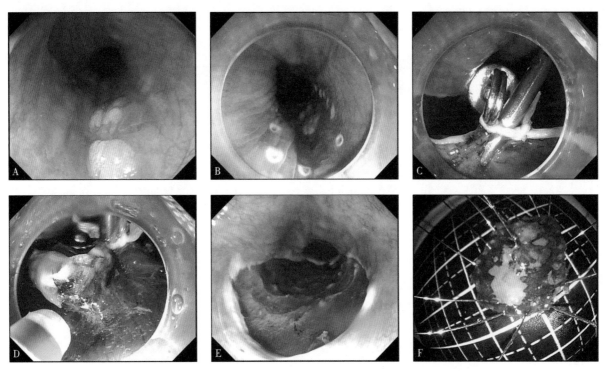

图 45-2　磁锚定 ESD 手术操作过程

A. 食管病变；B. 病变环周标记；C. 软组织夹将 TM 固定于已切开的病变边缘；
D. 磁锚定牵引下充分显露黏膜下层；E. 病变完整剥离后的创面；F. 剥离的病变标本。

▌ 术后随访

术后病理回报：ESD 整块切除标本，（食管）鳞状上皮黏膜慢性炎，部分上皮呈高级别异型增生、周围见低级别异型增生，病变范围约 1.5 cm×1 cm×0.1 cm，未见血管及淋巴管侵犯，基底及水平切缘未见病变。患者随访至今，健康状况良好，无复发。

▌ 经典病例点评

ESD 是指在消化内镜下通过黏膜下注射使黏膜层病变抬举，与固有肌层分离，继而在黏膜下层完整剥离病变的手术方式，已经成为消化道表浅癌及癌前病变的标准治疗方式。但食管管腔相对狭小，且黏膜下层血管丰富，导致食管 ESD 的手术操作难度大、耗时长、出血风险高。术中维持良好的黏膜下层视野，是保证手术顺利进行，避免并发症发生的关键因素。为此，内镜医生采用了多种方法来提拉病变，辅助内镜操作，如牙线辅助、硬性外牵拉、重力牵引、圈套器牵引等。本例手术采用磁锚定牵引提拉病变，使黏膜下层充分暴露，同时随着黏膜下剥离的进行，实时通过体外锚定磁体控制体内靶磁体的方向，调整牵拉角度，始终维持良好的手术视野，使黏膜下剥离一气呵成、快速、高效、完整地剥离病变，术中及术后均无明显出血、穿孔。本例手术的成功开展让我们体会到磁锚定技术在食管 ESD 中的应用优势，其良好的牵拉效果和灵活的方位调整有助于降低手术操作难度，缩短手术时间，减少并发症发生。但术中牵引力大小及角度的调整需要术者和助手的良好配合，该方法在临床上的安全性及有效性也需进一步的研究加以验证。

（牛晓彤　柴宁莉　张文刚　柴祎超）

▌ 参考文献 ◀◀◀

[1] 张文刚，柴祎超，刘圣圳，等. 磁锚定辅助牵引技术在食管早癌内镜黏膜下剥离术中应用的初步研究 [J]. 中华胃肠内镜电子杂志，2020，7（3）：134-136.

[2] 番敏，张玟，刘欢毅，等. 内窥镜下黏膜剥离术辅助牵拉技术研究的进展 [J]. 中国医学装备，2021，18（2）：166-169.

[3] 严小鹏，张苗苗，番敏，等. 用于内镜下黏膜剥离术的磁锚定装置的研制 [J]. 中国医疗设备，2021，36（5）：13-15，41.

[4] 张苗苗，吉琳，张涵芷，等. 用于食管内镜黏膜下剥离的磁锚定装置的临床前研究 [J]. 中国医疗设备，2021，36（5）：22-24，46.

[5] 番敏，张玟，刘欢毅，等. 磁锚定技术辅助内镜黏膜下剥离术治疗早期食管癌的实验研究 [J]. 中华消化内镜杂志，2021，38（8）：650-653.

磁锚定内镜黏膜下剥离术治疗早期胃癌

病例介绍

患者，女性，51岁，以"发现胃部病变1周"为主诉入院。1周前因上腹部饱胀不适于我院行胃镜检查提示胃窦隆起凹陷性病变，病理提示高级别上皮内瘤变，为行内镜下治疗，门诊以"胃窦高级别上皮内瘤变"收入院。既往体健，无传染病及家族遗传病等相关疾病史，未服用阿司匹林等抗凝药物。入院后查体心肺未见异常。

实验室及影像学检查

实验室检查：血尿粪常规、肝肾功能、电解质、凝血功能、肿瘤标志物及传染性指标均未见异常。

胸腹部 CT 检查：未见异常。

胃镜检查：食管通畅，黏膜光滑完整，齿状线清晰，血管纹理清晰，蠕动扩张正常。胃结构正常，胃角弧形、光软，胃底黏液池清亮，胃液适中。胃窦前壁见直径约 1.5 cm 隆起，中央凹陷；ME-NBI：病变呈茶褐色，内部微血管结构扭曲。胃镜检查见图 46-1。

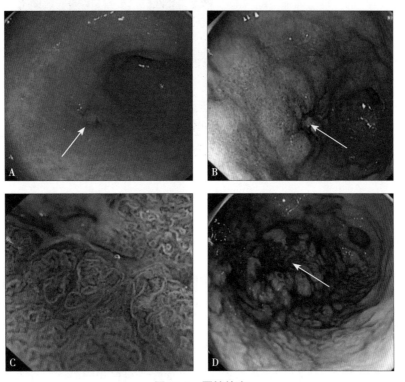

图 46-1　胃镜检查

A.病变白光所见；B.病变 NBI 下表现；C.放大可见血管迂曲；D.靛胭脂染色。

手术方案规划

患者胃窦高级别上皮内瘤变诊断明确，具备行 ESD 手术指征。术前检查未提示手术禁忌。磁锚定 ESD 可改善手术视野的暴露、缩短手术时间、减少并发症的发生，向患者及其家属告知内镜下磁锚定 ESD 手术方式以及可能存在的获益、风险和并发症后，患者及其家属选择此项手术，并签署手术知情同意书。我院消化内科 ESD 团队及磁外科 MDT 团队讨论后拟定手术方案如下：

内镜下完成病变标记并行环周切开，在病变的一侧固定一枚靶磁体，腹壁外放置锚定磁体，调整锚定磁体位置，牵引体内靶磁体使病变黏膜下层得到良好暴露。用 Dual 刀快速剥离，至病变完全剥离后，移除锚定磁体，将标本连同软组织夹和靶磁体一并取出。

磁锚定装置

该手术中使用的磁锚定装置包括锚定磁体（AM）和靶磁体（TM）两部分，锚定磁体为直径 135 mm、高度 110 mm 的圆柱形磁体，外加金属壳便于握持；靶磁体为直径 8 mm、高度 8 mm 的带孔圆柱形磁体，牙线穿过靶磁体中央孔后可固定于软组织夹头端。锚定磁体和靶磁体均由 N52 烧结钕铁硼材料加工而成，高度方向饱和充磁，锚定磁体表面电镀镍，靶磁体表面氮化钛镀层处理。磁锚定装置见图 46-2。

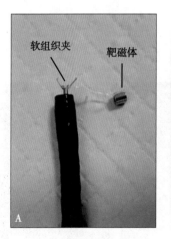
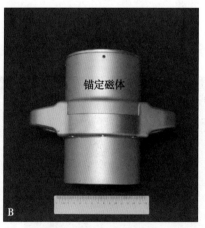

图 46-2 磁锚定装置
A. 靶磁体；B. 锚定磁体。

手术过程

内镜下确定病变范围直径约 2.0 cm，环周标记病变并黏膜下注射，环周切开黏膜。退出胃镜，经胃镜活检孔道送入活检钳，活检钳出活检孔后夹持绑定靶磁体的线环，将其送入胃内病变附近，软组织夹将靶磁体线环夹闭在切口的病变黏膜口侧，腹壁外放置锚定磁体，调整锚定磁体位置，锚定磁体吸引靶磁体并牵拉病变黏膜暴露术野。将口侧黏膜向上翻起充分暴露黏膜下层，Dual 刀快速剥离，至病变完全剥离下来。Dual 刀止血后取出标本及软组织夹和靶磁体，标本送病理检查。手术操作过程见图 46-3。

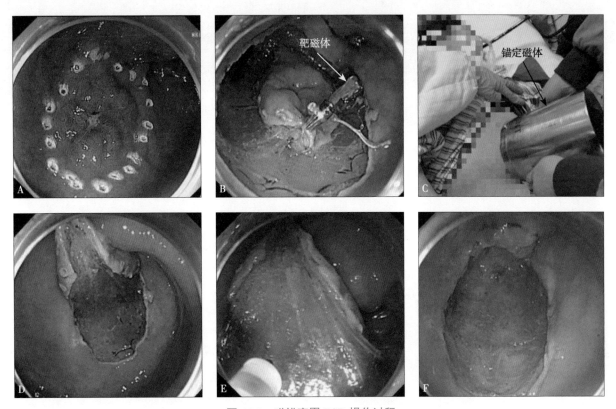

图 46-3　磁锚定胃 ESD 操作过程

A. 病变环周标记；B. 病变环周切开后口侧黏膜加载靶磁体；C. 体外放置锚定磁体；
D. 磁力牵拉病变黏膜；E. 剥离病变黏膜；F. 病变完整切除后的创面。

术后随访

患者成功实现磁锚定 ESD，术后禁食 1 天，予以抑制胃酸、保护黏膜治疗，术后 3 天出院，无出血、穿孔等并发症。术后病理回报为高 - 中分化腺癌，水平及垂直切缘均阴性，治愈性评价为 eCurA。患者随访至今，一般状况良好。

经典病例点评

回顾该患者磁锚定 ESD 治疗过程，其特点我们可以总结如下：①ESD 作为一种存在较高难度的内镜手术，其并发症明显高于其他内镜手术。ESD 常见并发症包括出血、穿孔、感染及术后狭窄。②ESD 为内镜下操作，操作空间有限，因此保持良好的术野至关重要，可大大降低出血、穿孔等并发症的发生，利于患者术后恢复。③目前应用于 ESD 的辅助牵引技术有：体位改变法、经口压线牵引法、经皮牵引方法、脏器内牵引方法、双腔内镜牵引方法及双内镜牵引法，临床应用各有优缺点。此患者为国内首例磁锚定早期胃癌 ESD 治疗病例，磁锚定技术显示出了明显的优越性。④磁锚定 ESD 操作简单。该病例胃内固定靶磁体用时 80 秒，病变切除及创面处理共用时约 4.5 分钟。⑤磁力牵引后病变得到很好的暴露，手术视野清晰，病变完整切除，无出血、穿孔等并发症发生。⑥利用磁力牵引时，牵拉方向可通过移动锚定磁体位置来动态调整，操作灵活简便。

（和水祥　卢桂芳　任牡丹　严小鹏　吕　毅）

参考文献 ◀◀◀

[1] 卢桂芳，任牡丹，严小鹏，等. 磁牵引技术辅助早期胃癌内镜黏膜下剥离术 [J]. 中华胃肠内镜电子杂志，2021，8（1）：29-32.

[2] 严小鹏，张苗苗，番敏，等. 用于内镜下黏膜剥离术的磁锚定装置的研制 [J]. 中国医疗设备，2021，36（5）：13-15，41.

[3] 番敏，张玫，刘欢毅，等. 内窥镜下黏膜剥离术辅助牵拉技术研究的进展 [J]. 中国医学装备，2021，18（2）：166-169.

[4] 番敏，张玫，刘欢毅，等. 磁锚定技术辅助内镜下胃黏膜剥离术的实验研究 [J]. 中国内镜杂志，2020，26（9）：6-10.

第四十七章

磁锚定内镜黏膜下剥离术治疗乙状结肠侧向发育型肿瘤

病例介绍

患者，女性，67岁，以"大便不成形半年"为主诉入院。半年前无明显诱因出现大便不成形，不伴腹痛、腹泻及血便，于外院行结肠镜检查提示：乙状结肠侧向发育型肿瘤（laterally spreading tumor，LST）。当时未进一步治疗，现为行内镜下治疗，来我院消化内科门诊就诊，以"乙状结肠肿瘤"收住入院。有高血压病史，平时口服降压药，血压控制平稳。有冠心病史，平时口服阿司匹林，现已停用阿司匹林14天。入院后查体心肺未见异常。

实验室及影像学检查

实验室检查：血尿粪常规、肝肾功能、电解质、凝血功能、肿瘤标志物及传染性指标大致正常。

胸腹部CT检查：未见异常。

手术方案规划

患者乙状结肠侧向发育型肿瘤诊断明确，具备ESD手术指征。磁锚定ESD可有效暴露手术视野、缩短手术时间、减少并发症的发生，向患者及其家属告知磁锚定ESD手术方式以及可能存在的获益、风险和并发症后，患者及其家属选择该手术方式，并签署手术知情同意书。我院消化内科ESD团队及磁外科MDT团队讨论后拟定手术方案如下：

内镜下确定病变位置及范围后环周切开，在病变的一侧固定1枚靶磁体，腹壁外放置锚定磁体，调整体外锚定磁体位置，锚定磁体牵引体内靶磁体使术野得到良好暴露。在磁力牵引下，磁体牵引侧黏膜向对侧翻起充分暴露黏膜下层，Dual刀快速剥离至病变完全剥离下来，充分止血后取出标本及靶磁体，封闭创面，标本送病理检查。

磁锚定装置

本手术中使用的磁锚定装置同磁锚定内镜黏膜下剥离术治疗早期胃癌中介绍的磁锚定装置，见图46-2。

手术过程

患者静吸复合麻醉成功后经肛循腔进镜，内镜下确定病变范围及深度，病变直径约3.0cm，病变环周黏膜下注射盐水-亚甲蓝溶液，可见病灶抬起。环周切开黏膜后退镜。将活检钳经活检通道送出，用牙线绑定靶磁体并使靶磁体置于结肠镜镜头一侧，将带有靶磁体的肠镜送至乙状结肠病变附近，软组织夹将靶磁体线环夹闭在病变顶端黏膜边缘，腹壁外放置锚定磁体，通过调整其位置使病变得到良好牵引，使病变黏膜向上翻起从而清晰显露黏膜下层组织。Dual 刀快速黏膜下剥离至病变完整切除，用时约 2.5 分钟。Dual 刀止血，软组织夹封闭创面后取出标本及靶磁体，标本送病理检查。手术操作过程见图 47-1。

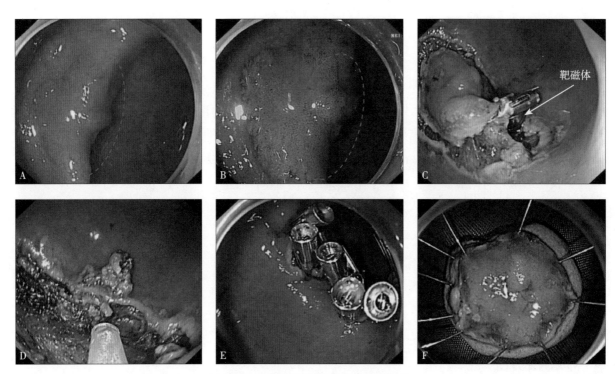

图 47-1　磁锚定乙状结肠 ESD 操作过程

A、B. 乙状结肠 LST，表面颗粒结节样，中央部位隆起；C. 病变黏膜顶端加载靶磁体；
D. 磁力牵引显露黏膜下层，实施剥离手术；E. 钛夹封闭创面；F. 切除的病灶。

术后随访

患者成功实施结肠病变 ESD 治疗，术后禁食 1 天，予以补液支持治疗，术后 4 天出院，术后无出血、穿孔等并发症。术后病理为黏膜腺上皮局限性中度异型增生，手术切缘未见病变组织。患者随访至今，健康状况良好。

经典病例点评

该病例有以下特点：①结直肠 LST 是具有恶性潜能、沿肠黏膜表面侧向扩展的表浅病变，对于面积大、颗粒型的病变应采取 ESD 以获得完整肿瘤切除。②结肠 ESD 相较于胃部 ESD，由于操作空间更为有限、肠壁更薄，操作难度更大，出血、穿孔、感染等并发症的发生率更高。对于升结肠、肝区、脾区等困难部位的病变，更是对操作者提出了更高的要求，初学者往往不能胜任这些部位病变的剥离，因此良好的手术视野的暴露尤为重要。③考虑此类病变体积大、手术难度高、手术时间长，需术中牵引病变以缩短手术时间、减少创伤，并在黏膜下完成完整剥离。④相比于胃部 ESD，目前针对肠道 ESD 应用的辅助牵引技术十分有限，直肠病变可经牙线牵引，对于更高部位的病变此方法难以实施。因此目前急需一种针对肠道 ESD 的牵引方法，该病变的成功切除说明了磁锚定结肠 ESD 的可行性。⑤本病例采用体外锚定磁体和体内靶磁体联合，磁力牵引后病变得到很好的暴露，手术视野清晰，病变切除完整，无出血、穿孔等并发症发生。⑥需要注意的是，该方法需内镜头端带靶磁体进入肠道，要谨慎操作，避免靶磁体或软组织夹阻挡内镜视野或损伤肠壁。⑦体外锚定磁体还缺少相应的固定装置，在进一步优化设计时可考虑设计锚定磁体固定支架，以方便手术操作。

（和水祥　卢桂芳　任牡丹　严小鹏　吕　毅）

参考文献 <<<

[1] 卢桂芳，任牡丹，严小鹏，等. 磁牵引技术辅助早期胃癌内镜黏膜下剥离术 [J]. 中华胃肠内镜电子杂志，2021，8（1）：29-32.

[2] 番敏，张玟，刘欢毅，等. 磁锚定装置用于结直肠内窥镜下黏膜剥离术的实验研究 [J]. 中国医学装备，2021，18（4）：184-187.

[3] 严小鹏，张苗苗，番敏，等. 用于内镜下黏膜剥离术的磁锚定装置的研制 [J]. 中国医疗设备，2021，36（5）：13-15，41.

第四十八章

磁锚定内镜黏膜下剥离术治疗回盲部侧向发育型肿瘤

病例介绍

患者，女性，65岁，以"体检发现回盲部病变1个月"为主诉入院。患者无腹痛、腹胀、便血等症状。2020年4月23日在我院行结肠镜检查示：回盲部可见一大小约2.0 cm×2.0 cm结节混合型侧向发育型肿瘤；活检病理示：结肠黏膜管状腺瘤。为求进一步内镜下治疗来我院门诊，以"回盲部侧向发育型肿瘤"收住入院。

实验室及影像学检查

实验室检查：血尿粪常规、肝肾功能、电解质、凝血功能、传染性指标大致正常。

盆腔CT平扫+增强：未见明显异常。

结肠镜检查：经肛进镜可见回盲瓣呈唇形，在回盲瓣附近可见一大小约2.0 cm×2.0 cm结节混合型侧向发育型肿瘤，活检1块，色红，质软，弹性好。

病理诊断：结肠黏膜管状腺瘤。

手术方案规划

患者回盲部侧向发育型肿瘤诊断明确，具备内镜下切除指征。考虑病变面积较大，建议患者行内镜黏膜下剥离术（ESD），同时为了便于暴露视野、降低手术操作难度，术中拟采用磁锚定技术（MAT）进行辅助牵引。向患者及其家属详细讲解磁锚定牵引辅助ESD与常规ESD操作方式、优缺点及可能存在的风险和并发症后，患者及其家属选择磁锚定牵引辅助ESD，并签署手术知情同意书。我院消化内镜诊疗团队讨论后拟定手术方案如下。

方案1：病变环周切开后，将结肠内靶磁体固定于病变边缘口侧，通过调整体外锚定磁体来控制结肠内靶磁体的方向，牵引提拉病变，充分暴露黏膜下层后，在黏膜下层完整剥离病变。

方案2：术中如果存在病变黏膜下粘连，视野暴露困难，难以完整剥离病变，则给予分片圈套切除病变。

磁锚定装置

磁锚定装置主要包括体外锚定磁体（AM）和体内靶磁体（TM），锚定磁体为直径135 mm、高度110 mm的圆柱形磁体，外加金属壳便于握持；靶磁体为直径6 mm、高度6 mm的圆柱形磁体，磁体一端固定有金属环用于穿线固定软组织夹。锚定磁体和靶磁体均由N52烧结钕铁硼材料加工而成，高度方向饱和充磁，表面电镀镍。磁锚定装置实物见图48-1。

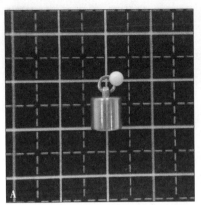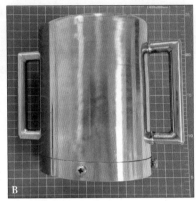

图 48-1　磁锚定装置
A. 靶磁体；B. 锚定磁体。

手术过程

　　患者静吸复合麻醉满意后，取左侧卧位。钩拉法循腔进镜 80 cm 至回肠末端，回盲瓣呈唇形，阑尾开口清晰，回盲部可见一大小约 2.0 cm×2.0 cm 结节混合型侧向发育型肿瘤，退镜。体外将软组织夹通过内镜活检孔道送入，前端钳住已经系上牙线的 TM 尾挂结构，再次进镜，将 TM 递送至病变处，退出软组织夹；明确病变边界后，给予局部黏膜下注射，病变抬举良好，使用 Dual 刀对病灶周围黏膜进行环形切开；利用软组织夹将 TM 固定于已切开的病变边缘口侧端；通过体外 AM 调控结肠内 TM 的牵引方向，牵拉病变使黏膜下层充分暴露，边注射边剥离，直至病变完整剥离。创面充分止血后，软组织夹封闭创面，将病变完整取出体外，标本送病理检查。标本大小 2.0 cm×2.0 cm。整个手术操作用时 38 分钟，术中无穿孔，术后无迟发性出血、穿孔及发热等。手术过程见图 48-2。

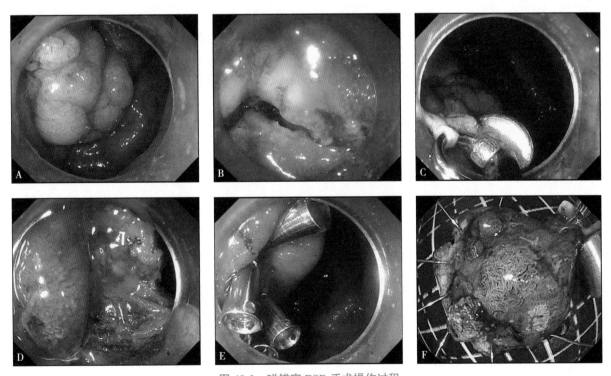

图 48-2　磁锚定 ESD 手术操作过程
A. 回盲部病变；B. 切开病变周围黏膜；C. 软组织夹将 TM 固定在已切开的病变边缘；
D. 磁锚定牵引显露黏膜下层；E. 软组织夹封闭创面；F. 剥离的病变标本及 TM。

▌ 术后随访

术后病理回报：部分区域增生性息肉改变，部分腺体呈腺瘤性增生。患者随访至今，健康状况良好，无复发。

▌ 经典病例点评

ESD 已经广泛地应用于消化道黏膜病变的切除，术中黏膜下层的暴露情况是影响手术成败以及并发症发生的关键因素。尤其是结肠 ESD，操作空间有限，手术视野较差，极大增加了手术操作难度、手术时长和穿孔风险，给临床医生带来了挑战。为了应对这一问题，结肠 ESD 中常采用牙线辅助、硬性外牵拉、重力牵引、圈套器牵引等辅助方法来提拉牵引病变，充分暴露黏膜下层，降低手术操作难度。但是上述方法往往随着黏膜下剥离的进行，需要反复退镜和进镜以调整牵拉位置，这一过程中肠道刺激引起的反复蠕动，给黏膜下注射和剥离增加了难度，且反复牵拉容易对病变处黏膜造成损伤，不利于术后病理评估切除效果。本例手术采用磁锚定技术来辅助回盲部 ESD，具有很强的灵活性，可以根据术中需求，通过体外锚定磁体来及时调整牵拉角度，从而维持满意的手术视野，使病变的黏膜下层充分暴露，避免了常规牵拉法需反复进镜、退镜的弊端，简化了手术操作。该方法不仅能够降低手术操作难度，缩短手术时间，而且也有助于实现病变的完整切除，并显著减少出血、穿孔等并发症。因此，磁锚定牵引在结肠 ESD 中具有一定优势。

（牛晓彤　柴宁莉　李隆松　柴祎超）

📘 参考文献 ◀◀◀

[1] 李隆松，柴祎超，吕毅，等. 磁锚定牵引辅助内镜黏膜下剥离术治疗回盲部侧向发育型肿瘤一例 [J]. 中华消化内镜杂志，2021，38（1）：71-72.

[2] 严小鹏，张苗苗，番敏，等. 用于内镜下黏膜剥离术的磁锚定装置的研制 [J]. 中国医疗设备，2021，36（5）：13-15，41.

第四十九章

磁示踪技术用于胃微小肿瘤标记定位

病例介绍

患者，男性，61 岁，以"上腹痛 1 个月，确诊胃癌 1 周"为主诉入院。1 个月前无明显诱因出现上腹部隐痛，就诊于当地医院，给予口服"奥美拉唑"等药物治疗，症状缓解不明显。1 周前来我院行胃镜检查发现胃角溃疡，活检提示胃癌。现为求进一步诊治特来我院门诊，以"胃癌"收住我院普外科。自发病以来，神志清，精神可，食欲有所降低，二便未见明显异常。既往体健，否认家族及遗传病史。

实验室及影像学检查

实验室检查：血尿粪常规、肝肾功能、电解质、凝血功能、传染性指标大致正常；肿瘤标志物未见异常。

胃镜检查：食管通畅，黏膜光滑完整，齿状线清晰，血管纹理清晰，蠕动扩张正常。胃结构正常，胃角弧形，后壁见大小约 1.0 cm×0.8 cm 较深溃疡形成，底覆污苔，周围黏膜不规则隆起。胃底黏液池浑浊，胃窦黏膜红白相间、以白为主，可见疣状增生。胃镜下病灶见图 49-1。

胃镜下胃组织活检：胃角活检提示腺癌。

影像学检查：胸部及上腹部增强 CT 未见明显异常。

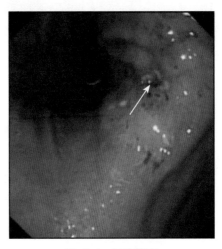

图 49-1　胃镜检查
可见胃角后壁溃疡病灶。

手术方案规划

患者胃角溃疡性病变，术前胃镜活检病理证实为胃癌，胃镜下观察肿瘤未突破浆膜层，且 CT 证实无肿瘤转移，目前诊断明确，具备外科手术指征。由于肿瘤未突破浆膜层，腹腔镜下肉眼难以确定病变部位，需行术前内镜下标记以辅助术中病变定位。根据术前相关检查和评估，患者可采用磁示踪技术辅助腹腔镜下病灶定位。向患者及其家属告知磁示踪技术辅助腹腔镜下病灶定位的手术方式以及可能存在的风险和并发症后，患者选择该手术方式，并签署手术知情同意书。经我院磁外科 MDT 团队、消化内镜中心及普外科讨论后拟定手术方案如下。

方案 1：术前通过胃镜将绑定示踪磁体的钛夹钳夹于病变周边以对病变进行标记，术中再通过腹腔镜将寻踪磁体送达病变附近，胃内示踪磁体与腹腔内寻踪磁体相吸，从而实现对胃部肿瘤的精准定位。

方案 2：若内镜下示踪磁体固定失败，可行内镜下钛夹标记或纳米碳染色定位。

方案 3：若内镜下示踪磁体固定成功，但腹腔镜手术时出现示踪磁体脱落或移位，无法准确定位病变时，可行"双镜联合"，即腹腔镜术中行胃镜以对病变进行定位。

磁示踪装置

磁示踪装置包括示踪磁体和寻踪磁体两部分，该病例中的示踪磁体和寻踪磁体均为圆环状，大小相同，外径 10 mm、内径 4 mm、高 6 mm，由 N45 烧结钕铁硼永磁材料加工而成，表面氮化钛镀层，高度方向饱和充磁。磁示踪装置实物见图 49-2。

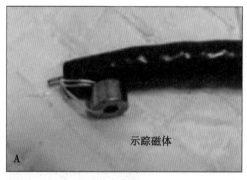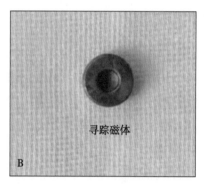

图 49-2　磁示踪装置
A.示踪磁体；B.寻踪磁体。

手术过程

患者常规禁食 8 小时，禁饮 4 小时，口服盐酸达克罗宁胶浆咽喉部局部表面麻醉。将内镜钛夹经胃镜活检孔头端穿出，用牙线将示踪磁体系于钛夹上，调节牙线长度约 1 cm，避免示踪磁体吸附在胃镜头端影响进镜时的视线。借助胃镜将示踪磁体送入胃腔到达胃角，将钛夹钳夹于病变附近，释放钛夹留置示踪磁体（图 49-3），退镜，患者安返病房。嘱患者需避免剧烈活动，磁体留置阶段禁止行磁共振检查。

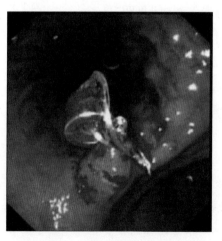

图 49-3　胃镜下留置示踪磁体

患者当日行腹腔镜下胃癌根治术：常规消毒铺巾，建立腹壁戳孔，将寻踪磁体经腹壁戳卡置入腹腔，沿胃表面移动寻踪磁体，寻踪磁体可与示踪磁体隔着胃壁相吸，从而实现胃角病变的精确定位（图 49-4）。腹腔镜下磁示踪定位用时 2.5 分钟（从经戳卡将寻踪磁体置入腹腔至寻踪磁体与示踪磁体相吸）。腹腔镜下常规完成胃癌根治切除术。

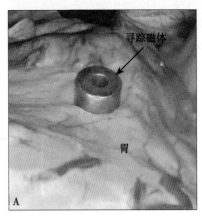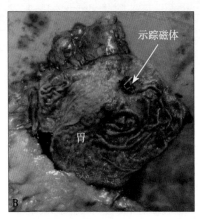

图 49-4　腹腔镜下磁示踪病变定位
A. 腹腔内寻踪磁体与胃内示踪磁体相吸；B. 切除的部分胃，胃腔内可见示踪磁体。

术后随访

患者术后恢复良好。随访至今，一般状况良好，无肿瘤复发。

经典病例点评

消化道微小肿瘤磁示踪技术最早由我院磁外科团队提出并在临床上应用，该技术具有操作简单、定位准确等优点。结合本病例的实施，我们的操作体会有以下几点：①由于该患者病变未突破浆膜层，术中外科医生不能像开腹手术那样用手直接触摸探查感知病变部位，无法仅仅依靠腹腔镜下观察和腔镜器械的触感来精准判断肿块位置，因此需要术前标记病变部位。②安排患者当日进行腹腔镜手术，是为了避免时间过长示踪磁体脱落，但在动物实验中，3 天内示踪磁体均未发生脱落，因此在临床实践中我们认为在示踪磁体置入后 3 天内实施腹腔镜手术均可。③寻踪磁体置入后沿胃表面移动，很快便与示踪磁体相吸，从而向术者提示了病变所在位置，操作非常简单；根据经验，使用腹腔镜器械在胃表面探寻，也可方便地发现示踪磁体的位置，该方法可有效避免腹腔镜器械与胃表面的寻踪磁体相吸，减少操作干扰。④若内镜下示踪磁体留置失败，可转行内镜下染色剂定位或钛夹定位；若腹腔镜手术中发现示踪磁体脱落，可行"双镜联合"作为补救措施。

（和水祥　卢桂芳　任牡丹　李　晶　严小鹏　孙学军）

参考文献 ◀◀◀

[1] LU G, LI J, YAN X, et al. Intraoperative localization of gastrointestinal tumors by magnetic tracer technique during laparoscopic-assisted surgery (with video) [J]. Scan J Gastroenterol, 2021, 56(12): 1442-1449.

[2] 任牡丹，马锋，孙学军，等. 胃肠道病变磁体预标记辅助腹腔镜定位术初探 [J]. 中华消化内镜杂志，2019，11：821-825.

[3] 樊茜，沓怡，马佳，等. 磁示踪技术用于胃肿瘤标记定位的实验研究 [J]. 中华普通外科杂志，2020，35（1）：49-51.

第五十章

内镜下胃空肠磁吻合

患者，女性，42岁，因"反复腹胀、恶心、呕吐5年，加重1年"入院。5年前反复出现进食量增加后腹胀、恶心及非喷射性呕吐，呕吐物为胃内容物，无呕血及咖啡色物质，流质饮食后为甚，未就诊。1年前患者无明显诱因症状加重，腹胀明显，伴上腹隐痛不适，无呕血、黑便、发热及寒战。1个月前于我院行上消化道造影和上腹部增强CT均提示幽门及十二指肠球部形态欠佳；无痛胃镜提示幽门开口位置异常（先天异常？瘢痕结果？）。患者为求进一步诊治于我院消化内科住院。既往无消化道手术史和外伤史。

实验室及影像学检查

实验室检查： 血尿粪常规、肝肾功能、电解质、凝血功能、肿瘤标志物、传染性指标等未见明显异常。

数字化X线胃十二指肠钡剂造影： 胃形态、位置未见异常，各部轮廓光滑，未见充盈缺损或龛影，胃腔未见狭窄。幽门及十二指肠球部形态欠佳，十二指肠环未见狭窄、充盈缺损或龛影（图50-1A）。

上腹部增强CT： 胃窦、幽门及十二指肠球部形态欠佳，壁未见明显增厚，增强未见异常强化灶。

胃镜检查： 食管下段黏膜水肿，齿状线上见灶性糜烂，其余黏膜光滑湿润，血管纹理清晰。贲门闭合良好，黏膜光滑。胃底及胃体黏膜充血、水肿明显，胃角及胃窦畸形，幽门开口近胃角，圆形，持续开放，幽门口胃体侧及前壁方向的胃角见不规则白色瘢痕，胃窦黏膜苍白，透见血管纹理，光滑，活检质软。持续观察约2分钟未见胃体及胃窦蠕动收缩。十二指肠球部和降部黏膜光滑，未见溃疡及新生物。镜下诊断：慢性非萎缩性胃炎、幽门开口位置异常（先天异常？瘢痕结果？）（图50-1B）、食管炎（A级）。

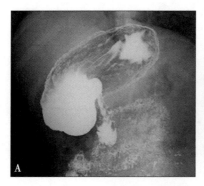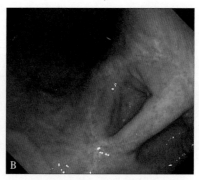

图50-1 上消化道钡剂造影及胃镜检查
A.钡剂造影可见幽门及十二指肠球部形态欠佳；B.胃镜检查可见幽门开口近胃角，开口位置异常。

胃镜下胃窦组织活检：送检组织镜下为黏膜轻度慢性炎，肠化（++），萎缩（++），淋巴组织增生。

手术方案规划

患者近 5 年逐渐出现胃输出道梗阻相关症状且呈渐进性加重影响正常生活，胃镜及其他影像学检查明确其幽门开口位置靠近胃角、幽门畸形，具备行幽门旁路术（如胃空肠吻合术）指征，但患者强烈拒绝外科手术治疗。进一步评估病情，患者有望通过内镜下胃空肠磁吻合来改善症状。拟定的手术方案如下：

首先通过肠镜在空肠及胃腔安置磁环，在 X 线透视下调整磁环位置，使其准确贴合在预定部位，使用钛夹固定磁环。1 周后通过胃镜观察磁环压榨部位情况，并尝试牵拉对合磁环，若牵拉无阻力，则可能两块磁环之间的组织已压榨坏死，形成胃 - 空肠瘘管，可进行下一步操作；若仍有阻力，则继续保持磁环原位，1 周后再次行胃镜观察。判断瘘管形成后，内镜下取出磁环；视瘘管大小决定是否使用球囊扩张；沿瘘管置入金属支架；择期检查通畅性，取出支架，完成胃空肠吻合。

磁吻合装置

手术方案中使用的磁环包括母磁环和子磁环两部分。两种磁环均由 N45 烧结钕铁硼永磁材料加工而成，表面经电镀镍处理，以防磁环进入人体后被氧化腐蚀。两种磁环大小一致，外径 16 mm，内径 5 mm，高 4.5 mm（图 50-2）。磁环一侧为平面，另一侧为凹面，相互吸引靠近时母磁环的凹面与子磁环的平面紧贴在一起，从而实现磁压榨。

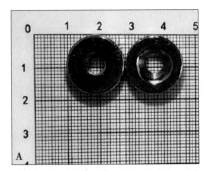 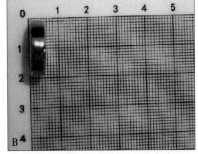 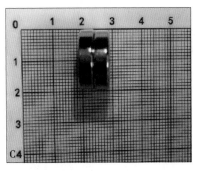

图 50-2　磁吻合装置实物图
A. 正面观；B. 侧面观；C. 子、母磁环吸合后状态。

手术过程

第一阶段：向患者及家属交代上述手术方案及相关风险后，签署手术知情同意书。因手术过程需要使用 X 线透视，故选择在经内镜逆行胰胆管成像（endoscopic retrograde cholangiopancreatography，ERCP）检查间进行。患者全身麻醉满意后取左侧卧位。首先将尼龙线穿过磁环中央孔打结固定，经肠镜活检孔道置入异物钳，异物钳钳夹尼龙线将子磁环送至空肠上段（距门齿 100 cm），使用一枚钛夹经尼龙线将子磁环固定于肠壁（图 50-3A）；再将母磁环使用相同方法固定于胃窦、胃体交界大弯侧（图 50-3B）；打开 X 线机，使用异物钳钳夹空肠处子磁环，在 X 线透视下，调整两枚磁环位置，使其对位吸合（图 50-3C、D）。术毕，患者麻醉苏醒后安返病房。

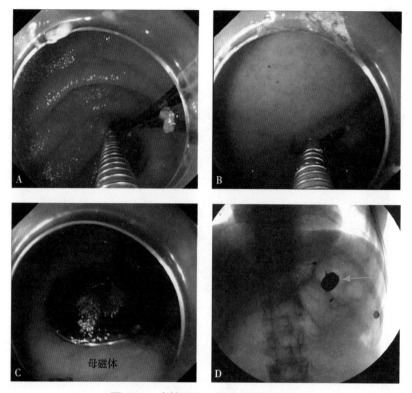

图 50-3　内镜下子、母磁环置入过程
A. 子磁环固定于空肠；B. 母磁环固定于胃壁；
C. 子、母磁环相吸（胃腔观）；D. 子、母磁环相吸（X 线透视观）。

第二阶段： 磁环留置 1 周后，患者复查 X 线和胃镜。X 线透视可见两枚磁环吸合良好（图 50-4A），胃镜检查可见胃腔中磁环周围胃壁出现浅表溃疡（图 50-4B），牵拉磁环仍有阻力，故继续观察。磁环留置 2 周后，胃镜复查时牵拉磁环阻力明显减小，遂取出磁环，胃镜观察到磁环压榨部位出现胃 - 空肠间造瘘口，瘘口大小约 5 mm（图 50-4C）。胃镜无法通过，即行造瘘口扩张及支架置入术。经活检孔道循导丝置入最大直径为 10 mm 球囊扩张器，将压力增加至 9 个标准大气压并维持 30 秒扩张造瘘口，扩张后普通胃镜可顺利通过，见空肠通畅、黏膜光滑（图 50-5A）。然后更换十二指肠镜，通过造影导管经造瘘口注入造影剂，X 线透视下见空肠显影（图 50-5B）；再经活检孔道置入导丝，导

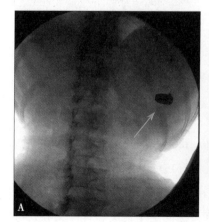
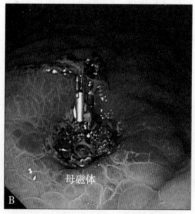
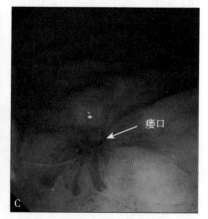

图 50-4　磁压榨后胃 - 空肠间瘘口形成
A. 磁环留置 1 周时 X 线显示子、母磁环吸合良好；
B. 胃腔磁环周围胃壁情况；C. 移除磁环后可见胃 - 空肠间约 5 mm 瘘口形成。

丝经造瘘口进入空肠，循导丝置入 16 mm×20 mm 的双蘑菇头金属支架（图 50-5C），再次造影见支架位置良好且通畅（图 50-5D），支架连接造瘘口胃和空肠两端，构建了胃空肠 "吻合口"，完成了内镜下胃空肠磁吻合术（图 50-5E）。整个操作过程中消化道无穿孔及出血，患者麻醉苏醒后安返病房。

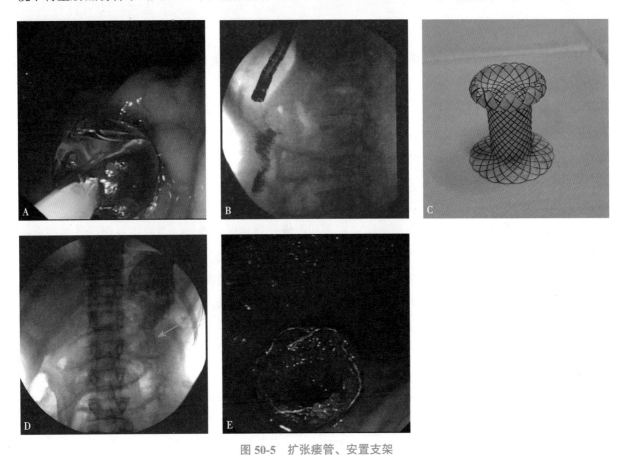

图 50-5　扩张瘘管、安置支架

A. 球囊扩张瘘管；B. 经瘘口造影后空肠显影；C. 双蘑菇头金属支架；D. 支架位置良好且通畅；E. 胃腔侧所见支架。

第三阶段：术后 3 周复查胃镜和数字化 X 线胃十二指肠钡剂造影，见支架安置部位与胃、空肠贴合良好（图 50-6A），支架扩张形成的管腔通畅，无钡剂溢漏（图 50-6B）。使用异物钳钳取支架口侧缘，取出支架，见造瘘口表面少许糜烂、渗血，胃镜通过顺畅（图 50-6C）。内镜下胃空肠磁吻合术成功，建立了胃 - 空肠旁路通道。

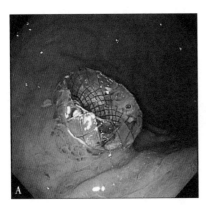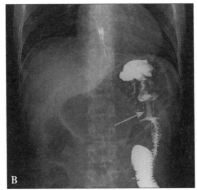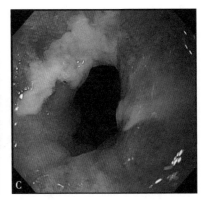

图 50-6　取出支架

A. 胃腔侧所见支架；B. 造影提示支架通畅无破损；C. 移除支架后所见胃 - 空肠吻合口。

术后随访

随访至今，患者症状缓解，无并发症发生。

经典病例点评

对于各种原因所致幽门解剖结构异常的患者而言，若产生消化系统症状，一般来讲需要进行幽门成形术、幽门旁路术等治疗。本例患者为中年女性，近 5 年恶心、呕吐进展加重，胃镜及其他影像学检查提示幽门开口接近胃角，原因可能与瘢痕修复相关。由于患者拒绝外科手术治疗，磁压榨吻合术为微创形成胃 - 空肠的幽门旁路通道提供了新手段。本例手术使用自行研制的磁环，可以避免消化道液体的腐蚀。在实施过程中，巧妙地使用内镜下挂线固定的方式，便于在 X 线透视下调整磁环位置，使其在胃窦、体交界大弯侧满意地吸合。磁环压榨是整个手术的第一步，接下来需密切随访压榨部位的组织结构变化，当压榨于两块磁环间的胃壁和空肠壁形成瘘口后，取出磁环，利用球囊扩张加支架扩张的方式，使形成的瘘口扩张到能满足食物顺利通过。当内镜及钡剂造影均确认扩张后的瘘口通畅且无穿孔等并发症时，取出支架，则胃 - 空肠新的通道建立。因磁压榨的"吻合口"位于胃窦、体交界大弯侧，患者进食后胃腔消化的内容物将主要经此通道进入空肠，减少经幽门通过的量，故理论上能减轻患者的症状，术后 1 年余的随访证实手术成功。不过，仍然需要更多的病例来总结经验，尤其是要探索磁压榨的时间范围，收集胃壁、空肠壁受压后形成瘘口的测量数据，延长随访时间观察远期的效果。

（胡 兵 袁湘蕾 何 龙）

参考文献 <<<

HE L, QIN X, YE L, et al. Endoscopic magnet-assisted gastrojejunostomy to treat symptoms caused by a deformed pylorus[J]. Endoscopy, 2022, 54(10): E546-E547.

病例介绍

患者，男性，48 岁，以"进食梗阻 1 年余"为主诉入院。2016 年 11 月无明显诱因出现进食固体食物梗阻，伴反流及咽部不适，于外院就诊考虑"食管憩室"，行颈部食管探查术，术中未见明显憩室，遂停止手术。术后患者进食梗阻症状逐渐加重，2017 年 6 月于我院就诊，行食管造影及胃镜检查均提示食管憩室，给予经口内镜下食管憩室切开治疗，术后进食梗阻及咽部不适症状明显缓解，但术后 3 个月复查胃镜发现食管憩室仍存在，开口大小约 1.5 cm，其内见较多食物残渣。2017 年 11 月患者为进一步治疗来我院，以"食管憩室"收住入院。患者长期吸烟，40 支 / 日，戒烟半年。既往史无特殊。

实验室及影像学检查

实验室检查：血尿粪常规、肝肾功能、电解质、凝血功能、输血前全套等指标大致正常。

食管造影：2017 年 6 月食管造影检查示食管上段造影剂潴留（图 51-1A）。

胃镜检查：2017 年 6 月胃镜检查示距门齿 18 cm 见憩室，大小约 1.5 cm（图 51-1B），予钩刀纵行切开憩室与食管间隔至憩室底部（图 51-1C）。2017 年 9 月胃镜检查示食管憩室仍存在，其内较多食物残渣潴留（图 51-1D）。

手术方案规划

患者食管憩室诊断明确，既往胸外科手术未查见明显憩室，提示憩室突向腔内。然而，常规使用内镜下憩室切开术并未成功治疗憩室。考虑到在食管入口附近实施 D-POEM 技术（经口内镜下肌切开术治疗食管憩室）操作难度相对较大，计划采用磁压榨技术治疗食管憩室。向患者及其家属告知可选手术方案及相应优缺点后，患者强烈要求进行创伤更小、费用更低的磁压榨技术并签署手术知情同意书。经讨论后拟定手术方案如下：

内镜辅助下将第一个磁体递送至胃腔或食管远端，随后用同样的方式将第二个磁体递送至憩室底部并固定，在内镜直视下或 X 线引导下调整第一个磁体位置使之与第二个磁体相吸并压迫憩室嵴。我们将整个手术方案命名为磁体辅助憩室成形术（magnet-assisted diverticuloplasty，MAD）。

磁体装置

手术方案中使用的两个磁体均为圆环状，大小一致，由 N45 烧结钕铁硼永磁材料加工而成，表面电镀镍。磁体外径 12 mm，内径 4 mm，厚度 4 mm（图 51-2）。磁体上绑有不同线环（远端磁体的线环为 3 cm，近端磁体的线环为 1 cm），并经内镜附件通道置入的金属夹夹持线环递送磁体进入体内。磁体一侧为平面，另一侧为凹面，相互吸引靠近时一个磁体的平面与另一个磁体的凹面经憩室嵴紧贴在一起，从而实现磁压榨效果。

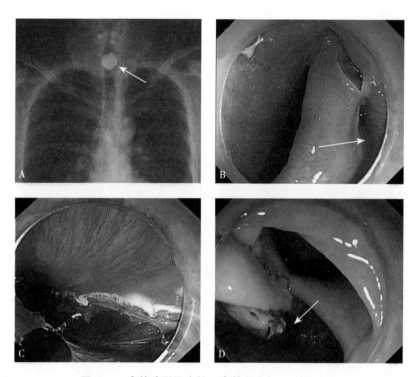

图 51-1　食管造影及内镜下食管憩室切开治疗前后

A. 食管造影示食管上段造影剂潴留；B. 胃镜检查示距门齿 18 cm 见一大小约 1.5 cm 憩室；
C. 胃镜下纵行切开憩室与食管间隔至憩室底部；D. 术后 3 个月复查胃镜示食管憩室仍存在。

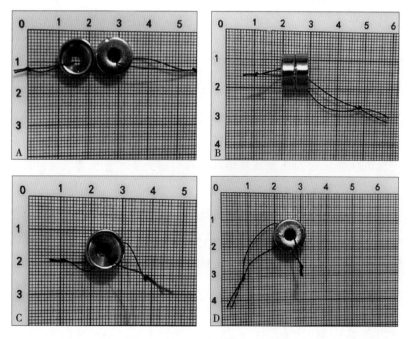

图 51-2　用于磁体辅助憩室成形的装置

A. 磁体正面观；B. 磁体相吸后的侧面观；C. 磁体相吸后的正面观；D. 磁体相吸后的背面观。

手术过程

　　患者静吸复合麻醉满意后，取左侧卧位，经口进胃镜，用金属夹将带有长线环的远端磁体固定在距憩室底 2 cm 左右的远端食管壁（图 51-3A），确保远端磁体后期回拉时能够接触到憩室底（图 51-3B），利用内镜透明帽将磁体推送至食管远端（图 51-3C）。随后，采用相同方法将带有短线环的近端磁体固定在憩室底内侧食管壁，确保近端磁体位于憩室底内部（图 51-3D）。最后，在内镜直视下利用金属夹释放装置将远端磁体缓慢吸引至憩室底外侧食管腔（图 51-3E、F），稍退镜，用金属夹释放装置抵住近端磁体并吸气（图 51-3G），两个磁体因磁力相互吸引并经憩室嵴紧贴在一起，从而实现磁压榨效果（图 51-3H）。术毕，患者麻醉苏醒后安返病房。术后 2 天患者开始进流食，未诉明显梗阻、反流及咽部不适。

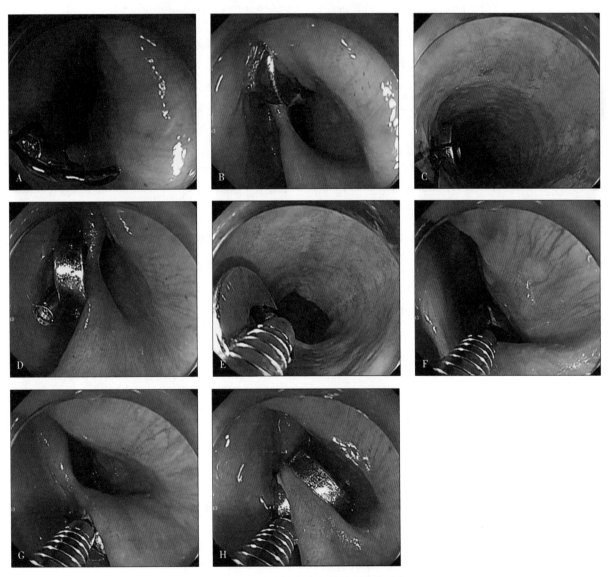

图 51-3　磁体辅助憩室成形术操作过程

A. 金属夹夹持长线环将远端磁体固定于距憩室底 2 cm 左右的远端食管壁；B. 远端磁体回拉时可接触憩室；
C. 内镜推送远端磁体至食管远端；D. 金属夹夹持短线环将远端磁体固定于憩室底内部；
E. 利用金属夹释放装置吸引回拉远端磁体；F. 远端磁体靠近憩室底外侧食管腔时停止牵拉；
G. 利用金属夹释放装置抵住近端磁体使其紧贴憩室底内部；H. 两个磁体相互吸引紧贴并压迫憩室嵴。

术后随访

术后 1 个月复查食管造影证实食管上段造影剂潴留显著减少（图 51-4A），胃镜复查证实食管憩室嵴几乎消失（图 51-4B）。患者持续随访至今，症状持续缓解，未出现憩室复发。

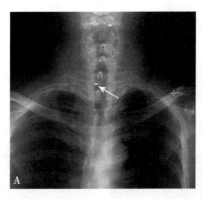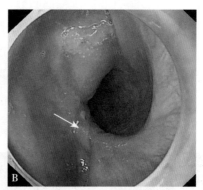

图 51-4 术后随访复查

A. 食管造影示食管上段造影剂潴留显著减少；B. 胃镜复查示食管憩室嵴几乎消失。

经典病例点评

回顾该患者整个 MAD 治疗过程，其特点我们可以总结如下：①患者憩室靠近食管入口，既要尽可能完全切除憩室嵴，又要避免出血和穿孔，手术难度相对较大，而既往外科手术和内镜下憩室切开术均未成功，因此需要寻求新的治疗方案；②MAD 简单快速、安全可靠，通过压迫组织而实现憩室腔与食管腔再通，有效避免食物潴留及其引发的憩室炎、反流等风险，对于无法耐受长时间操作、出血风险高等食管憩室患者尤为适用；③该患者憩室大小为 1.5 cm，选择 1.2 cm 外径的磁体有助于一次性压榨更多憩室嵴，避免反复操作，若憩室嵴消除不完全可再次实施该手术，若憩室嵴上方形成孔道可经内镜直接切除而无须担心穿孔风险；④ MAD 术中用于磁压榨的磁体一面平坦、一面凹陷，有助于减少磁体间压榨面积，增加单位面积压榨力，能够更快实现组织再通；⑤该患者术后症状显著缓解且无手术相关不良事件，初步证实了该技术的可行性、安全性及有效性。

（胡 兵 叶连松）

参考文献 <<<

[1] YE L, ZENG H, WANG S, et al. Magnet-assisted diverticuloplasty for treatment of Zenker's diverticulum[J]. Endoscopy, 2018, 50(7): E170-E171.

[2] LIU R, YUAN X, ZENG X, et al. Magnet-assisted diverticuloplasty in the treatment of a large epiphrenic esophageal diverticulum[J]. Am J Gastroenterol, 2023, 118(4): 600-601.

[3] MOU Y, ZENG H, WANG Q, et al. Giant mid-esophageal diverticula successfully treated by per-oral endoscopic myotomy[J]. Surg Endosc, 2016, 30(1): 335-338.

[4] FENG Y, GUAN L, YE L, et al. Two intraluminal duodenal diverticula treated with a "clip-assisted incision" technique[J]. Endoscopy, 2022, 54(8): E452-E453.

第五十二章

内镜辅助直肠癌术后直肠吻合口闭锁磁力再通

病例介绍

患者，男性，60岁，以"直肠癌根治术后1年，发现直肠闭锁1周"为主诉入院。患者1年前于当地县医院行直肠癌根治＋末段回肠双筒外置术，1周前拟行回肠还纳术，于当地医院行结肠造影检查提示：造影剂无法通过吻合口，考虑狭窄。遂就诊于我院，门诊以"直肠狭窄"收住入院。入院后进一步行结肠镜检查提示吻合口处见瘢痕形成，未见明显腔隙。经回肠外置口逆行肠镜检查并行结肠造影证实吻合口完全闭锁，闭锁段长度约0.5 cm。患者既往体健，无传染病及家族遗传病等相关疾病史。

实验室及影像学检查

实验室检查：血尿粪常规、肝肾功能、电解质、凝血功能、传染性指标及肿瘤标志物大致正常。

结肠镜检查：循肛门进镜约5 cm可见直肠吻合口闭锁，无法继续进镜观察。循回肠造瘘口进镜逆行经过回盲部进入结肠，结肠黏膜未见异常，结肠内可见钡剂残留，继续进镜可见闭锁的吻合口。镜下诊断：直肠癌术后，吻合口闭锁（图52-1A）。

结肠造影：经回肠外置口进镜行逆行结肠镜检查，到达口侧直肠吻合口，注入造影剂，同时经肛侧注入钡剂，即时X线检查证实吻合口完全闭锁，闭锁长度约0.5 cm（图52-1B）。

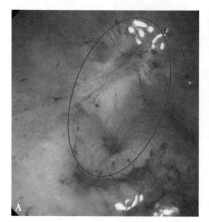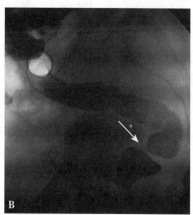

图 52-1 结肠镜检查及结肠造影
A. 结肠镜下可见吻合口闭锁；B. 结肠造影可见直肠下段闭锁。

手术方案规划

患者直肠癌根治术后直肠吻合口闭锁诊断明确，在当地医院就诊后建议永久留置造瘘，但患者对造口还纳诉求强烈。根据术前相关检查和评估，患者有望采用磁外科技术治疗直肠吻合口闭锁。向患者及其家属告知内镜辅助下直肠闭锁磁力再通手术方式以及可能存在的风险和并发症后，患者及其家属选择磁力再通术，并签署手术知情同意书。我院磁外科MDT团队讨论后拟定手术方案如下：

患者有回肠造瘘通道，属于双入路型，闭锁段长度小于5 cm，Yan-Zhang's分型为Ⅱ型。拟采用的手术方案为：内镜辅助下将子磁体和母磁体分别经回肠造口和肛门置入直肠闭锁段的口侧及肛侧，调整磁体位置使子、母磁体能够对位相吸。在持续的磁力压榨作用下子、母磁体间组织发生缺血—坏死—脱落，从而实现再通。

磁吻合装置

该手术中使用的子、母磁体均为圆环状，大小相同，外径12 mm，内径4 mm，厚度6 mm，由N45烧结钕铁硼永磁材料加工而成，表面氮化钛镀层，厚度方向饱和充磁。

手术过程

患者静吸复合麻醉满意后取截石位，常规消毒、铺巾。经小肠镜孔道送入活检钳，活检钳夹持绑定子磁体的线环，经回肠末端造瘘口进镜，逆行至末端回肠过回盲瓣进入结肠，顺肠腔行至直肠吻合口闭锁部位的近端。经肛门进镜将母磁体置入直肠吻合口闭锁部位的远端，子、母磁体自动对位相吸，X线下可见磁体位置良好。术毕，患者麻醉苏醒后安返病房。手术操作过程见图52-2。

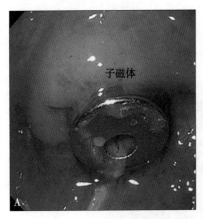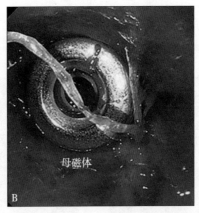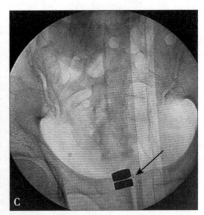

图 52-2　手术操作过程
A. 口侧的子磁体；B. 肛侧的母磁体；C. X线显示子、母磁体对位吸合良好。

患者整个手术过程顺利，术后13天磁体脱落，肠镜检查提示吻合口再通，再通后的吻合口直径约0.6 cm。分别于再通后的第1、5、9、13天予以内镜下球囊逐级扩张。4次扩张后吻合口直径可达2.0 cm。再通后第16天在内镜下置入大小6.0 cm×2.8 cm可回收覆膜直肠支架，患者略感肛门下坠感，半个月后内镜下取出支架。术后7个月行结肠镜检查见吻合口通畅性良好（图52-3），遂行回肠还纳手术。

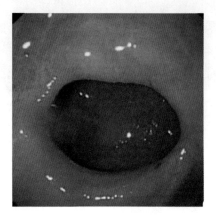

图 52-3　术后 7 个月结肠镜检查

术后随访

患者随访至今，一般状况良好，排气、排便均正常。

经典病例点评

回顾该患者整个治疗过程，我们总结如下：①该患者直肠吻合口完全闭锁，而患者对造口还纳意愿强烈，常规内镜下扩张及支架置入均无法开展，磁力再通术可使吻合口再通成为可能。经科技查新，此患者为世界首例直肠癌术后吻合口闭锁磁力再通病例，该手术的成功实施证明了磁力再通术的可行性和有效性。②患者磁体脱落，吻合口较小，考虑与选择的磁环直径相关，因此应及时给予球囊扩张，但对于球囊扩张的次数及间隔的时间尚无可借鉴的临床经验。考虑到此患者为瘢痕体质，因此给予短时间内间断、定时、多次球囊扩张，同时为减少瘢痕形成，在扩张间隙于吻合口处涂抹地塞米松软膏。③吻合口扩张至一定程度后，为防止再次狭窄或瘢痕形成，给予患者实施了内镜下支架置入术。采用直径为 2.8 cm 的覆膜支架，患者未出现出血、支架移位等，因支架下端距肛缘较近，患者出现肛门坠胀不适的感觉，但能耐受。④磁力再通术治疗结直肠狭窄具有创伤小、术后恢复快、并发症少等优点，相较于外科手术，还可大大节省患者住院费用，减轻患者负担，值得在临床上推广。

（和水祥　卢桂芳　任牡丹　严小鹏　孙学军）

参考文献 ◀◀◀

[1] 卢桂芳，孙学军，严小鹏，等. 内镜辅助下磁压榨术治疗直肠癌术后吻合口闭锁初探 [J]. 中国消化内镜杂志，2019，12（36）：933-935.

[2] LU G, LI J, REN M, et al. Endoscopy-assisted magnetic compression anastomosis for rectal anastomotic atresia[J]. Endoscopy, 2021, 53(12): E437-E439.

第五十三章

内镜下乙状结肠狭窄磁力再通

病例介绍

患者，女性，53岁，以"乙状结肠狭窄11个月"为主诉入院。11个月前因乙状结肠狭窄致急性肠梗阻在当地医院行"降结肠造瘘术"，术后恢复良好出院，现为行肠造口还纳于当地医院就诊，行结肠造影及结肠镜检查提示：乙状结肠狭窄。因无法行肠造口还纳，为求进一步治疗特来我院磁外科门诊，以"乙状结肠狭窄、降结肠造瘘状态"收住入院。患者9年前于当地医院确诊为宫颈癌，行多次放射治疗，已临床治愈。既往有高血压病史1年，糖尿病病史2年，平时血压及血糖均控制良好。

实验室及影像学检查

实验室检查： 血尿粪常规、凝血功能、肝肾功能、电解质、肿瘤标志物及传染性指标大致正常。

结肠造影： 经肛门插管注入造影剂，可见乙状结肠狭窄，少量造影剂可经狭窄处进入近端肠管，经结肠造瘘口插管注入造影剂使肠管充分显影，可见乙状结肠狭窄，狭窄段长约11.9 mm（图53-1）。

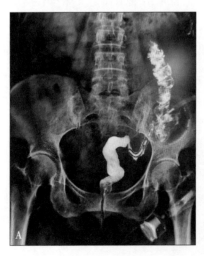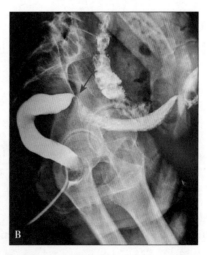

图 53-1 结肠造影
A.正位片；B.斜位片（箭头所指为狭窄部位）。

结肠镜检查： 经肛门进镜，约15 cm可见狭窄口，镜身无法通过；经结肠造瘘口进镜，约15 cm可见狭窄口，镜身无法通过；所见直肠及结肠黏膜未见异常（图53-2）。

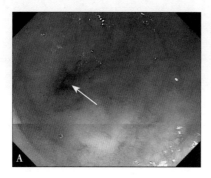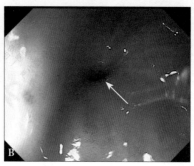

图 53-2　结肠镜检查

A. 远端狭窄口（经肛门进镜所见）；B. 近端狭窄口（经结肠造瘘口进镜所见）。

手术方案规划

患者乙状结肠狭窄、降结肠造瘘状态诊断明确，患者在当地医院就诊后建议尝试内镜下球囊扩张，患者认为疗效不确切，拒绝内镜下球囊扩张。但患者对造口还纳诉求强烈。根据术前相关检查和评估，患者具备行磁力再通治疗指征。向患者及其家属告知内镜辅助下乙状结肠狭窄磁力再通的手术方式、优缺点以及可能存在的风险和并发症后，患者及其家属选择该手术方式，并签署手术知情同意书。我院磁外科 MDT 团队讨论后拟定手术方案。

患者乙状结肠狭窄诊断明确，患者有结肠造瘘通道，属于双入路型，Yan-Zhang's 分型为 I 型。

方案 1：患者结肠造影显示造影剂可通过狭窄段，结肠镜下可见狭窄口，因此可在内镜辅助下经结肠造口置入斑马导丝，并使斑马导丝通过乙状结肠狭窄段，经过直肠并最终从肛门引出体外，然后将子、母磁体分别穿入结肠造口端和肛门端斑马导丝，利用推送管将子、母磁体推送至乙状结肠狭窄段近端和远端，并使子、母磁体相吸（图 53-3A）。

方案 2：如果方案 1 中斑马导丝无法通过乙状结肠狭窄段，则在内镜辅助下直接将子磁体和母磁体分别经降结肠造口和肛门置入乙状结肠狭窄段的近端和远端，调整内镜位置使子、母磁体能够对位相吸（图 53-3B）。

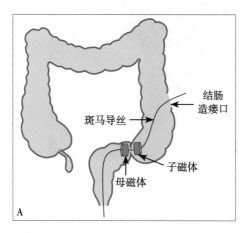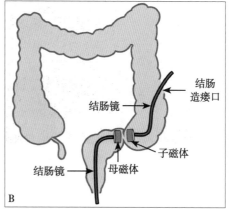

图 53-3　手术规划示意图

A. 内镜辅助下斑马导丝贯穿结肠造口和肛门，子、母磁体穿入斑马导丝置入乙状结肠狭窄段两端；

B. 结肠镜辅助下直接将子、母磁体置入乙状结肠狭窄段两端。

磁吻合装置

手术方案中使用的子、母磁体为单面带有沉孔结构的圆环状，大小一致，均由 N45 烧结钕铁硼永磁材料加工而成，表面氮化钛镀层，高度方向饱和充磁。磁体外径 14 mm，内径 4 mm，高 6 mm。

手术过程

患者静脉麻醉后取右侧卧位，经降结肠造瘘口进结肠镜，进镜约 15 cm 可见狭窄口，经活检孔送入斑马导丝，导丝头端穿过乙状结肠狭窄段进入远端肠管，经肛门牵出斑马导丝头端。子磁体和母磁体分别经造瘘口端和肛端斑马导丝穿入，推送管沿斑马导丝推送子、母磁体靠近狭窄段，子、母磁体自动对位相吸。X 线下确认子、母磁体对位相吸后，撤出斑马导丝。术毕，患者麻醉苏醒后安返病房。手术操作过程见图 53-4。

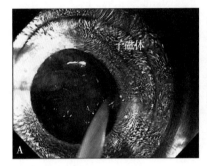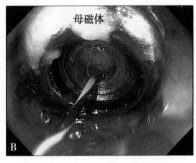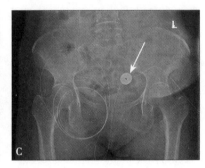

图 53-4 子、母磁体置入过程
A.狭窄近端的子磁体；B.狭窄远端的母磁体；C.盆腔正位片。

术后每周行盆腔 X 线检查，观察子、母磁体位置。术后第 15 天磁体仍未自行排出，结肠镜下可见磁体已脱离吻合口（图 53-5A），遂在结肠镜下将子、母磁体经造瘘口取出。镜下所见磁吻合口建立，结肠镜通过顺利（图 53-5B），10 天后患者行结肠造口还纳术。术后恢复良好。

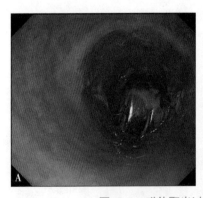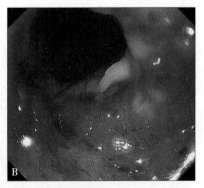

图 53-5 磁体取出过程及吻合口形成情况
A.结肠镜下所见脱离吻合口的磁体；B.结肠镜下所见磁吻合口。

术后随访

患者随访至今，一般状况良好，排气、排便均正常。

经典病例点评

　　该病例有以下两个特点：①手术操作过程简单，主要原因是斑马导丝能够穿过狭窄段肠管，同时患者为短间距狭窄，常规磁体的磁力就能满足要求；②患者子、母磁体在 2 周时仍未自行排出。消化道磁吻合时磁体脱落时间与吻合部位、磁体磁力大小、消化道炎症瘢痕形成情况等因素密切相关，由于临床报道的样本量有限，因此尚无法确定消化道磁吻合时磁体排出体外的合理时间范围。我们在前期的动物实验中发现消化道磁吻合一般在术后 10～14 天吻合口建立。因此在该病例中，我们选择在术后 15 天时在内镜下将磁体取出，结果表明此时吻合口已形成良好。

（严小鹏　张苗苗　高　义　任晓阳　沙焕臣）

参考文献 ◀◀◀

[1] 李晶，卢桂芳，张苗苗，等. 磁压榨吻合技术治疗结直肠吻合及重建中的应用分析 [J]. 中华消化内镜杂志，2023，40（5）：397-400.

[2] 张苗苗，高义，沙焕臣，等. 磁压榨技术治疗直肠狭窄 1 例并文献回顾 [J]. 中国普通外科杂志，2022，31（9）：1229-1236.

[3] ZHANG M, LYU X, ZHAO G, et al. Establishment of Yan-Zhang's staging of digestive tract magnetic compression anastomosis in a rat model[J]. Sci Rep, 2022, 12(1): 12445.

[4] BAI J, HUO X, MA J, et al. Magnetic compression technique for colonic anastomosis in rats[J]. J Surg Res, 2018, 231: 24-29.

病例介绍

患者，男性，66岁，以"直肠癌根治术后6个月，发现直肠狭窄3周"为主诉入院。患者2021年5月31日因超低位直肠癌在某医院行直肠癌根治术（Dixon术）、回肠保护性造口术。术后病理回报：直肠癌新辅助放疗术后送检标本，镜下未见存活癌细胞；环周切缘及送检上下切缘未见癌；肠周淋巴结1枚，无癌转移；肿瘤退缩分级（TGR）：完全退缩（0级，无肿瘤细胞残留）。术后恢复良好出院。3周前为行回肠造口还纳于当地医院住院，其间行纤维结肠镜检查及结肠造影提示直肠狭窄，无法行还纳手术。腹部增强CT、肿瘤标志物检查及结肠镜下活检排除了肿瘤复发可能。当地医院无有效治疗方案，为求进一步治疗来我院磁外科门诊，以"直肠狭窄"收住入院。既往史：患者术前增强MRI分期为直肠癌（$T_3N_1M_0$，距肛门3cm），患者保肛意愿强烈，经当地医院结直肠癌MDT团队讨论后，行直肠癌新辅助放疗1个月，同期给予卡培他滨化疗1个周期。

实验室及影像学检查

实验室检查：血尿粪常规、肝肾功能、电解质、凝血功能、传染性指标、肿瘤标志物大致正常。

结肠造影：经肛门注入适量造影剂可见距肛门约112mm处管腔明显狭窄，最窄处约4.4mm，累及范围约47mm，导管通过明显受阻，可见部分造影剂经过直肠狭窄处向上填充（图54-1A）。

结肠镜检查：循肛门进镜约5cm可见直肠吻合口吻合钉残留，继续进镜约10cm，内镜受牵制明显，无法继续进镜，所见黏膜糜烂或溃疡形成，吸引后可见新鲜血性液体流出，无法观察管腔，活检钳于狭窄处取直肠黏膜组织送病理活检，退镜。循回肠造瘘口进镜约20cm顺利经过回盲部进入结肠，结肠黏膜未见异常，继续进镜可见直肠下段狭窄，狭窄处宽约4mm，退镜。镜下诊断：直肠吻合术后、直肠狭窄（图54-1B、C）。

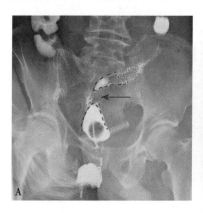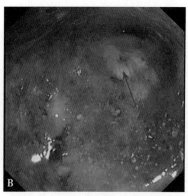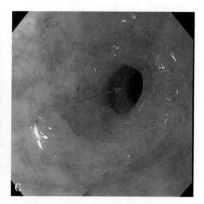

图54-1　结肠造影及结肠镜检查情况

A.结肠造影可见直肠下段狭窄（红色箭头所指）；B.经肛进镜10cm所见；C.经回肠造口进镜可见直肠下段管腔狭窄。

结肠镜下直肠组织活检：送检组织镜下表现为坏死及炎性渗出，间质肉芽组织增生，未见黏膜上皮，未见明确肿瘤性病变，结合临床符合溃疡组织形态学改变。

手术方案规划

患者直肠狭窄、回肠造口状态诊断明确，患者在国内多家医院就诊后建议永久留置造瘘，但患者对造口还纳诉求强烈。根据术前相关检查和评估，患者有望采用磁吻合技术治疗直肠狭窄。向患者及其家属告知内镜辅助下直肠狭窄磁吻合的手术方式以及可能存在的风险和并发症后，患者仍选择行磁吻合术，并签署手术知情同意书。我院磁外科 MDT 团队讨论后拟定手术方案如下。

患者有回肠造瘘通道，属于双入路型，狭窄段长度 47 mm，Yan-Zhang's 分型为 I 型。

方案 1：内镜辅助下将子磁体和母磁体分别经回肠造口和肛门置入直肠狭窄段的近端和远端，调整内镜位置使子、母磁体能够对位相吸（图 54-2A）。

方案 2：患者内镜检查可见近端狭窄口，结肠造影可见少量造影剂通过直肠狭窄段，因此有可能在内镜辅助下使斑马导丝通过直肠狭窄段。鉴于此，方案 2 为在内镜辅助下经回肠造口置入斑马导丝，然后使其穿过直肠狭窄段并最终从肛门引出体外，然后将子、母磁体分别穿入回肠造口端和肛端的斑马导丝，利用推送管将子、母磁体推送至直肠狭窄段近端和远端，并使子、母磁体相吸（图 54-2B）。

方案 3：操作路径与方案 2 相同，如单一磁体不能满足子、母磁体相吸时，可采用磁力增强组合方案（图 54-2C）。

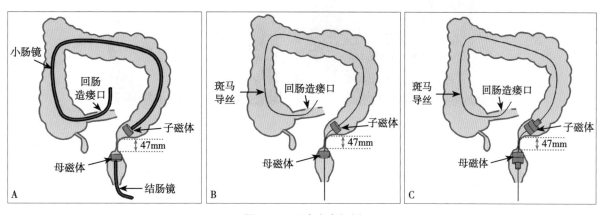

图 54-2　手术方案规划

A. 内镜辅助下直接将子、母磁体送至直肠狭窄段两端；B. 内镜辅助下斑马导丝贯穿回肠造口和肛门，子、母磁体穿入斑马导丝并置入直肠狭窄段两端；C. 采用磁力增强组合方案的子、母磁体。

磁吻合装置

手术方案中使用的子、母磁体均为圆环状，大小一致，由 N45 烧结钕铁硼永磁材料加工而成，表面氮化钛镀层，高度方向饱和充磁。磁体外径 14 mm，内径 4 mm，高 6 mm（图 54-3A）。

预案中采用的磁力增强组合方案，具体来讲是将方案中的两枚磁体和一枚中央带孔的圆柱形磁体（直径 8 mm，中央孔直径 1.5 mm，高 10 mm，由 N45 烧结钕铁硼永磁材料加工而成，表面氮化钛镀层，高度方向饱和充磁）相吸组合成子磁体和母磁体（图 54-3B）。

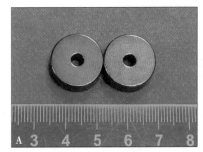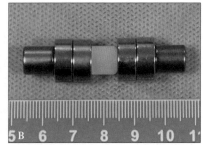

图 54-3　磁吻合装置

A.手术方案 1 和 2 中使用的子、母磁体；B.磁力增强组合方案中的子、母磁体。

手术过程

患者静吸复合麻醉满意后，取截石位，经回肠造口进结肠镜，将子磁体送至直肠狭窄近端，同时将 3 枚与近端磁环相同规格的磁环相吸叠加作为母磁体经肛门送至直肠狭窄远端，术中反复调整小肠镜尽可能向远端推送子磁体，但 X 线检查显示直肠狭窄两端磁体距离较远，子、母磁体无法相吸（图 54-4）。

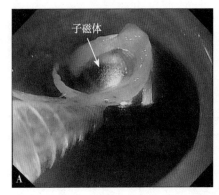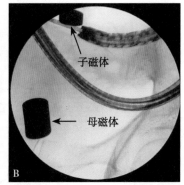

图 54-4　采用手术方案 1 置入子、母磁体

A.经回肠造口置入子磁体；B.子、母磁体置入后无法相吸。

遂采用手术方案 3，小肠镜辅助下将斑马导丝经回肠造口置入直肠狭窄近端，调整导丝使其头端穿过直肠狭窄段并从肛门引出体外。回肠造口端斑马导丝穿过子磁体（磁力增强组合方案）的中央孔，将鼻胆引流管经回肠造口端斑马导丝穿入，并作为推送管推送子磁体进入远端结肠（图 54-5A），术中 X 线定位子磁体位置显示未达直肠狭窄段最上端，反复尝试推送子磁体较困难。术中决定留置斑马导丝及鼻胆引流管于患者体内，妥善固定体外部分，术毕，患者麻醉苏醒后安返病房。

2 天后再次行腹部 X 线检查可见子磁体位置已达直肠狭窄段近端，在患者无麻醉状态下将与子磁体规格一致的母磁体（磁力增强组合方案）经肛侧斑马导丝穿入。将另一根鼻胆引流管经肛侧斑马导丝穿入，推送母磁体至直肠狭窄段远端。X 线显示子、母磁体间距离较大，子、母磁体无法有效相吸（图 54-5B）。退出肛侧鼻胆引流管，改用一端固定有磁体（磁体头端极性与母磁体肛端极性相同）的 5 Fr 造影导管作为推送导管经肛侧斑马导丝穿入，推送导管使导管头端磁体依靠斥力对直肠狭窄远端的母磁体持续施加推力，10 分钟后可见直肠狭窄两端的子、母磁体间距较前缩小，并且产生了有效的相吸磁力（图 54-5C）。撤出推送导管，将子、母磁体及斑马导丝留置体内。3 天后复查腹部 X 线可见直肠狭窄两端的子、母磁体紧密对位相吸（图 54-5D、E）。6 天后子、母磁体沿斑马导丝经肛门自行排出。立即行结肠镜检查可见直肠狭窄段再通，结肠镜可自由通过吻合口。为预防新建立的吻合口发生狭窄，经肛门给予留置 7.5 Fr 软质气管插管作为支撑管（图 54-5F）。10 天后拔除支撑管，复查结肠镜并行回肠造口还纳术，术后恢复良好（图 54-6）。

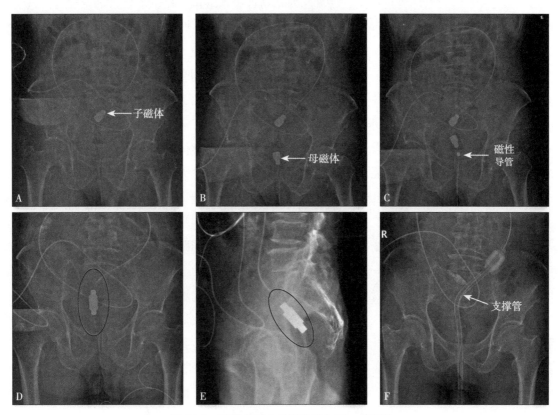

图 54-5　采用方案 3 分批次置入子、母磁体

A. 子磁体沿斑马导丝经回肠造口侧置入；B. 母磁体沿斑马导丝经肛置入；C. 磁性导管推送母磁体；
D. 子、母磁体对位相吸（正位片）；E. 子、母磁体对位相吸（侧位片）；F. 经肛留置支撑管。

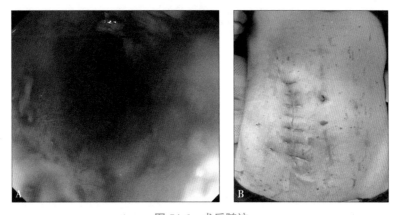

图 54-6　术后随访

A. 结肠镜检查所见吻合口；B. 回肠造口还纳。

术后随访

患者随访至今，排气、排便均正常。

◼ 经典病例点评

回顾该患者整个磁吻合技术治疗过程，其特点我们可以总结如下：①该患者直肠狭窄段长度达 47 mm，是目前国内外已有文献报道的利用磁吻合技术完成的结直肠狭窄段最长的病例。②患者直肠严重狭窄，但尚允许斑马导丝通过，这为磁吻合手术的操作提供了极大的便捷性。③患者直肠狭窄部位距肛门 112 mm，直肠吻合口距肛门 50 mm，因此属于非吻合口狭窄，狭窄原因考虑与术前放疗有关。④针对长间距狭窄段患者，应尽可能使用较大磁力的磁体；患者术中首先使用的磁体是与既往临床病例中相同规格的磁体，在发现磁力不能满足吻合需求后，及时更换磁体，采用了磁力增强设计方案中的子、母磁体。⑤该患者为回肠造口，距离直肠狭窄段较远，当术中难以将子磁体推送至直肠狭窄段近端时，可将子磁体先留置于肠道内，不需要追求术中一次到位，待患者麻醉恢复后，在肠管蠕动及子磁体自身重力等因素的作用下，子磁体可进一步向直肠狭窄段移动。⑥在该病例中，经肛门推送母磁体后，子、母磁体间距离仍较大，无法产生有效吸力，此时我们使用自制的磁性推送导管，导管头端的磁体依靠斥力持续向母磁体施力，最终使子、母磁体间产生有效吸力。⑦对于狭窄段较长的患者，子、母磁体置入后不能追求两端磁体绝对对位相吸，以子、母磁体间能够产生有效吸力即可，因为磁力学特性告诉我们，磁体间距越小吸力越大；在持续作用的磁力相吸状态下，狭窄两端磁体的间距会逐渐变小，磁体间的吸力会逐渐变大，随着时间的推移，狭窄两端的子、母磁体最终会实现对位吸合。⑧既往文献报道消化道磁吻合后吻合口短期内有可能出现吻合口狭窄，虽然具体病理原因尚不清楚，但临床实践告诉我们，早期通过球囊扩张或支架管支撑后可获得良好的远期效果。因此在本病例中，当吻合口建立后我们置入软质气管插管来对磁吻合口进行支撑，结果表明，患者术后吻合口通畅性良好。然而，尽管该患者早期使用支撑管后获得了满意的效果，但我们认为结直肠磁吻合口早期是否需要支架管支撑，由于目前临床实施的病例数有限，尚不能轻易下结论。

（严小鹏　张苗苗　高　义　和水祥　任牡丹　薛海荣）

◼ 参考文献 ◀◀◀

张苗苗，高义，沙焕臣，等. 磁压榨技术治疗直肠狭窄 1 例并文献回顾 [J]. 中国普通外科杂志，2022，31（9）：1229-1236.

内镜下经肛单通路降结肠狭窄旁路磁吻合

病例介绍

患者，男性，15 岁，以"间断上腹痛 9 个月"为主诉入院。9 个月前进食后出现上腹部疼痛不适，伴有恶心及多次呕吐，呕吐物为胃内容物，量较多约 1000 mL，吐后腹痛无明显缓解，在外院诊断为"急性胰腺炎"，给予内科保守治疗后症状缓解。50 天前进食油腻食物后再次出现上腹痛，诊断"急性胰腺炎"，保守治疗后缓解，40 天前再次出现上述症状，对症治疗后症状缓解。1 个月前出现腹胀，就诊于我院肝胆外科，以"急性胰腺炎"收住入院，入院后给予药物保守治疗，病程中腹胀加重，停止排便、排气，行腹部 CT 检查提示结肠不全性梗阻，请普外科会诊后拟行"左半结肠切除 + 回肠双筒外置"。患者家属为求微创治疗，就诊于我院磁外科门诊，以"降结肠狭窄"收住入院。患者于 12 年前诊断为"儿童孤独症"。

实验室及影像学检查

实验室检查： 血常规、凝血功能、肝肾功能、电解质及传染性指标大致正常。

结肠镜检查： 经肛门进镜，约 30 cm 处肠腔严重狭窄，开口直径约 0.4 cm（图 55-1A），表面黏膜光滑，普通肠镜镜身无法通过。所见结肠黏膜橘红色，光滑，柔软，血管纹理清晰，结肠袋清楚，未见溃疡、隆起及狭窄等病变。

结肠造影： 结肠镜引导下将斑马导丝穿过狭窄处，留置导丝后退镜，沿导丝置入一导管至狭窄处近端，经导管注入适量造影剂，后经肛门置入 14 Fr 胃管至狭窄处近端，再经胃管注入适量造影剂，使狭窄处两端肠管充分显影，可见降结肠狭窄（图 55-1B）。

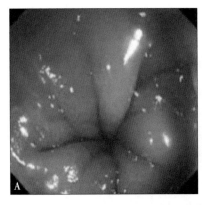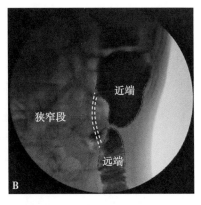

图 55-1 结肠镜检查及结肠造影

A. 结肠镜检查；B. 结肠造影。

手术方案规划

患者降结肠狭窄诊断明确，经我院普外科会诊后建议行"左半结肠切除＋回肠双筒外置"手术，但患者家属期望微创治疗，拒绝创伤较大的手术治疗。根据术前相关检查和评估，患者具备磁吻合治疗指征。向患者及其家属告知内镜下经肛单通路降结肠狭窄旁路磁吻合的手术方式、优缺点以及可能存在的风险和并发症后，患者及其家属选择行磁吻合术，并签署手术知情同意书。我院磁外科 MDT 团队讨论后拟定手术方案如下。

患者降结肠狭窄诊断明确，患者无肠造口通道，属于单入路型，Yan-Zhang's 分型为 V 型。

方案 1：患者肠镜及结肠造影检查显示导丝可穿过狭窄段，因此可在内镜辅助下经肛置入引导导丝通过狭窄段至近端肠管，留置引导导丝后退镜，经引导导丝尾端穿入可变形自组装磁吻合环（DSAMAR）的 10 个梯形磁单元，保持引导导丝头端位置，经推送导管推送呈直链状的 DSAMAR 至引导导丝头端，继续推送导管，磁单元失去导丝约束后可与相邻磁单元相吸自组装成环状。在内镜辅助下将成环后的母磁体放置于狭窄段远端，使子、母磁体相吸（图 55-2）。

方案 2：如果方案 1 中狭窄段近端子磁体与母磁体因距离太大无法相吸，则将子磁体留置于近端肠管，转至普外科按常规治疗思路行"左半结肠切除＋回肠双筒外置"手术，术中将子磁体与切除结肠一并取出。

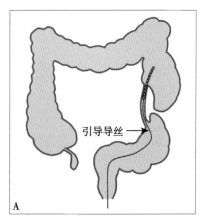 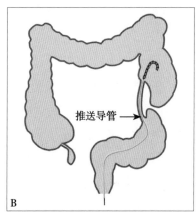 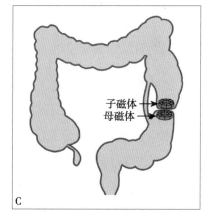

图 55-2　手术方案示意图

A. 内镜辅助下引导导丝穿过狭窄段进入近端肠管；B. 推送导管推送磁单元逐步自组装为环状；C. 子、母磁体相吸。

磁吻合装置

手术方案中使用的 DSAMAR 由 10 个梯形磁单元组成，均由 N50 烧结钕铁硼永磁材料加工而成，表面氮化钛镀层。成环后磁体外径 25 mm，内径 13 mm，高 5 mm。DSAMAR 自组装变形过程见图 55-3。

手术过程

患者静脉麻醉后取仰卧位，经肛门进镜至狭窄段远端，在距肛门 35 cm 处可见结肠狭窄，经活检孔进斑马导丝，在 X 线监测下，将斑马导丝穿过狭窄段置入狭窄段近端后退镜。沿斑马导丝放置一根鼻胆引流管后撤出导丝，推注碘海醇使结肠显影，可见结肠狭窄，狭窄段长约 25 mm，近端结

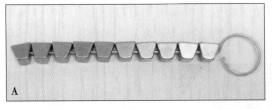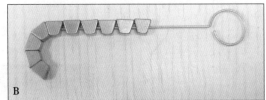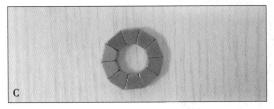

图 55-3　DSAMAR 自组装变形过程

A. 初始状态的 DSAMAR；B. 变形过程中的 DSAMAR；C. 自组装成环后的 DSAMAR。

肠显著扩张。将硬质引导导丝沿鼻胆引流管置入狭窄段近端后，撤出鼻胆引流管。将 DSAMAR 的磁单元依次穿入引导导丝的尾端，在 X 线监视下，通过推送导管将磁单元推送至狭窄段近端肠管，拔除引导导丝，可见相邻磁单元彼此相吸后形成环状。完全退出引导导丝及推送导管，则子磁体放置完成。母磁体由两个成环后的 DSAMAR 相吸形成，将母磁体系上尼龙线，尼龙线穿过肠镜活检孔引出，收紧尼龙线后母磁体即固定在肠镜头端，经肛门推送母磁体与子磁体靠近。调整母磁体位置，直至其与子磁体相吸，退出肠镜，将母磁体上的尼龙线自肛门处剪断，术毕。患者麻醉苏醒后安返病房。结肠镜下 DSAMAR 置入过程见图 55-4。

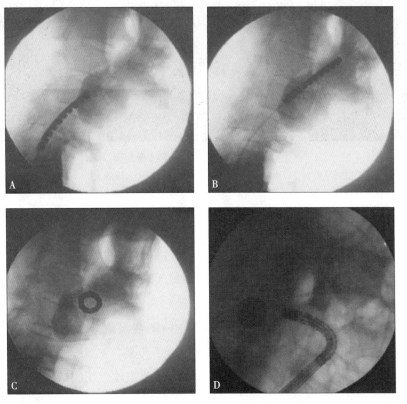

图 55-4　结肠镜下 DSAMAR 置入过程

A. 磁单元穿过狭窄段；B. 磁单元进入狭窄段近端；C. 子磁体自组装成环状；D. 子、母磁体相吸。

术后第 7 天，子、母磁体经肛门自行排出。行结肠镜检查可见磁吻合口建立，吻合口表面覆有少许黄白苔，周围黏膜稍充血，吻合口直径约 2 cm，普通肠镜通过无阻力（图 55-5）。

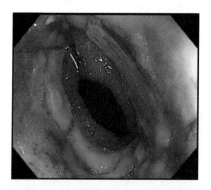

图 55-5　磁体脱落后结肠镜检查

术后随访

术后 2 个月，患者复查结肠镜提示磁吻合口处因肉芽组织增生明显，普通结肠镜通过稍有困难，但患者排便、排气均正常。为预防吻合口进一步缩小，遂在内镜下预防性置入结肠支架，2 周后内镜下取出支架（图 55-6）。患者随访至今，排气、排便均正常。

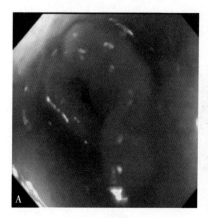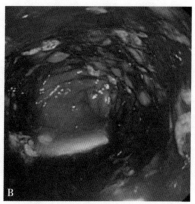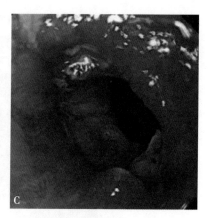

图 55-6　术后随访结肠镜检查结果

A. 术后 2 个月复查结肠镜可见磁吻合口肉芽组织增生显著；B. 内镜下置入结肠支架；C. 取出结肠支架后的吻合口。

经典病例点评

回顾该病例的磁吻合治疗过程，其特点如下：①在既往国内外文献报道中，利用磁吻合治疗结直肠狭窄的患者都有两个入路，即经肛入路和造瘘口入路，通过两个入路可准确控制磁环在体内的运动及位置。然而，在该病例中，患者仅有一个经肛入路可放置磁体，因此常规磁体无法完成磁吻合操作。②本病例中所用磁体为我们设计的用于内镜技术联合磁吻合技术治疗消化道梗阻疾病的 DSAMAR，其设计可使磁吻合环达到 1∶15 的"瘦身变形"效果。在此次磁吻合操作过程中，DSAMAR 以直链状的形态穿过 4 mm 的结肠狭窄段，进入狭窄段近端的结肠后，可自组装成环从而建立较大的吻合口径。③患者术后 7 天时子、母磁体自行排出，由于目前临床实施病例数有限，结直肠磁吻合口早期是否需要支架支撑尚不能轻易下结论，因此该病例磁体脱落后我们没有立即进行内镜下结肠支架的置入。而既往文献报道消化道磁吻合后吻合口短期内有可能出现吻合口狭窄，其具体病理原因尚不清楚，因此在出院时嘱患者每月进行一次结肠镜检查，对吻合口情况进行评估。在术后 2 个月进行复查时，虽然患者自觉排气、排便正常，但肠镜下显示吻合口处有肉芽组织增生而导致狭窄的趋势，对其进行短期的结肠支架留置以预防狭窄。④科技查新未见类似病例的报道，该病例是国际首例在经肛单通路下进行结肠狭窄旁路吻合的病例。总体而言，患者在 DSAMAR 的帮助下避免了开腹手术，随访至今，远期效果良好。

（张苗苗　严小鹏　吕　毅　和水祥　沙焕臣　薛海荣　李　赟　仵　正　李　娜）

参考文献 ◄◄◄

[1] 严小鹏，张苗苗，张涵芷，等. 用于内镜下胃肠旁路吻合的可变形自组装磁吻合环的设计 [J]. 中国医疗设备，2020，35（11）：42-44，48.

[2] BAI J, HUO X, MA J, et al. Magnetic compression technique for colonic anastomosis in rats[J]. J Surg Res, 2018, 231: 24-29.

[3] ZHANG M, LYU X, ZHAO G, et al. Establishment of Yan-Zhang's staging of digestive tract magnetic compression anastomosis in a rat model[J]. Sci Rep, 2022, 12(1): 12445.

第九篇
乳腺外科临床实践篇

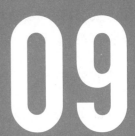

第五十六章

乳腺癌手术磁粒定位

病例介绍

患者，女性，51 岁，定期进行乳腺 X 线摄影检查。2021 年乳腺 X 线检查结果提示左侧乳腺有微小钙化灶，怀疑为单侧乳腺肿瘤。进一步行超声检查确认左乳腺有约 2.5 cm 大小的可疑病灶并进行空芯针穿刺活检，同时发现左侧腋窝存在病理性淋巴结。体格检查发现，左乳房外上象限靠近乳晕处可触及乳腺肿块，左侧腋窝可触及 1 个病理性淋巴结。组织学检查提示乳腺浸润性导管癌（G2，HER++）。多学科会诊后建议首先行新辅助化疗（NAC）缩小肿瘤病灶，患者同意该治疗方案。

实验室及影像学检查

乳腺 X 线： 左乳外上象限靠近乳晕处有大小约 2.5 cm 的可疑肿块（BI-RADS 5），同时左侧腋窝存在病理性淋巴结。

超声引导下乳腺及腋窝淋巴结穿刺活检： 超声检查确认了左乳约 2.5 cm 的可疑病灶和左侧腋窝的病理性淋巴结，并在超声引导下对乳腺病灶行空芯针穿刺活检。经组织学诊断确认为乳腺癌后，再次在超声引导下将磁粒定位于乳腺病灶和病理性淋巴结中，同时对病理性淋巴结行穿刺活检。

其他检查： 进一步完善骨扫描、腹部超声、胸部 X 线，未发现远处转移。

治疗方案

方案 1：新辅助化疗（NAC）。 多学科会诊后推荐新辅助化疗为患者的首选治疗方法。对病理性淋巴结进行空芯针穿刺活检并用 18 号针穿刺置入磁粒定位标记，活检证明淋巴结有转移。超声引导下在乳腺病灶中置入另一枚磁粒。新辅助化疗方案包括 4 个周期（每周期 21 天）的多柔比星 / 环磷酰胺和 12 个周期（每周期 7 天）的紫杉醇联合曲妥珠单抗。新辅助化疗治疗期间定期进行临床和超声检查，监测乳腺病灶和病理性淋巴结缩小情况。

方案 2：外科手术治疗。 第二种可能的治疗方案是先进行外科手术，根据分期结果，可以考虑行保乳手术。由于腋窝淋巴结转移，可能需要联合一级和二级腋窝淋巴结清扫术（ALND）。ALND后多达 20% 的患者会出现淋巴水肿、手臂活动障碍、神经痛和伤口愈合不良等并发症。相比之下，前哨淋巴结活检或定向腋窝清扫导致的并发症发生率要低。

手术方案规划

新辅助化疗后，多学科会诊团队再次对患者进行评估。根据超声和临床检查结果，建议患者进行保乳手术联合靶向腋窝清扫术，患者同意该治疗方案。

靶向腋窝清扫（targeted axillary dissection，TAD）是 Caudle 等人于 2016 年首次提出的一种用于新辅助化疗后患者分期的新术式，包括前哨淋巴结活检和标记淋巴结切除。多篇文献证实，NAC后患者的前哨淋巴结活检（尤其是 NAC 前为 cN_1、NAC 后消退为 cN_0 的患者）假阴性率高达 10%以上，未达到临床应用标准，而检查最初的病理性淋巴结是腋窝淋巴结状态更敏感的指标，因此在NAC 前应先进行定位标记。对前哨淋巴结和标记淋巴结进行组织病理学检查可出现两种情况：当淋巴结为阴性时，不需要对腋窝进行手术，但当其中一个淋巴结有乳腺肿瘤的微小转移时，指南推荐进行一级和二级腋窝清扫术（ALND）。在实施 TAD 之前，大多数患者都有 ALND 指征，但目前只有一部分在 NAC 后仍有肿大淋巴结的患者才有进一步 ALND 的指征。进行 TAD 的患者与 ALND相比，具有发病率降低的优势。

TAD 是对 NAC 后患者进行腋窝分期的一种可行且安全的方法，但它依赖于病理性淋巴结的准确定位与标记。由于 NAC 后肿瘤缩小可能导致外科医生在术中无法触及病灶，因此我们选择使用磁粒进行淋巴结定位和肿瘤病灶定位。

磁外科装置

使用磁粒 Magseed（Magseed®，Endomagnetics Ltd，UK）对患者进行乳腺肿瘤病灶和病理性淋巴结定位，Magseed 是一种基于磁感应原理设计的 1 mm×5 mm 不锈钢磁粒标记物，于 2016 年首次获准应用于临床（图 56-1）。定位标记手术通常由放射科医生在超声或 X 线引导下进行，植入时间限于 30 天内，但 2016 年，Magseed 获得了美国食品药品监督管理局（FDA）的批准，可以长期植入。外科医生在手术过程中使用手持式磁力计 Sentimag 探针（Sentimag®，Endomagnetics Ltd，UK；图 56-2）进行检测，建议 Magseed 植入深度不超过 30 mm，因为更深的病灶可能难以检测，但使用探针触诊法（用探针压迫乳腺组织，缩小探针顶部与 Magseed 之间的距离）也能检测到植入更深的Magseed。

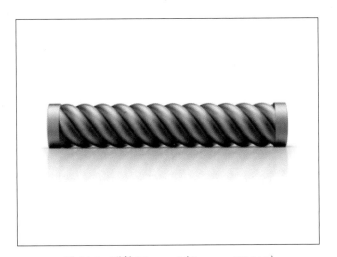

图 56-1　磁粒 Magseed（Sysmex CZ Ltd）

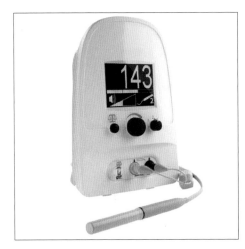

图 56-2　Sentimag 探针（Sysmex CZ Ltd）

手术过程

术前准备：患者在我院外科接受了圆切成形术和 Magseed 标记的 TAD，手术前一天入院，核医学科医师在患者乳晕周围注射了 ^{99m}Tc，用于前哨淋巴结示踪，外科医师和麻醉师对患者进行了术前检查。

术中操作：患者全身麻醉后取仰卧位，左手置于头顶暴露左侧腋窝。首先，外科医生根据伽马探针和 Sentimag 探针检测的 ^{99m}Tc 和 Magseed 信号切开腋窝皮肤，用电刀进行组织清扫，找到前哨淋巴结和标记的病理性淋巴结。这个病例当中标记的病理性淋巴结并非前哨淋巴结，但被标记的淋巴结是前哨淋巴结的情况也会发生，但不影响任何结果。术中对切除的淋巴结进行了组织学冰冻切片检查，前哨淋巴结和病理性淋巴结中都没有发现肿瘤细胞转移。根据指南，没有必要再进一步行腋窝手术。

接下来进行乳腺肿瘤病灶切除，选择圆切成形术以保证术后乳房的美观效果。术前根据 Magseed 信号标记切口，内层切口环绕乳晕，外层切口在乳晕切口外 1~2 cm 处，对两层切口之间的表皮进行剥离，使用电刀分离暴露至乳房外象限边缘内面。使用 Sentimag 探针反复定位后确定残余肿瘤病灶的位置，切除至安全边缘。用 X 线检查含有 Magseed 的切除标本（图 56-3），之后皮内缝合切口。

术后监测：术后，患者在住院部接受观察，监测生命体征和术后情况。

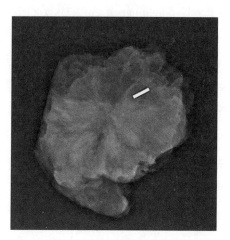

图 56-3　X 线下所见切除的带有磁粒的肿瘤标本

术后随访

患者于术后 2 天出院，术后 1 周门诊复查，乳房和腋窝的手术切口愈合良好，术后未见并发症。组织病理学检查提示标本边缘无癌细胞残留（R0 切除），前哨淋巴结和标记病理性淋巴结中未发现肿瘤细胞（分期为 ypN$_0$）。多学科会诊再次对患者进行治疗评估，建议术后行辅助放疗和化疗，具体治疗方案由肿瘤科医生制订，并定期检查。

经典病例点评

本病例是乳腺癌术中使用磁粒进行肿瘤病灶和病理性淋巴结标记的新型定位方法的典型应用。文献回顾显示，自 2016 年 Magseed 获得 FDA 批准以来，已有关于 Magseed 可靠性的多项研究，2018 年 Harvey 教授等人进行了首次前瞻性研究。2020 年，一项多中心临床试验，共植入了 41 枚磁粒，没有发现任何植入失败或检测失效的情况，仅发生一粒 Magseed 移位，Magseed 回收率为

100%。因此可以得出结论，Magseed 定位不劣于传统的定位方法。

磁粒定位的主要优点是利用了磁感应原理，因此不像目前广泛使用的定位标记物 ^{125}I 一样具有放射性，相比于传统的金属导丝定位，使用探针实时监测定位精度更高。此外，它还可以长期植入，如在整个 NAC 治疗期间，而碘粒子植入仅限 30 天。最后，磁粒的植入和检测方法也非常简单直观。

磁粒定位目前也存在一定的限制和不足。与同样用于前哨淋巴结活检的伽马探针相比，Sentimag 探针的价格较高，Magseed 的价格与其他粒子定位方法（如碘粒子）相当。在手术过程中的主要缺点是，由于金属手术器械的干扰，经常需要重新校准探头。因此，制造商提供了在检测 Magseed 过程中使用的塑料手术器械，以减少重新校准的次数。此外，Magseed 的使用限制了磁共振的应用，尽管它能够与核磁共振兼容，但它在 4～6 cm 范围内会有显著残影（bloom effect），因此如果治疗过程中需要使用 MRI，则 Magseed 会限制 NAC 后肿瘤缩小程度的评估。最后，Magseed 的建议植入深度不应超过 30 mm，Gabrielová 等人进行的体外研究显示，组织中的磁性信号甚至会被限制在 20 mm 以内，但通过探针触诊，可以检测到更深的病灶。

临床实践和多项研究证明，磁粒定位是乳腺癌手术中肿瘤病灶和病理性淋巴结定位标记的一种可行且安全的方法。

（Jan Žatecký　著，严小鹏　张苗苗　刘培楠　冒健骐　译）

参考文献 ◄◄◄

[1] ŽATECKÝ J, KUBALA O, COUFAL O, et al. Magnetic seed (Magseed) localisation in breast cancer surgery: a multicentre clinical trial[J]. Breast Care (Basel), 2021, 16(4): 383-388.

[2] ŽATECKÝ J, KUBALA O, JELÍNEK P, et al. Magnetic marker localisation in breast cancer surgery[J]. Arch Med Sci, 2020, 19(1): 122-127.

[3] GABRIELOVA L, SELINGEROVA I, ZATECKY J, et al. Comparison of 3 different systems for non-wire localization of lesions in breast cancer surgery[J]. Clin Breast Cancer, 2023, 23(6): e323-e330.

[4] CAUDLE A S, YANG W T, KRISHNAMURTHY S, et al. Improved axillary evaluation following neoadjuvant therapy for patients with node-positive breast cancer using selective evaluation of clipped nodes: implementation of targeted axillary dissection[J]. J Clin Oncol, 2016, 34(10): 1072-1078.

[5] KUEHN T, BAUERFEIND I, FEHM T, et al. Sentinel-lymph-node biopsy in patients with breast cancer before and after neoadjuvant chemotherapy (SENTINA): a prospective, multicentre cohort study[J]. Lancet Oncol, 2013, 14(7): 609-618.

[6] HARVEY J R, LIM Y, MURPHY J, et al. Safety and feasibility of breast lesion localization using magnetic seeds (Magseed): a multi-centre, open-label cohort study[J]. Breast Cancer Res Treat, 2018, 169(3): 531-536.

[7] HAYES M K. Update on preoperative breast localization[J]. Radiol Clin North Am, 2017, 55(3): 591-603.

第五十七章

磁锚定乳腺癌改良根治

病例介绍

患者，女性，47岁，以"发现右侧乳房肿物1年余"为主诉入院。1年前无意间发现右侧乳房外象限肿物，约花生米粒大小，伴胀痛，与月经周期无关；肿物表面皮肤无红肿、破溃，乳头无糜烂、刺痛、瘙痒，无乳头溢液，同侧腋窝无肿物，上肢无疼痛、麻木、肿胀，无低热、盗汗、食欲减退，无乳房外伤史。未进一步诊治。近期为行进一步诊治来我科门诊，行乳房B超检查提示：右乳低回声结节（9点钟方向）BI-RADS 4b类，余右乳低回声结节BI-RADS 4a类，双侧腋窝淋巴结未示明显异常。门诊以"右乳肿块"收住入院。

入院专科查体：双侧乳房对称，双乳无局限性隆起、无酒窝征、无橘皮征、无浅表静脉扩张、无皮肤发红，无乳头内陷，无乳头皮肤湿疹样改变，于右乳外上象限近乳晕处可触及大小约2 cm×1 cm包块，质地硬，表面光滑，活动度欠佳，挤压乳头后右侧乳头未见液体溢出。同侧腋窝可触及活动的肿大淋巴结，锁骨下淋巴结未触及肿大，内乳淋巴结肿大，锁骨上淋巴结肿大。对侧腋窝淋巴结及锁骨下淋巴结未触及。

实验室及影像学检查

实验室检查： 血尿粪常规、肝肾功能、电解质、凝血功能、传染性指标及肿瘤标志物正常。

乳腺B超： 右乳低回声结节（9点钟方向）BI-RADS 4b类，余右乳低回声结节BI-RADS 4a类。双侧腋窝淋巴结未示明显异常。

钼靶： 右乳外上象限、右乳头后方局部腺体密度较对侧致密，内见簇状钙化灶，可疑异常，建议进一步活检明确诊断；左乳多发良性钙化灶，右侧腋前较大淋巴结影，淋巴门结构消失。

超声引导下穿刺病理学结果： 右乳穿刺活检提示浸润性癌。

手术方案规划

患者右侧乳腺癌诊断明确，一般状况良好，可施行右侧乳腺癌根治性手术。向患者及其家属讲解磁锚定乳腺癌手术与常规乳腺癌手术的操作方式、优缺点及可能存在的风险及并发症后，患者及其家属选择磁锚定乳腺癌根治性手术，并签署手术知情同意书。我院乳腺外科团队联合磁外科团队经MDT讨论后拟定手术方案如下。

首先常规行前哨淋巴结活检术，根据术中冰冻结果制订后续手术方案（乳腺单纯切除术或乳腺癌改良根治术）。

方案1： 常规行乳房横梭形切口，切开皮肤及皮下组织至浅筋膜层，并进行皮瓣游离。根据术中实际情况使用不同形状及数量的靶磁体，与磁锚定系统的锚定磁体结合，实现磁锚定牵拉而对术中深部组织进行暴露，完成乳腺癌改良根治手术。

方案2：若术中患者皮缘较厚，锚定磁体与靶磁体之间无法提供足够牵拉力或者发生靶磁体脱落无法进行有效的组织牵拉暴露时，及时更改手术方案，通过切口将靶磁体取出，施行常规乳腺癌根治性手术。

磁锚定装置

磁锚定装置由锚定磁体（图57-1A）、靶磁体（图57-1B、C）及牵拉装置（图57-1D）组成，所有磁体均选用N45烧结钕铁硼永磁材料，经线切割加工而成，电镀镍表面改性处理，饱和充磁。靶磁体为一系列规格不同的磁体，以满足不同应用条件的需求。磁牵拉装置可在术中进行近端皮缘牵拉，由磁性底座、自回缩牵拉线及组织夹构成。

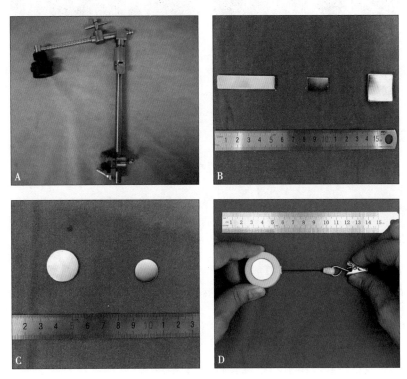

图57-1　磁锚定装置
A.锚定磁体及固定架；B.条形靶磁体；C.圆形靶磁体；D.磁牵拉装置。

手术过程

患者于2018年9月11日在我院乳腺外科施行磁锚定乳腺癌改良根治术。采用气管插管静吸复合麻醉，麻醉满意后取仰卧位，右肩下垫枕、上肢外展，常规消毒。取1mL注射器于右乳晕边缘3点、6点、9点及12点钟方向分别注入适量卡纳琳局部按摩并等待4分钟。右腋下垂直于胸大肌外侧缘行长约4cm的弧形切口，逐层切开皮肤、皮下组织，钝性分离发现黑染前哨淋巴结，完整分离送冰冻活检，术中病理提示右前哨淋巴结有癌转移，遂决定行磁锚定右乳腺癌改良根治术。

取右乳外侧做横梭形切口，依次切开皮肤及皮下组织至浅筋膜层，以电刀在皮肤和浅筋膜之间行皮瓣游离。游离至深部组织时，利用磁锚定装置进行深部组织的暴露。如图57-2所示，术中首先将支架固定于手术床旁，并完成锚定磁体与支架的固定，置入靶磁体及磁牵拉装置完成整个磁锚定系统的装配。术中根据手术操作及术野显露的需要，可随时调整靶磁体和锚定磁体的位置，从而维持满意的组织张力，进行皮瓣游离。游离范围上达右锁骨下缘，下达右侧肋弓，将乳腺连同胸大肌筋膜从胸大肌表面分离，至背阔肌前缘，接着钝锐结合解剖腋动、静脉，保护胸长神经、胸背神经及肩胛下血管，将腋窝淋巴结及脂肪组织全部清除，连同右侧乳腺完整切除，送病理检查。移除锚定磁体，取出靶磁体及磁牵拉装置。创面予以彻底止血、冲洗，放置止血材料。于右侧腋窝及胸骨旁各放置引流管一根，另刺孔穿出，固定，清点器械、纱布无误，可吸收线间断缝合皮下组织，纹饰美容缝合皮肤，术毕。

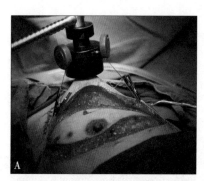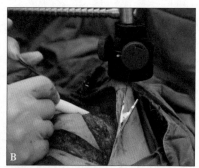

图57-2　磁锚定乳腺癌改良根治手术组织牵拉效果

A.浅表组织暴露；B.深部组织暴露。

术后随访

患者于术后48小时出院，术后伤口愈合良好，随访至今，健康状况良好。

经典病例点评

目前乳腺癌的外科治疗方式主要包括两种：一种是侧重于病灶切除的开放式乳腺切除术；另一种是侧重于满足患者美容、心理需求的腔镜乳腺切除及乳房再造术。在上述手术过程中，皮瓣游离是手术操作中的重要组成部分。在进行皮瓣游离时，传统方法是以艾莉丝钳钳夹提拉为基础，通常需要多人配合完成牵拉暴露，对于邻近切缘的区域暴露效果尚可，但对于远离切缘的深部区域，暴露效果不佳且占用术者操作空间。此外，时常需要调整器械位置，造成手术连续性中断。而磁锚定技术作为磁外科研究的重要方向，已经在多个外科领域开展并取得了良好的效果。

该病例为国内开展的首例磁锚定乳腺癌改良根治术。本例手术的开展让我们体会到借助磁锚定技术能够显著提高乳腺癌根治性手术的深部组织暴露效果及减少手术过程的中断次数。通过应用该装置，我们有以下几点感悟：①磁锚定装置替代了传统的艾莉丝钳，能够避免占用术者操作空间并进行深部组织的牵拉，充分暴露深部术野，配合无磁器械，对术者干扰较小；②磁锚定装置能够在空间中自由定位，不受切口的限制，因此术者在手术切口的选择上采取了比常规手术更小的切口；③在患者的筛选上，应当选择乳房体积较大的患者，因为小乳房患者术中深部组织较浅，需求并不十分迫切。另外，如患者皮缘较厚，锚定磁体与靶磁体无法提供足够拉力，甚至发生靶磁体滑脱时，应放弃磁锚定装置，改用常规手术暴露方案。

综上，磁锚定技术在乳腺外科具有一定的应用前景，磁锚定装置未来有望在乳腺腔镜手术、乳腺假体植入等手术操作中发挥更大的作用。

（汤小江　董鼎辉　严璐彤）

参考文献 ◀◀◀

[1] 严小鹏，张苗苗，张东，等. 磁锚定经脐单孔腹腔镜胆囊切除术 1 例报告 [J]. 腹腔镜外科杂志，2021，26（11）：879-880.

[2] 董鼎辉，汤小江，王越，等. 用于乳腺切除手术的磁悬吊牵拉系统的研制 [J]. 中国医疗设备，2019，34（10）：45-48.

第十篇
耳鼻咽喉头颈外科临床实践篇

第五十八章　磁锚定辅助经口腔前庭入路腔镜甲状腺切除

10

磁锚定辅助经口腔前庭入路腔镜甲状腺切除

患者，女性，35 岁，以"发现甲状腺结节 5 年"为主诉入院。5 年前体检时行 B 超检查提示：甲状腺结节。无颈部疼痛、发热，无声嘶、饮水呛咳，无胸闷、气短，无多食易饥、心慌、失眠等不适，后于我院门诊定期随诊。6 个月前于我院复查甲状腺 B 超提示甲状腺右叶中部低回声结节，6.1 mm × 4.6 mm，TI-RADS 5 类。2 周前于某医院行超声引导下甲状腺右叶结节穿刺，病理结果提示倾向甲状腺乳头状癌。现为求手术治疗，特来我院耳鼻咽喉头颈外科就诊，门诊以"甲状腺乳头状癌"收住入院。

实验室及影像学检查

实验室检查： 血尿粪常规、肝肾功能、电解质、凝血功能、甲状腺功能八项、传染性指标均正常。
甲状腺 B 超： 甲状腺右叶中部低回声结节，6.1 mm × 4.6 mm，TI-RADS 5 类（图 58-1A）。
甲状腺右叶结节穿刺： 倾向甲状腺乳头状癌（图 58-1B）。

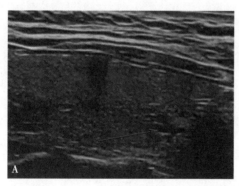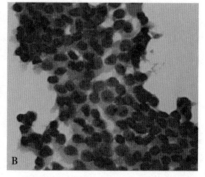

图 58-1　超声及组织病理学检查
A. B 超可见甲状腺右叶中部低回声结节；B. 甲状腺右叶结节穿刺活检结果提示倾向甲状腺乳头状癌。

手术方案规划

根据患者 B 超及穿刺病理结果，甲状腺乳头状癌诊断明确。患者及其家属手术治疗意愿强烈，具备甲状腺右叶切除手术指征。向患者及其家属详细讲解磁锚定辅助经口腔前庭入路腔镜甲状腺右叶及峡部切除＋右Ⅵ区淋巴结清扫术的操作方式、优缺点及可能存在的风险和并发症后，患者及其家属选择该手术方式，并签署手术知情同意书。经我院磁外科 MDT 团队讨论后拟定手术方案如下。

方案 1： 经口腔前庭入路建立甲状腺腔镜辅助通道，利用钛合金组织钳将靶磁体分别置入颈部皮瓣和带状肌下，在胸骨上窝向上 2 cm 处放置锚定磁体可向外侧牵拉带状肌，悬吊颈部皮瓣和带状肌，充分暴露甲状腺手术视野，完成甲状腺切除。

　　方案 2：术中如果视野显露困难、甲状腺解剖不清晰，则变更手术方式为开放式甲状腺切除术。

磁锚定装置

　　该手术使用的磁锚定装置包括锚定磁体和靶磁体两部分，辅助操作器械为钛合金组织抓钳。锚定磁体为长 10 cm、宽 2.5 cm、高 5 cm 的长方体，由 N45 烧结钕铁硼永磁材料加工而成，高度方向饱和充磁，表面电镀镍。靶磁体为外径 15 mm、内径 4 mm、高 6 mm 圆环状磁体，由 N45 烧结钕铁硼永磁材料加工而成，表面氮化钛镀层，高度方向饱和充磁。磁锚定装置实物见图 58-2。

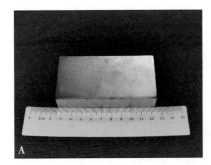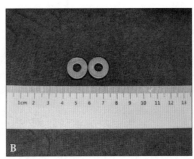

图 58-2　磁锚定装置
A. 锚定磁体；B. 靶磁体。

手术过程

　　患者于 2020 年 11 月在我院实施磁锚定辅助经口腔前庭入路腔镜下甲状腺右叶及峡部切除＋右Ⅵ区淋巴结清扫术。气管插管静吸复合麻醉满意后取仰卧位，肩下垫枕，头后仰，常规颈部消毒铺巾。消毒口腔黏膜，自下唇内侧黏膜切开，行两侧第一前磨牙正上方、下唇系带正上方三切口，于皮下向下分离腔道至胸骨上窝，再以戳卡刺入，腔镜暴露术腔，利用钛合金组织钳将靶磁体置入颈部皮瓣下，胸骨上窝向上 2 cm 处体表放置锚定磁体可向外侧牵拉并悬吊颈部皮瓣，充分暴露甲状腺手术视野。在腔镜指示下于深筋膜表面分离，于颈阔肌深面向中线解离皮瓣，沿中线分开两侧带状肌，并分离暴露甲状腺。切断甲状腺峡部，显露气管前壁，将右侧带状肌向外侧牵拉分离，利用钛合金组织钳将靶磁体置入带状肌下，充分显露甲状腺右叶。见甲状腺右叶大小约 1 cm 的质硬结节，与带状肌无粘连。继续分离甲状腺外侧，超声刀凝闭处理甲状腺中静脉。再分离甲状腺上极，贴近腺体处超声刀凝闭并且切断甲状腺上动、静脉。于甲状腺上极后方寻及上甲状旁腺，分离保护上甲状旁腺，在神经监护仪指示下于甲状旁腺后方显露喉返神经并加以保护，远端处理甲状腺下动脉。切断甲状腺悬韧带，然后分离切除甲状腺右叶及峡部。术中标本送冰冻病理结果回报为"甲状腺乳头状癌"。以上甲状旁腺为上界向下游离右侧喉返神经颈段全段，保护右侧喉返神经及甲状旁腺，切除右侧气管食管沟及胸骨上窝淋巴、脂肪组织，下至无名动脉，外至颈鞘，后至椎前筋膜及食管，内至气管前壁左侧。再次确认喉返神经无损伤。移除锚定磁体及靶磁体，冲洗术腔，严密止血，放置负压引流管，缝合带状肌，缝合口腔前庭切口。手术时间 90 分钟，术中出血量约 10 mL。手术操作过程见图 58-3。

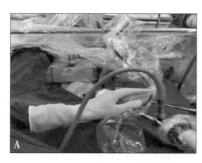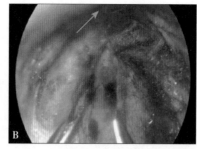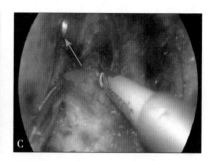

图 58-3　手术操作过程

A. 体表锚定磁体；B. 靶磁体牵拉颈部皮瓣；C. 靶磁体牵拉带状肌。

术后随访

患者术后口服左甲状腺素钠片，颈部引流液少于 30 mL 后拔除负压引流管并出院。术后 1 个月门诊复查甲状腺功能和甲状腺 B 超，调整左甲状腺素钠剂量，随访至今，健康状况良好。

经典病例点评

该患者甲状腺乳头状癌诊断明确，具备外科手术切除指征。该病例为国内开展的首例磁锚定辅助经口腔前庭入路腔镜甲状腺切除手术。经口腔前庭入路腔镜甲状腺切除手术在国内外已有开展，其手术的最大问题是建立手术空间难度大，过程复杂，且因颈部空间狭小，为避免皮下气肿，充入 CO_2 压力不宜过大，导致游离颈部皮瓣时术野暴露不充分，常规使用缝线悬吊牵拉皮瓣。磁锚定技术可用于辅助浅表器官手术的皮瓣暴露，利用该技术可以充分悬吊颈部皮瓣，解决单纯 CO_2 气压下暴露皮瓣不充分的难题。术中将靶磁体置入颈部皮瓣及带状肌下，利用锚定磁体可向外侧牵拉皮瓣和带状肌，从而替代甲状腺拉钩而充分暴露甲状腺手术视野，降低手术对甲状腺毗邻重要器官造成副损伤的风险。本例手术的开展让我们体会到借助磁锚定技术能够显著克服腔镜甲状腺切除手术术区暴露困难的缺点。

（吕　毅　寇　博）

参考文献 ◀◀◀

梁洛绮，陈环，王越，等. 用于腔镜甲状腺切除手术的磁悬吊系统的研制 [J]. 中国医疗设备，2022，37（2）：15-18.